Horst Küpper

Onkologische und palliative Masterclass

Modulentwicklung für Pflegefachkräfte in der Euregio Maas-Rhein

Diplomica Verlag GmbH

Küpper, Horst: Onkologische und palliative Masterclass: Modulentwicklung für Pflegefachkräfte in der Euregio Maas-Rhein, Hamburg, Diplomica Verlag GmbH 2013

Buch-ISBN: 978-3-8428-9335-1
PDF-eBook-ISBN: 978-3-8428-4335-6
Druck/Herstellung: Diplomica® Verlag GmbH, Hamburg, 2013

Bibliografische Information der Deutschen Nationalbibliothek:
Die Deutsche Nationalbibliothek verzeichnet diese Publikation in der Deutschen Nationalbibliografie; detaillierte bibliografische Daten sind im Internet über http://dnb.d-nb.de abrufbar.

Das Werk einschließlich aller seiner Teile ist urheberrechtlich geschützt. Jede Verwertung außerhalb der Grenzen des Urheberrechtsgesetzes ist ohne Zustimmung des Verlages unzulässig und strafbar. Dies gilt insbesondere für Vervielfältigungen, Übersetzungen, Mikroverfilmungen und die Einspeicherung und Bearbeitung in elektronischen Systemen.

Die Wiedergabe von Gebrauchsnamen, Handelsnamen, Warenbezeichnungen usw. in diesem Werk berechtigt auch ohne besondere Kennzeichnung nicht zu der Annahme, dass solche Namen im Sinne der Warenzeichen- und Markenschutz-Gesetzgebung als frei zu betrachten wären und daher von jedermann benutzt werden dürften.

Die Informationen in diesem Werk wurden mit Sorgfalt erarbeitet. Dennoch können Fehler nicht vollständig ausgeschlossen werden und die Diplomica Verlag GmbH, die Autoren oder Übersetzer übernehmen keine juristische Verantwortung oder irgendeine Haftung für evtl. verbliebene fehlerhafte Angaben und deren Folgen.

Alle Rechte vorbehalten

© Diplomica Verlag GmbH
Hermannstal 119k, 22119 Hamburg
http://www.diplomica-verlag.de, Hamburg 2013
Printed in Germany

Kurzfassung

Gegenstand der hier vorgestellten Studie ist der Prozess einer Modulentwicklung für interkulturelle Kompetenzentwicklung in der onkologischen und palliativen Pflege für Pflegefachkräfte in der Euregio Maas-Rhein. Der inhaltliche Aufbau der wissenschaftlichen Studie lässt sich wie folgt beschreiben:

Einleitend wird die Frage, wie das Thema zustande gekommen ist, durch die Beschreibung der **Ausgangssituation** und den Bedarf speziell für den onkologischen und palliativen Bereich geklärt. Der anschließende **allgemeine theoretische Teil** beschäftigt sich mit dem für die Modulkonstruktion zentralen Begriff der „Interkulturellen Kompetenz". Erkenntnisse aus der Kompetenzorientierung berufspädagogischer Konzepte und der Interkulturellen Kompetenzforschung beschreiben die Anforderungen an das Modulkonzept „Interkulturelle Kompetenz" für die Pflege. Sie bilden einen Begründungsrahmen für eine denkbare zentrale Modulkonstruktion.

Der **spezielle Teil** dieses Abschnittes stellt einige Best-Practice Modelle interkultureller Kompetenz der beruflichen Bildung in der Euregio Maas-Rhein vor. Eine Inhaltliche Modulbestimmung wird durch ein Kompetenzprofil von onkologisch und palliativ tätigen Pflegefachkräften anhand des systemischen Ansatzes der Pflege von HUNDENBORN und KREIENBAUM (1994) zugeordnet.

Das **Modulhandbuch** teilt sich in Teil A und Teil B auf. Im **Begründungsrahmen Teil A** werden die allgemeinen Konstruktionsmerkmale eines Moduls und die Konsequenzen für die Modularisierung des Masterclass Moduls beschrieben.

In **Teil B** wird das **modularisierte Konzept** vorgestellt. Abschließend findet eine **kritische Auseinandersetzung** mit den bisherigen Ergebnissen statt. Eine in die Zukunft gerichtete Perspektive rundet diesen Abschnitt für den Leser mit einem Überblick über die **weitere Vorgehensweise** sowie einem **Ausblick** ab.

Die Studie wurde im Rahmen des „**Interreg IV A Projektes**" „**Euregionaler Arbeitsmarkt und Kompetenzcampus für die Pflegeberufe: future proof for cure and care**" im Zeitraum von Februar 2012 bis Juli 2012 angefertigt.

Schlagwörter: Anerkennung, Deutscher Qualifikationsrahmen, Diversity Management, Ethik, Euregio Maas-Rhein, Europäisches Leistungspunktesystem für die Berufsbildung (ECVET), Europäischer Qualifikationsrahmen, Handlungskompetenzen, Hermeneutik, Interkulturelle Kommunikation, Interkulturelle Didaktik, Interkulturelle Kompetenz, Interkulturelle Kompetenzforschung, Interkulturelle Trainingsprogramme, Interkulturelles Verstehen, Interreg VI A Projekt, Interkulturalität, Kompetenz, Konzepte interkultureller Pädagogik, Kultur, Kulturwissenschaften, Lebensweltorientierung, Modulentwicklung, Modulkonstruktion, Multiperspektivische Bildung, Multikultureller Dialog, Onkologie, Onkologische Pflege, Onkologische Weiterbildung, Palliative Care, Palliative Geriatrie, Palliativmedizin, Palliativpflege, Palliativversorgung, Perspektivwechsel, Pflegedidaktische Modelle, Subjektorientierte Didaktik, Systemtheorie, Transkulturelle Kommunikation, Verstehen.

Inhaltsverzeichnis

Kurzfassung 5

Vorwort 11

1 Ausgangssituation 14

1.1 Europäisches Interreg IV A Projekt als Initiative zur Modulentwicklung in der Euregio Maas-Rhein 14

1.2 Die onkologische- und palliative Pflege als fachlicher Rahmen für die Modulentwicklung 16

1.3 Der Bedarf an palliativer und onkologischer Pflege in Europa 22

2 Kompetenzorientierter Hintergrund 30

2.1 Qualifizierung von Pflegefachkräften in der Onkologie (EONS) als Referenzrahmen 30

2.2 Curriculare Elemente und Empfehlungen für den Bereich Palliative Care für Pflegende als Orientierungsrahmen 40

3 Theoretische Konstruktion Interkultureller Kompetenz 42

3.1 Begriffliche Grundlagen 42

3.1.1 Kulturbegriff 42

3.1.2 Kompetenzbegriff 58

3.2 Berufspädagogische Konzepte 63

3.2.1 Konzept des Lebenslangen Lernens 63

3.2.1.1 Deutsche Qualifikationsrahmen (DQR) 64

3.2.1.2 Europäische Qualifikationsrahmen (EQR) 66

3.2.1.3 Europäische Leistungspunktesystem für die Berufsbildung (ECVET) 67

3.2.2 Pflegekompetenzmodell nach OLBRICH (2010) 73

3.3 Der Begriff der Interkulturellen Kompetenz 77

3.3.1 Interkulturelles Lernen 83

3.3.2 Interkulturelle Pädagogik 90

3.4 Spektrum der interkulturellen Kompetenzmodelle 92

3.4.1 Listenmodelle 92

3.4.2 Strukturmodelle 93

3.4.3 Prozessmodell 94

3.4.4 Situative und interaktionistische Modelle 96

3.4.5 Anforderungen an das Konzept interkultureller Kompetenz nach RATHJE (2006) 97

3.4.6 Zusammenfassung 97

3.5 Beschreibung denkbarer Modelle für die Modulkon-struktion 98

3.5.1 Moduleinheit 1: Imaginationsreflexivität als Aspekt interkultureller Kompetenz nach VOGLER (2010) 98

3.5.2 Moduleinheit 2: Kohäsionsansatz zum Kulturbegriff nach RATHJE (2006) 101

3.5.3 Moduleinheit 3: Fallbezogene Lehr- Lernprozesse 106

3.5.3.1 Der systemische Ansatz von Pflege (HUNDENBORN, KREIENBAUM 1994; HUNDENBORN, KREIENBAUM, KNIGGE-DEMAL 1996; In: HUNDENBORN 2007) als Bezugsrahmen für fallbezogene Lehr- und Lernprozesse 109

3.5.3.2 Das Modell des verantwortlichen Handelns nach HEFFELS (2003) 112

3.5.3.3 Die Heuristische Fallmatrix zur Analyse und Identifikation beruflicher (interkultureller) Anforderungen nach SIEGER et. al. (2008) 117

Spezieller Teil 120

4   Best Practice: „Euregiokompetenz" in der beruflichen Bildung in der Euregio Maas-Rhein (EMR) 120

Teil A: Begründungsrahmen 126

5   Anforderungen an die Modulkonstruktion 126

5.1   Begriffliche Grundlagen 126

5.2   Hintergrund und Zielsetzung der Modularisierung 126

5.2.1 Beschreibung des Moduls anhand einer einheitlichen Darlegungsform 132

6   Kompetenzprofil von onkologisch und palliativ tätigen Pflegefachkräften 136

6.1   Berufliche Anforderungen und resultierende Handlungserfordernisse 136

6.1.1 Handlungsanlass 138

6.1.2 Interaktionsstrukturen 139

6.1.3 Erleben und Verarbeiten 139

6.1.4 Institutioneller Kontext 141

6.1.5 Gesellschaftliche Einflussfaktoren 141

7   Konsequenzen für die Modularisierung 143

7.1   Das Modulhandbuch als Grundlage und Produkt zur Förderung modularer Konzepte 145

7.2   Konzeptionelle Grundlagen der Modulentwicklung 145

7.2.1 Grundlagen der Modulkonstruktion durch die Implikation der Interkulturellen Kompetenzforschung 146

7.2.2 Bestimmung und Zuordnung der Leistungsergebnisse zum Deutschen Qualifikationsrahmen (DQR) 150

7.2.3 Zuordnung der Lernergebnisse zum Europäischen Qualifikationsrahmen (EQR) 154

Teil B: Modularisiertes Konzept 159

8   Masterclass Modul für die onkologische und palliative Pflege 159

8.1   Leitideen 159

8.2   Leitziele 162

8.3   Berechnung der ECVET Leistungspunkte des Moduls 164

8.4   Empfehlungen zur Gestaltung von Modulabschlussprüfungen 168

8.5   Übersicht: Masterclass Modul mit 3 Moduleinheiten 168

9	Kritische Auseinandersetzung	190
10	Weitere Vorgehensweise und Ausblick	193
11	Verzeichnis der Abbildungen und Tabellen	195
12	Abkürzungsverzeichnis	198
13	Literaturverzeichnis	199
14	Anlagen	213

Vorwort

Hochverehrte(r) LeserIn [1],

in einem Europa ohne Grenzen spielt vor allem die wachsende Mobilität der Bürgerinnen und Bürger - auch in Fragen der gesundheitlichen Versorgung - zunehmend eine Rolle. In den europäischen Grenzregionen, den Euregios, gibt es daher auch im Zusammenhang mit der onkologischen und palliativen Versorgung Fragen und Probleme, die einer grenzüberschreitenden Diskussion und administrativer Verfahren bedürfen. Für den Bereich der onkologischen- und palliativen Pflege könnte das als pädagogischer Auftrag bedeuten, gemeinsame grenzüberschreitende Lehr- und Lernprozesse zu initiieren. Wie lassen sich nun sprichwörtlich bildungspädagogische „Brücken bauen" zwischen den verschiedenen kulturellen Identitäten? Wie könnte ein Kulturbegriff beschrieben werden? Wie lässt sich „interkulturelle Kompetenz" als Schlüsselkompetenz des 21. Jahrhunderts (vgl. ERLL 2007, S. 7) für onkologisch und palliativ tätige Pflegefachkräfte grenzüberschreitend in der Euregio Maas-Rhein entwickeln? Gibt es überhaupt DIE „interkulturelle Kompetenz"? Ein Konstruktionsprozess, der „Kultur" als grundlegenden Baustein nutzt und die pädagogische Frage des woraufhin als Entwicklungsprozess „interkultureller Kompetenz" sieht, bedarf zunächst einmal einer grundlegenden wissenschaftlichen Auseinandersetzung mit den allgemeinen Grundlagen der „interkulturellen Kompetenz". Wissenschaftliche Erkenntnisse sowohl aus der interkulturellen Kompetenzforschung als auch aus berufspädagogischen Konzepten zur interkulturellen Kompetenz sind als Begründungsrahmen für die Modulkonstruktion grundlegend. Es geht im Modulkonstruktionsprozess um die Frage, wie interkulturelle Kompetenz theoretisch fundiert, didaktisch systematisiert und methodisch versiert vermittelt werden kann (vgl. STRAUB et. al. 2010). Am Ende dieser Auseinandersetzung steht ein Modulhandbuch als Orientierung für den Lehr- und Lernprozess. Dieses Modulhandbuch ist als vorläufig und offen anzusehen. Es dient als erster grundlegender Orientierungsrahmen und Diskussionsgrundlage, um das onkologische und palliative Modul für Pflegefachkräfte in der Euregio Maas-Rhein im Lehren und Lernen begehbar zu machen und nachhaltig weiter zu entwickeln.

---

[1] Im weiteren Text wird nicht explizit zwischen weiblichen und männlichen Wortformen unterschieden. Dennoch wird, wenn nicht anders hervorgehoben, die so ausgeschlossene Geschlechtsform i.d.R. miteinbezogen!

Danksagung

Den Anstoß zu dieser Arbeit verdanke ich Herrn Jochen Vennekate, M.A. Schulleiter an der **Bildungsakademie am Luisenhospital in Aachen**, der das Projekt „onkologische und palliative Modulentwicklung" für die Pflege als Projektleiter im Rahmen des Interreg IV A Projektes in der Euregio Maas-Rhein mit Herrn Dipl. Pflegewirt Uwe Osterland, Qualitätsentwicklungsbeauftrager am Luisenhospital in Aachen, initiiert hat. Herr Vennekate hat mich zu diesem Projekt inspiriert, den Weg geebnet und stand mir jederzeit mit Rat und Tat zur Seite.

Insbesondere gebührt mein ganz besonderer Dank Herrn Professor Dr. phil. Wolfgang M. Heffels, Prorektor der KatHO NRW und hauptamtlich Lehrender an der Katholischen Hochschule in Köln für seine fachliche Begleitung.

Mein persönlicher Dank gilt meiner Frau Andrea.

Aachen, den 29. Juni 2012

Horst Küpper

M.A. Lehrer für Pflege und Gesundheit, Dipl. Pflegewirt (FH),

B.Sc. Pflegewissenschaften

Zertifizierter Kursleiter für Palliative Care (DGP/DHPV)
Berater für Ethik im Gesundheitswesen, QMB

Projektmanagement Interreg IV A Projekt „FUTURE PROOF FOR CURE AND CARE"
Bildungsakademie am Luisenhospital, Evangelischer Krankenhausverein in Aachen

E-Mail: horst.kuepper@luisenhospital.de
Internet: www.euregiocompetence-nursing.eu

1 Ausgangssituation

1.1 Europäisches Interreg IV A Projekt als Initiative zur Modulentwicklung in der Euregio Maas-Rhein

Die vorliegende Studie ist im Rahmen des **Europäischen Interreg IV A Projektes** für die **Euregio Maas-Rhein** entwickelt worden[2]. Die **Euregio Maas-Rhein** besteht aus folgenden fünf Regionen der 3 EU-Mitgliedsstaaten Deutschland, Niederlande und Belgien[3]:

1. dem südlichen Teil der Provinz Limburg (NL)

2. der Regio Aachen (D) – ein eingetragener Verein, zusammengesetzt aus der kreisfreien Stadt Aachen, dem Kreis Aachen, dem Kreis Düren, dem Kreis Euskirchen und dem Kreis Heinsberg

3. der Provinz Limburg (B)

4. der Provinz Lüttich (B)

5. der Deutschsprachigen Gemeinschaft Belgiens (B)

Zur Euregio zählen die Städte: Aachen, Lüttich, Maastricht, Heerlen und Hasselt. Zusätzlich zu den fünf Partnerregionen der Euregio Maas-Rhein gehört ein Teil des Landes Rheinland-Pfalz (D) (Eifelkreis Bitburg-Prüm und Kreis Vulkaneifel) sowie die Arrondissements Leuven (B) und Huy-Waremme (B) und Zuidoost Noord-Brabant (NL).

Das Programmgebiet ist dicht besiedelt: Etwa 4 Millionen Einwohner in einem circa 13.000 km² großen Gebiet (301 Einwohner/km²) leben in der Euregio Maas-Rhein (ca. 1,4 Millionen in Deutschland, 0,7 Millionen in den Niederlanden und 1,8 Millionen in Belgien).[4] In der Euregio wird deutsch, französisch und niederländisch gesprochen.

INTERREG[5] **ist ein Europäisches Programm** mit dem Ziel, die grenzüberschreitende Zusammenarbeit zu stimulieren und zu fördern. Die Projekte, die durch Mittel aus dem Europäischen Fonds für Regionale Entwicklung (EFRE) finanziert werden, sollen zur Verstärkung des wirtschaftlichen, sozialen und kulturellen Potenzials der Grenzregionen dienen. Das Ziel „Europäische territoriale Zusammenarbeit" stellt die Fortsetzung[6] der Gemeinschaftsinitiative INTERREG dar, die 1989 durch die Europäische Kommis-

---

[2] Projektinitiierung erfolgte durch die Bildungsakademie am Luisenhospital Aachen

[3] Online im Internet unter http://www.interregemr.eu/old_de/interreg_emr/foerdergebiet.php (Zugriff am 02.02.2012).

[4] Vgl. Operationelles Programm Ziel Europäische Territoriale Zusammenarbeit, S.15.

[5] Online im Internet unter http://www.interregemr.eu/site_de1/interreg_programm/interreg_programm.php (Zugriff am 02.02.2012).

[6] Das Programm wurde bereits in drei Durchführungszeiträumen umgesetzt: INTERREG I: 1990-1993, INTERREG II: 1994-1999, INTERREG III: 2000-2006.

sion ins Leben gerufen wurde. Aus diesem Grund wird diesbezüglich häufig von „**IN-TERREG IV**" für den Programmzeitraum 2007-2013 gesprochen.

Das Interreg IV Projekt besteht aus verschiedenen „**Aktionsfeldern**" für den wirtschaftlichen und sozialen Bereich, die jeweils den 4 Prioritäten des Operationellen Programms[7] zugeordnet sind. In der Priorität 1 - „Stärkung der wirtschaftlichen Struktur, Förderung von Wissen und Innovation sowie zusätzliche und bessere Arbeitsplätze" und dem Aktionsfeld „Stärkung des euregionalen Arbeitsmarktes" - will das **Projekt „Interreg IV A" „Euregionaler Arbeitsmarkt und Kompetenzcampus für die Pflegeberufe: future proof for cure and care"** dem Fachkräftemangel begegnen und das Berufsbild der Pflege attraktiver gestalten. In der **Aktion 5** (insgesamt gibt es 10 Aktionen) soll ein „Master Class Angebot" für die Euregio entwickelt werden. Unter Master Classes[8] wird ein „kurzes Seminar, das mit Fachexperten durchgeführt wird" verstanden.[9] Ein Ziel des Projektes ist es neue Möglichkeiten der Qualifizierung in der Pflege zu entwickeln – mit besonderem Blick auf die Stärkung des euregionalen Arbeitsmarktes im Dreiländereck Deutschland, Belgien und den Niederlanden. Ein weiteres Ziel des Verbundprojektes besteht darin die Durchlässigkeit zu verbessern: Zum einen zwischen den verschiedenen Qualifikationsniveaus, zum anderen zwischen den Ländern in der EUREGIO. Dafür haben sich 25 Projektpartner aus diesen drei Ländern zusammengeschlossen (vgl. Presseartikel der KatHO NRW Köln vom 04.01.2012.). Der Projektzeitraum erstreckt sich vom 01.09.2011 bis zum 31.08.2014.

---

[7] Das Operationelle Programm des Interreg IV A Programmes enthält die Rahmenbedingungen für die grenzüberschreitende Zusammenarbeit mit 4 Prioritäten. In der Priorität 1 „Wirtschaft, Wissen, Innovation + Arbeitsmarkt" geht es als Zielsetzung u.a. um die Entwicklung des Arbeitsmarktes. Online im Internet unter http://deko-design-wahler.de/site_de1/downloads/view.php?cat=10, S. 63 ff.. (Zugriff am 02.02.2012).

[8] Beispiel: Die European Oncology Nursing Society(EONS) veranstaltet jährlich ein mehrtägiges internationales Masterclass Angebot. Die multiprofessionelle Veranstaltung mit internationalen Experten ist für fortgeschrittene Pflegefachkräfte in der Onkologie und Ärzte konzipiert. Inhalte sind aktualisiertes klinisches Wissen über das Management von Brust-, Prostata-, Dickdarm-, Lungen- und gynäkologischen Krebserkrankungen. Das Angebot beinhaltet Workshops und Coaching für die pflegerische Praxis zu den Themen Kommunikation, Symptommanagement, Betreuung älterer Patienten, Folgen der Krebstherapie und die palliative Versorgung.
(Freie Übersetzung der Themen für das 5te Masterclass Angebot vom 17.-22. März 2012 in Ermatingen, Schweiz. Online im Internet unter
http://www.cancernurse.eu/education/masterclass2012.html (Zugriff am 11.02.2012).

[9] Definition Master Class aus dem „Antragsformular eines Projektes" zum GRENZÜBERSCHREITENDEN PROGRAMM INTERREG IV-A „Europäische Territoriale Zusammenarbeit" Euregio Maas-Rhein (nicht veröffentlicht).

1.2 Die onkologische- und palliative Pflege als fachlicher Rahmen für die Modulentwicklung

Die Pflege, Betreuung und Begleitung von Patienten und deren Angehörigen im onkologischen, schmerztherapeutischen und palliativmedizinischen Bereich stellt an die Pflegekräfte in fachlicher und sozialer Hinsicht hohe Anforderungen. In diesem Abschnitt wird der Begründungshintergrund für die Spezialisierung des Moduls auf das Fachgebiet der onkologischen- und palliativen Pflege im Versorgungskonzept Palliative Care erläutert.

Was ist Onkologie?

„Die Onkologie (griech. „Anschwellung" und „Lehre") ist die Lehre von der Entstehung, Diagnostik und Behandlung bösartiger Tumorerkrankungen. Die Onkologie beschäftigt sich mit bösartigen Erkrankungen, die in allen Bereichen des menschlichen Körpers auftreten und somit alle medizinischen Fachbereiche betreffen können, wie z.B. die Gynäkologie, die Urologie, die Viszeralchirurgie u.a." (vgl. SCHEWIOR-POPP 2009, S. 1373). Der Begriff „Krebs" steht im heutigen allgemeinen Sprachgebrauch für eine bösartige (maligne) Tumorerkrankung. Aus der Situation „bösartige Tumorerkrankung" kann sich ein onkologischer Pflegebedarf begründen und dieser ist im „Erleben und Verarbeiten" der Betroffenen mit einer direkten Konfrontation einer potentiell zum Tode führenden Erkrankung verbunden.

Das **Arbeitsfeld der Pflege in der Onkologie** unterliegt nach BÄUMER (2008) einer stetigen Veränderung. Wichtige Gründe der Veränderung sind:

- „veränderte Krebstherapien und das damit verbundene Assessment,
- veränderte Nebenwirkungen und das damit verbundene pflegerische Assessment,
- Zunahme der Krebserkrankungen,
- hohes Patientenaufkommen in den Kliniken,
- veränderte ökonomische Strukturen in den Kliniken,
- Verbesserung der Überlebenschancen,
- Verlagerung der Behandlung vom stationären in den ambulanten Sektor,
- Diskussion der Rolle von Pflegenden in der Versorgung" (BÄUMER 2008, S.2).

Die Veränderung der Rolle hat nach BÄUMER (2008) auch etwas mit der Veränderung der Versorgungsstrukturen zu tun. „Die Versorgung der Patienten wird sich immer mehr in Zentren vollziehen. Durch die Etablierung von Organzentren[10] und Comprehensive Cancer Center[11] wird der Pflege eine neue Rolle zugweisen." Daneben findet die onkologische Pflege nicht nur in Zentren, sondern ebenso im Akutkrankenhaus, in Einrichtungen der Altenhilfe, in ambulanten Praxen und in der ambulanten Pflege statt.

Was bedeutet Palliative Care?

„Das Wort „palliativ" kommt vom lateinischen Wort „pallium" = „Mantel, Hülle, Bedeckung" bzw. palliare= „mit einem Mantel bedecken". Der englische Begriff „care" lässt sich wörtlich nur schwer ins Deutsche übertragen. Am ehesten bedeutet „care" „Versorgung" im Sinne einer umfassenden Begleitung, Betreuung und Pflege von Patienten. Palliativpflege und Palliativmedizin sind beides Teildisziplinen von Palliative Care, deren Vertreter sich unter dem „umfassenden Dach" Palliative Care" versammeln (vgl. HELLER 2000a In: PLESCHBERGER et. al. 2002, S.15). Sie ergänzen und verstärken einander, um ein Ziel zu erreichen: die bestmögliche Erhaltung der Lebensqualität von schwerkranken und sterbenden Menschen.

„Im Konzept Palliative Care gibt es keine klare Abgrenzung in Bezug auf die Zielgruppe. Es wird lediglich festgelegt, dass es um PatientInnen geht, die an einer unheilbaren Erkrankung leiden und bei denen kurative Maßnahmen keine positive Wirkung mehr zeigen. Historisch bedingt besteht innerhalb von Palliative Care eine starke Ausrichtung auf onkologische Erkrankungen, wenn gleich es vielfältige Anwendungen in anderen Feldern gibt. Palliativpflege umfasst ein breites Spektrum an Krankheitsbildern und kann sowohl technikintensive Schwerstkrankenpflege heißen als auch Sterbebegleitung von hochbetagten Menschen (z.B. im Pflegeheim). Es ist offensichtlich, dass die jeweils damit verbundenen Anforderungen für die Pflege sehr unterschiedlich sind, und eine zielgruppenspezifische Vorbereitung schon aufgrund der konzeptuellen Unklarheiten sowie der individuellen Variabilität kaum möglich und sinnvoll erscheint. Zudem sieht das Konzept vor, dass Palliative Care überall umgesetzt werden kann, was bedeutet, dass es nicht an bestimmte Strukturen gebunden ist. Jedoch muss davon ausgegangen werden, dass der jeweilige Versorgungskontext die Bedingungen des Sterbens nachhaltig beeinflusst" (ebd., S.18). Palliative Care wird wissenschaftlich und politisch als Versorgungskonzept begriffen, welches in der Regel auch flächendeckend in den Alltag der Versorgungseinrichtungen und der Gesundheitsplanung zu integrieren ist (vgl. HELLER/KNIPPING, 2007, S. 39). In verschiedenen Definitionsschritten hat die Weltgesundheitsorganisation (WHO 1990, 2002, 2004) dieses Konzept modifiziert und den neueren Entwicklungen angepasst. Nachfolgend eine Definition von Palliative Care der Weltgesundheitsorganisation (WHO) im englischen Original:

---

[10] In Deutschland z.B. zertifizierte Organzentren der Deutschen Krebsgesellschaft: Brustzentrum, Darmzentrum, Hautkrebszentrum, Kopf-Hals-Tumor-Zentren, Lungenkrebszentrum, Pankreaskarzinomzentrum, Prostatazentrum und gynäkologische Krebszentren. Online im Internet unter http://www.krebsgesellschaft.de/wub_zertifizierte_zentren_info,120890.html (Zugriff am 21.06.2012).

[11] Z.B. Euregionales Comprehensive Cancer Center Aachen (ECCA) am Universitätsklinikum Aachen, Internet: www.ECCAachen.de, 20.01.2012.

WHO Definition of Palliative Care[12]

"Palliative care is an approach that improves the quality of life of patients and their families facing the problem associated with life-threatening illness, through the prevention and relief of suffering by means of early identification and impeccable assessment and treatment of pain and other problems, physical, psychosocial and spiritual. Palliative care:

- provides relief from pain and other distressing symptoms;
- affirms life and regards dying as a normal process;
- intends neither to hasten or postpone death;
- integrates the psychological and spiritual aspects of patient care;
- offers a support system to help patients live as actively as possible until death;
- offers a support system to help the family cope during the patients illness and in their own bereavement;
- uses a team approach to address the needs of patients and their families, including bereavement counselling, if indicated;
- will enhance quality of life, and may also positively influence the course of illness;

is applicable early in the course of illness, in conjunction with other therapies that are intended to prolong life, such as chemotherapy or radiation therapy, and includes those investigations needed to better understand and manage distressing clinical complications."

Palliative Care ist in Definitionen nach HELLER und KNIPPING (2007, S.41) allein schwer zu fassen: „Die Haltungen, die erforderlich sind, um eine Aufmerksamkeit in der Interaktion und Kommunikation mit den Betroffenen und ihren Bezugspersonen und Angehörigen zu entwickeln, die sich im Erleben einer palliativen Betreuungssituation befinden, sind zu erschließen und zu umschreiben. [...] So löst die **Haltung in Palliative Care** zugleich eine Resonanz zur Kultur in der Palliative Care aus, welche sich in der Personenkultur und Organisationskultur auch darin erschließt, Schmerz und umfassendes Leiden erträglicher werden zu lassen, indem sie ein sinnvolles Umfeld integriert, im Leben und Sterben als Herausforderung erkannt, gedeutet, anerkannt und gewürdigt werden können, um den betroffenen Menschen zu ermöglichen, ihr eigenes Erleben darin entsprechend verantwortlich zu gestalten. Fachwissen, Versorgungs- und Instanzketten allein schaffen keine tragende Beziehung zu fremden Menschen am Lebensende. Man hat möglicherweise viel gelernt, aber wenig verstanden. Man weiß viel, ist aber hilf- und ahnungslos [...]. Palliative Care als Haltung meint auch, als Person in einen Prozess der Reflexion des eigenen Lebens einzutreten, in dem Sterben

---

[12] WHO Definition of palliative care, Geneva, World Health Organization. Online im Internet unter http://www.who.int/cancer/palliative/definition/en (Zugriff am 08.02.2012).

und Endlichkeit, Abschied und Trauer Themen werden können und zwar so, dass Gedanken gefühlt und Gefühle gedacht werden" (ebd. S. 41).

Konzeptionell lassen sich in Palliative Care einige „Orientierungen" bündeln (HELLER/KNIPPING. In: KNIPPING 2007, S. 44-45):

1. **„Radikale Betroffenenorientierung":** D.h. „Radikales Interesse und Mitleidenschaft, Orientierung an den Äußerungen und Wünschen, dem Lebenslauf und der Lebensgeschichte der Betroffenen bilden den Ausgang allen Bemühens. Sich um schwer kranke und sterbende Menschen zu kümmern, bedeutet in dieser radikalen Mitleidenschaft, die Unterschiede und Besonderheiten, die unwiederholbare Einmaligkeit und den individuellen Charakter wahrzunehmen, nicht zu verallgemeinern, sondern zu individualisieren und zu personalisieren [...]" (vgl. ebd. S. 44).

2. **„Orientierung: Interdisziplinarität"** durch ein Zusammenspiel der Disziplinen. Nach HELLER und KNIPPING (ebd.) ist Interdisziplinarität, „eine ständige Einübung in die Fähigkeit, sich selbst zu relativieren, dem anderen großmütig den Vortritt zu gewähren und bescheiden zu bleiben."

3. **„Orientierung: Interprofessionalität"** durch ein Zusammenspiel der Berufe und Berufsgruppen und der freiwillig Helfenden. „Die Herausforderung besteht [...] darin, Unterschiede, als Reichtum wahrzunehmen und in der Fremdheit anderer Sichtweisen und Professionen die eigene Ergänzungsbedürftigkeit zu Gunsten eines gemeinsamen Zieles anzunehmen" (ebd., S. 44-45). Es bleibt eine „Daueraufgabe, eine angemessene, verständliche Sprache und Versprachlichung von Beobachtungen und Wissensbeständen zu finden. Sinnvollerweise ist diese auch anschlussfähig an die unterschiedlichen kulturellen Hintergründe der Betroffenen" (ebd., S. 45).

4. **„Orientierung: Interorganisationalität"** durch ein Zusammenspiel von Organisationen. „Letztlich geht es um die Organisation dessen, was aus der Sicht der Betroffenen und ihrer Angehörigen in der letzten Lebensphase zählt, um es mit ihnen individuelle zu realisieren! Jede Organisation entwickelt ihre eigene Logik, tickt nach der eigenen Uhr. Immer wieder müssen die unterschiedlichen << Uhren >> aufeinander abgestimmt werden [...]" (vgl. SCHAEFFER 2005, In: KNIPPING 2007, S. 45).

5. **„Orientierung: Interkulturalität und Interreligiosität"** heißt: „Leben ist nicht mehr vorgeschrieben, sondern die Lebensgeschichte muss selbst geschrieben werden. Und das bedeutet: Entscheidungen treffen, z.B. wie und mit wem man in welcher Kultur mit welchen spirituellen und religiösen Weltanschauungen leben will und wie man dieses Leben auch wieder verändert, erweitert, umschreibt etc.. In Palliative Care ist diese Orientierung an den unterschiedlichen kulturellen, religiösen und spirituellen Konzepten von Menschen unaufgebbar. Sie ergibt sich selbstverständlich aus der Achtung und dem Respekt vor der Unmittelbarkeit und Individualität jedes einzelnen Menschen [...]. Diese Orien-

tierung im Team, in der Organisation, in einem Gesundheitssystem umzusetzen schulden wir einander, damit Würde von Menschen und unsere eigene Würde bewahrt bleiben"(ebd. S. 45).

Aus dem **organisationalen Zusammenhang** geht es in Palliative Care darum, dass in Organisationen zentrale unauflösbare Widersprüche menschlichen Lebens bearbeitet werden. Im Gesundheitssystem geht es um die Widersprüche von Gesundheit und Krankheit (Krankenhaus), von Abhängigkeit und Autonomie (Betreuungseinrichtungen z.B. Behindertenschule), von Leben und Tod (z.B. Alters- und Pflegeheime) die bearbeitet werden. „Die Widersprüche sind nicht einseitig auflösbar und auch nicht unter Kontrolle zu bringen. Die besondere Herausforderung besteht darin, die Widersprüche im Prozess von Behandlung, Pflege und Betreuung aufzunehmen und individuelle Bedürftigkeiten aufeinander zu beziehen und zu prozessieren" (GROSSMANN, 2000/HELLER, 2000 In: HEIMERL, HELLER, PLESCHBERGER, 2007, S. 51. In: KNIPPING 2007, a.a.O.).

Das Verhältnis von Onkologie und Palliation im Masterclass Modul
Nachdem nun die Begriffe „Onkologie" und „Palliative Care" theoretisch beschrieben wurden, möchte ich nun kurz auf das Verhältnis von Onkologie und Palliation im Masterclass Modul eingehen. Abschließend wird der Pflegeanlass für das Masterclass Modul definiert und genauer beschrieben. Unter einem Pflegeanlass sind relevante Einflussgrößen auf das Handeln in Situationen anzusehen: „Pflegeanlässe werden verstanden als die Erfordernisse, die berufliches Handeln notwendig machen" (zit. n. HUNDENBORN 2007, S.45).

Die **Onkologie** befasst sich mit einem speziellen Krankheitsbild, der Diagnostik und Behandlung von Patienten mit bösartigen Geschwulsterkrankungen aller Organe. Die **Palliation im Behandlungskonzept Palliative Care** ist neben der Gesundheitsförderung, der Prävention (Vorbeugung), Kuration (Heilung) und Rehabilitation (Wiedereingliederung) einzuordnen im Hinblick auf eine bestimmte Therapieentscheidung und umfasst den Beschäftigungsbereich der Pflege. Ziele der Therapien in der Onkologie sind die Entfernung oder Zerstörung des gesamten Tumorgewebes (kurative Therapie) oder, wenn dies nicht mehr möglich ist, die Verkleinerung des Tumorgewebes mit der Absicht, die Lebenszeit zu verlängern und tumorbedingte Beschwerden zu reduzieren (Palliation) (vgl. http://www.Wikipedia.org. Zugriff am 20.02.2012). Es tritt im Verlauf[13] einer unheilbaren Krebserkrankung ein zu bearbeitender Widerspruch zwischen Kuration und Palliation auf. Das Zitat „Den Tagen mehr Leben geben, nicht dem Leben mehr Tage" von Cicely SAUNDERS,[14] der Begründerin der modernen Hospizbewegung, verweist darauf, dass es am Ende des Lebens im Sinne von Palliative Care um **Lebensqualität** geht und nicht um die Verlängerung des Lebens.

---

[13] Weiterführende Literatur zum Verlauf und zur Bewältigung chronischer Erkrankungen bei CORBIN und STRAUS (2004) und SCHAEFFER und MOERS (2008).
[14] Cicely SAUNDERS (1918-2005)

Im Jahr 2003 zitierte die Weltgesundheitsorganisation (WHO) in „Palliative Care – the solid facts" (World Health Organization 2004) eine Arbeit der Geriaterin Joanne Lynn und anderer (Lynn et al. 2003), in der prototypische Krankheits- und Sterbeverläufe für Krebs (ebenso Lungen-, Herz-, Kreislauf-Erkrankungen und Demenz) beschrieben wurden (Abb. 1).

Abb. 1: Prototypische Krankheitsverläufe für Krebs-, Lungen-, Herz-Kreislauf-Erkrankungen und Demenz

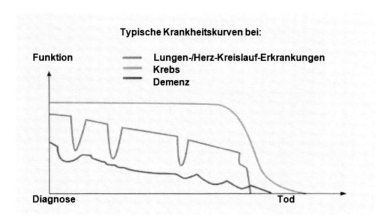

Quelle: World Health Organization (WHO) (Hrsg.) /2004): The Solid facts. Deutsche Fassung der Deutschen Gesellschaft für Palliativmedizin, zuletzt aktualisiert am 15.09.2008, zuletzt geprüft am 20.07.2009. In: Eichner, Eckhard (2012): „Krankheitsverläufe" zwischen Kuration und Palliation. Zeitschrift Praxis Palliative Care 14/2012, Arbeitsheft, S. 6ff.

Bei Krebserkrankungen (gelbe Kurve) gibt es häufig einen relativ stabilen Verlauf mit guter Lebensqualität und Leistungsfähigkeit des Betroffenen. Der Sterbeverlauf ist relativ kurz und gekennzeichnet durch rapide Verschlechterung.

Die Abnahme der kurativen Behandlung und die Zunahme der Palliativversorgung hat EICHNER (**Abb. 2**) u.a. für die Palliation bei Krebserkrankungen in einem Verlauf versucht darzustellen.

Abb. 2: Krankheitsverlauf - Kuration - Palliation bei Krebserkrankungen

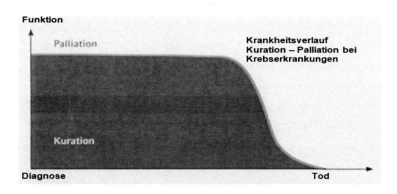

Quelle: EICHNER, Eckhard (2012): „Krankheitsverläufe" zwischen Kuration und Palliation. Zeitschrift Praxis Palliative Care 14/2012, Arbeitsheft, S. 11.

Dabei beruft er sich auf die Lynn`sche Verlaufskurve für Tumorerkrankte. Er stellt sie abweichend nicht nach Krankheitsverläufen, „sondern vielmehr als Lebenskurven von Menschen, die an chronischen Erkrankung leiden" dar. Daraus ergibt sich seiner Ansicht nach die Möglichkeit, „Kuration und Palliation für das jeweilige Leben oder den jeweiligen Lebensverlauf als Funktion anzusehen. Dabei ist die Kuration unterhalb der Kurve (blau) und die Palliation oberhalb der Kurve anzusiedeln. Ad hoc ergibt sich, dass je nachdem, unter welcher chronischen Erkrankung ein Mensch leidet, das Verhältnis von Kuration zu Palliation sich nun unmittelbar am Krankheits- und Lebensverlauf zu orientieren hat" (Abb. 2).

Der Pflegeanlass für das Masterclass Modul

Optimalerweise beginnt die Palliation bereits bei Diagnosestellung einer möglicherweise zum Tode führenden Krebserkrankung (auch bei einem überwiegend kurativen Ansatz mit guten Therapieerfolgsaussichten). In diesem Modul wird Palliative Care als integraler Bestandteil einer onkologischen Erkrankung gesehen. Die Palliation beginnt bereits bei Diagnosestellung neben der Kuration und nimmt im Laufe der Zeit in ihrer Bedeutung zu, wenn keine Therapiemaßnahmen zu einer Heilung geführt haben. Pflegeanlässe von nicht onkologischen sowie nicht heilbaren und zum Tode führenden Erkrankungen schließt das Masterclass Modul ausdrücklich thematisch mit ein. Der Schwerpunkt liegt allerdings auf den onkologischen Erkrankungen.

Zusammenfassung

Nachdem der Anlass für die Studie im Rahmen des Interreg IV A Projektes erläutert wurde, fand im Anschluss aus der Betrachtungsperspektive „Pflege" eine begriffliche Bestimmung und Einordnung des Fachgegenstandes der onkologischen und palliativen Pflege statt.

1.3 Der Bedarf an palliativer und onkologischer Pflege in Europa

Im diesem Abschnitt geht es darum, den Bedarf für die palliative und onkologische Pflege zu begründen. Hier finden sich erste empirische Daten im Hinblick auf eine nachfrageorientierte Bedarfsanalyse für das zu entwickelnde Modul. Im Sinne einer angebotsorientierten Bedarfsanalyse wird der Fachgegenstand der onkologischen- und palliativen Pflege auf europäischer Ebene curricular zugeordnet. Als gemeinsamer Referenzrahmen in der Euregio Maas-Rhein wird der Aufbau-Lehrplan für Pflegekräfte in der Onkologie der European Oncology Nursing Society EONS (European Oncology Nursing Society 2005b) und der EONS-Lehrplan für Krebserkrankungen bei älteren Menschen (European Oncology Nursing Society 2006b) vorgestellt. Anschließend werden aus den Ergebnissen der Schlagwortsuche des Begriffs der „interkulturellen Kompetenz" Thesen formuliert. Für den palliativen Bereich ergeben sich exemplarisch mögliche (curriculare) Anschlussmöglichkeiten für das Modul sowie Empfehlungen auf internationaler und europäischer Ebene.

Empirische Daten

In Europa sterben 70-80% der Menschen in einer fremden Umgebung, alleine, oder manchmal begleitet von ihrer Familie - in Krankenhäusern. Die meisten Menschen in Europa sterben nicht zu Hause sondern in Institutionen.[15] In der **Abb. 3** „Sterbeorte in 8 europäischen Ländern" finden sich u.a. Angaben, wie viel Prozent der Menschen in Belgien und den Niederlanden zuhause und in Institutionen sterben.

Abb. 3: Sterbeorte in 8 europäischen Ländern (2008)

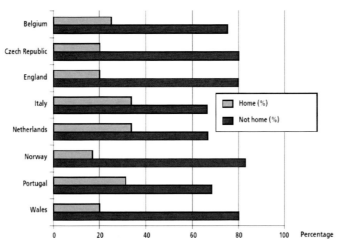

Quelle: Health statistics 2005. Lisbon, Statistics Portugal, 2006. Online im Internet unter http://www.ine.pt/xportal/xmain?xpid=INE&xpgid=ine_publicacoes&PUBLICACOESpub_boui=129520&PUBLICACOEStema=55538&PUBLICACOESmodo=2, accessed 1 December (2010). In: Hall, Sue (2011): Palliative care for older people. Better practices. Copenhagen: Who Regional Office for Europe, S. 9 ff.. Abb. in der unveränderten englischen Version.

Der Wunsch vieler Menschen zu Hause sterben zu können wurde auf europäischer Ebene als gesellschaftlicher Auftrag an die Politik für die nahe Zukunft erkannt: im November 2003 formulierte der EU Ministerrat die klare Empfehlung zur Verbesserung der ambulanten palliativmedizinischen Versorgung an die Mitgliedstaaten. Zugrunde lag das Ergebnis einer Erhebung der WHO über die Versorgung der überalternden Gesellschaft in Europa ('palliative care - The solid facts'). Es wurde postuliert, dass **Palliative Care ein integraler Bestandteil der Gesundheitsfürsorge**, ein unverän-

---

[15] Empfehlung Rec (2003) 24 des Ministerkomitees an die Mitgliedsstaaten zur Strukturierung der palliativmedizinischen und -pflegerischen Versorgung verabschiedet durch das Ministerkomitee am 12. November 2003 bei der 860sten Versammlung der Ständigen Vertreter der Außenminister nach Robert Gosenheimer. Online im Internet unter http://www.igpweb.org/sapv.htm (Zugriff am 27.02.2012).

derbares Bürgerrecht ist. Die Empfehlungen des EU Ministerrates haben für die Mitgliedsstaaten bindenden Charakter; die Regierungen bekamen damit den Auftrag sicherzustellen, dass die palliativmedizinische Hilfe alle erreicht die ihrer bedürfen. Diese Empfehlung war konkret abgefasst und enthielt wesentliche Qualitätskriterien für die Umsetzung der palliativen Versorgung in Europa.[16] In Deutschland waren die Kriterien auch Maßstab für Leitsatz fünf („die internationale Dimension") in der *Charta zur Betreuung schwerstkranker sterbender Menschen*[17]; Im Herbst 2010 wurde die "Charta zur Betreuung schwerstkranker und sterbender Menschen in Deutschland" verabschiedet und der Öffentlichkeit vorgestellt. In der Charta wird der Ist-Zustand in der Betreuung schwerstkranker und sterbender Menschen in Deutschland dargestellt - verbunden mit Handlungsoptionen und einer Selbstverpflichtung für die Zukunft. An dem zwei Jahre währenden Prozess zur Konsentierung der Charta waren rund 200 Expertinnen und Experten aus 50 gesellschaftlich- und gesundheitspolitisch relevanten Institutionen beteiligt.

In Leitsatz 5 „Die europäische und internationale Dimension" der Charta heißt es:

„Jeder schwerstkranke und sterbende Mensch hat ein Recht darauf, dass etablierte und anerkannte internationale Empfehlungen und Standards zur Palliativversorgung zu seinem Wohl angemessen berücksichtigt werden. In diesem Kontext ist eine nationale Rahmenpolitik anzustreben, die von allen Verantwortlichen gemeinsam formuliert und umgesetzt wird. Wir werden uns für die internationale Vernetzung von Organisationen, Forschungsinstitutionen und anderen im Bereich der Palliativversorgung Tätigen einsetzen und uns um einen kontinuierlichen und systematischen Austausch mit anderen Ländern bemühen. Wir lernen aus deren Erfahrungen und geben gleichzeitig eigene Anregungen und Impulse."[18] *Im Bereich Aus-, Weiter- und Fortbildung ist die internationale Zusammenarbeit durch Austauschprogramme zu fördern.*[19]

> Die im Leitsatz 5 der Charta formulierte Selbstverpflichtung kann als pädagogischer Auftrag gedeutet werden, Lehr- und Lernprozesse im Bereich der palliativen Versorgung auf europäischer und internationaler Ebene zu initiieren. Das Masterclass Modul soll dazu einen Beitrag leisten.

Insbesondere besteht durch den demographischen Wandel ein Handlungsbedarf. „Die Bevölkerung Europas (wird, Einfügung Küpper) aufgrund steigender Lebenserwartung

---

[16] 1) Empfehlung Rec (2003) 24 des Ministerkomitees an die Mitgliedsstaaten zur Strukturierung der palliativmedizinischen und -pflegerischen Versorgung verabschiedet durch das Ministerkomitee am 12. November 2003 bei der 860sten Versammlung der Ständigen Vertreter der Außenminister nach Robert Gosenheimer. Online im Internet unter http://www.igpweb.org/sapv.htm (Zugriff am 27.02.2012).

[17] Online im Internet unter http://www.charta-zur-betreuung-sterbender.de (Zugriff am 27.02.2012).

[18] Deutsche Gesellschaft für Palliativmedizin e. V. Deutscher Hospiz- und PalliativVerband e. V. Bundesärztekammer (Hrsg.): Charta zur Betreuung Schwerstkranker und sterbender Menschen in Deutschland, S. 20ff.. Online im Internet unter http://www.dgpalliativmedizin.de/allgemein/charta.html (Zugriff am 27.02.2012).

[19] Ebd. S. 22.

und sinkender Geburtenraten immer älter"[20] (Online im Internet unter http://europa.eu Zugriff am 20.03.2012).

Ältere Menschen erreichen das Ende des Lebens häufig mit multimorbiden Erkrankungen (wie Demenz, Osteoporose und Arthritis) und dieser Zustand hält oft über einen längeren Zeitraum an (vgl. HALL et. al. 2011). Zum Beispiel leiden ein Viertel der Menschen im Alter von 85 Jahren und älter Demenz (ebd., S. 3). Die Palliativversorgung setzt schon frühzeitig ein und ist nicht nur auf die Endphase beschränkt. Die Abb. 4 zeigt die Todesursachen in 27 EU Ländern aus dem Jahr 2006.[21]

Abb. 4: Todesursachen und Alter in 27 EU Ländern (2006)

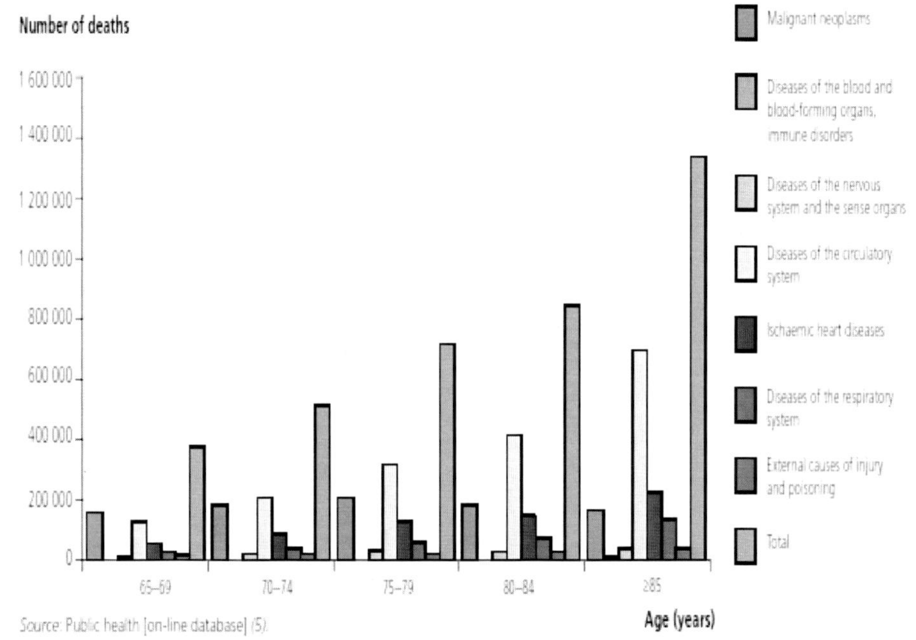

Quelle: Public health [on-line database]. Brussels, Eurostat, 2010.

Online im Internet unter http://epp.eurostat.ec.europa.eu/portal/page/portal/health/public_health/database, accessed 1 December 2010. In: HALL, Sue (2011): Palliative care for older people. Better practices. Copenhagen: Who Regional Office for Europe, S. 4 ff.. Abb. in der unveränderten englischen Version.

Zusammenfassung: Die palliative Versorgung wird aufgrund des demographischen Wandels weiter zunehmen. Nicht nur palliative Versorgung von Schwerstkranken mit Krebserkrankungen sondern auch multiple chronische oder fortschreitende Erkrankun-

---

[20] Demografische Daten von Eurostat. Eurostat ist das statistische Amt der Europäischen Union mit Sitz in Luxemburg. Es hat den Auftrag, die Union mit europäischen Statistiken zu versorgen, die Vergleiche zwischen Ländern und Regionen ermöglichen. Online im Internet unter http://epp.eurostat.ec.europa.eu/portal/page/portal/statistics/search_database. und http://europa.eu (Zugriff am 20.03.2012).

gen (z.B. Demenzerkrankungen[22]) am Lebensende bedürfen einer interdisziplinären Versorgung, indem die palliativpflegerische Versorgung ein Teil ist. Dabei ist die palliativpflegerische Versorgung nicht auf das Lebensende begrenzt sondern beginnt schon bei Beginn der Erkrankung.

Der Bedarf an onkologischer Pflege in Deutschland, den Niederlanden und Belgien aufgrund empirischer Daten

Deutschland

Aus einer Pressmitteilung des Statistischen Bundesamtes vom 03.02.2012 (vgl. Statistisches Bundesamt 2012) geht hervor, dass in Deutschland im Jahr 2010 insgesamt 218889 Menschen an den Folgen einer Krebserkrankung (bösartige Neubildung) starben, davon 118202 Männer und 100687 Frauen. Krebs war damit bei einem Viertel aller Todesfälle (858768) die Todesursache. Wie schon in den Vorjahren war Lungen- und Bronchialkrebs mit 42972 Fällen die insgesamt am häufigsten festgestellte Krebsart mit Todesfolge. Danach folgte Brustkrebs mit 17573 Verstorbenen. An dritter und vierter Stelle standen Krebserkrankungen des Dickdarms mit insgesamt 17161 Fällen (2,0%) und der Bauchspeicheldrüse mit 15488 Fällen (1,8%). Die bei Männern häufigste Krebsart mit Todesfolge war Lungen- und Bronchialkrebs mit 29357 Gestorbenen. Das waren insgesamt 7,2% aller männlichen Sterbefälle. Bei den Frauen dominierten Brustkrebserkrankungen. 17466 Frauen erlagen 2010 dieser Krebsart; 3,9% aller weiblichen Gestorbenen. Nahezu ein Viertel (23%) aller an Krebs verstorbenen Personen war jünger als 65 Jahre. In der Altersgruppe der 45- bis 65-Jährigen war eine Krebserkrankung mit einem Anteil von 41,6% aller Sterbefälle die bedeutendste Todesursache. In der Altersgruppe der 1-bis unter 15-Jährigen war Krebs die häufigste natürliche Todesursache. 2010 erlagen 192 Kinder einem Krebsleiden; 16,5% aller gestorbenen Kinder dieser Altersgruppe. Im Jahr 2010 wurden bundesweit 1483992 an Krebs erkrankte Patientinnen (674522) und Patienten (809430) im Krankenhaus vollstationär aufgenommen und entlassen. 39,4% dieser Patientinnen und Patienten waren zwischen 25 und 65 Jahre alt. Die häufigste Diagnose bei den Frauen war in 140337 Fällen eine Krebserkrankung der Brust. Bei den Männern war der häufigste Grund für einen stationären Krankenhausaufenthalt ein Lungen- und Bronchialkrebs mit 127567 Fällen.

Am 16. Juni 2008 hat in Deutschland das Bundesministerium für Gesundheit gemeinsam mit der Deutschen Krebsgesellschaft (http://www.krebsgesellschaft.de/), der Deutschen Krebshilfe (http://www.krebshilfe.de) und der Arbeitsgemeinschaft Deutscher Tumorzentren (http://www.tumorzentren.de/) den **Nationalen Krebsplan** (vgl. Bundesministerium für Gesundheit 2008) initiiert.

---

[22] „Ungefähr 7,3 Millionen Menschen in der EU leiden an einer Demenzkrankheit, eine Zahl, die sich bei steigender Lebenserwartung der Bevölkerung in den kommenden 20 Jahren verdoppeln könnte" (Quelle: Offizielle Internetpräsenz der Europäischen Kommission. Online im Internet unter http://ec.europa.eu/about_de.htm (Zugriff am 20.02.2012).

Ziel ist es die Aktivitäten aller an der Krebsbekämpfung Beteiligten wirksamer aufeinander abzustimmen und ein zielgerichtetes Vorgehen zu forcieren. Hierzu wurde die zielgerichtete Bearbeitung von vier Handlungsfeldern [23] mit insgesamt 13 Zielen und Teilzielen im Nationalen Krebsplan empfohlen. Ein Ziel ist es die **Kommunikationskompetenzen für Gesundheitsberufe in der Aus-, Weiter- und Fortbildung** in der onkologischen Versorgung zu verbessern:

Im Handlungsfeld 4: Stärkung der Patientenorientierung des Nationalen Krebsplans heißt es:

Ziel 12a: „Alle in der onkologischen Versorgung tätigen Leistungserbringer verfügen über die notwendigen kommunikativen Fähigkeiten zu einem adäquaten Umgang mit Krebspatienten und ihren Angehörigen: - In der Aus-, Weiter- und Fortbildung der Gesundheitsberufe wird die Vermittlung adäquater Kommunikationskompetenzen verbessert. Die Kommunikationsfähigkeiten werden im Rahmen der Qualitätssicherung laufend überprüft und trainiert" (Bundesministerium für Gesundheit 2008, S.2ff.).

Für das Masterclass Modul lässt sich schlussfolgernd daraus konstatieren, die Kommunikationskompetenz für Pflegefachkräfte auch grenzüberschreitend im Rahmen dieser Fortbildungsmaßnahme zu trainieren.

Niederlande

Ebenfalls einen Anstieg der Krebserkrankungen zeigen Daten aus dem **niederländischen Krebsregister (NKR):** „Im ersten Jahrzehnt des 21. Jahrhunderts stieg die Zahl der Krebs-Patienten pro Jahr von 70300 auf 95500 pro Jahr. Bei Brust-, Haut-, Darm-, Lungen-und Prostatakrebs lag die Steigerung bei 36%. Im Jahr 2010 gab es 12800 Menschen mit Krebs in den Niederlanden, im Jahr 2000 waren es 6000. Das ist eine Steigerung von 113%. In zehn Jahren gab es auch einen starken Anstieg von 79% bei der Anzahl der Frauen mit Lungenkrebs [...]. Die Zahl der Menschen mit Krebs im Alter von 85 Jahren und älter steigt am schnellsten. In dieser Altersgruppe sind besonders häufig Patienten mit Haut,- Darm- und Brustkrebs. Menschen zwischen 65 und 85 Jahren haben oft Darm-, Lungen-und Prostatakrebs. Personen jünger als 65 Jahre erkranken häufig an Brustkrebs gefolgt von Haut-und Lungenkrebs. [24]

Belgien

Das **Nationale belgische Krebsregister**[25] veröffentlichte im Frühjahr 2011 Statistiken für den Zeitraum 2004 bis 2008. Im Laufe des Lebens erkrankt jeder dritte Mann und

---

[23] Vier Handlungsfelder: 1. Weiterentwicklung der Krebsfrüherkennung, 2. Weiterentwicklung der onkologischen Versorgungsstrukturen, 3. Sicherstellung einer effizienten onkologischen Behandlung (Schwerpunkt zunächst auf onkologischer Arzneimitteltherapie), 4. Stärkung der Patientenorientierung (Bundesministerium für Gesundheit 2008).

[24] Quelle: Daten aus dem Niederländischen Krebsregister (NKR). Online im Internet unter http://www.cijfersoverkanker.nl (Zugriff am 08.02.2012).

[25] Online im Internet unter http://kankerregister.nettools.be (Zugriff am 10.02.2012).

jede vierte Frau an Krebs - Tendenz steigend. »2008 waren in Belgien 60000 Menschen an Krebs erkrankt, in 20 Jahren werden es 80000 pro Jahr sein«.

Onkologische und palliative Versorgungssysteme in Deutschland und in der Euregio Maas-Rhein:

In Deutschland besteht ein 3-Stufen Modell der interdisziplinären onkologischen Versorgung.[26] Während die Organkrebszentren auf ein Organ oder ein Fachgebiet spezialisiert sind, erstrecken sich die Onkologischen Zentren auf mehrere Organe oder Fachgebiete. Die Onkologischen Spitzenzentren legen darüber hinaus ihren Schwerpunkt vor allem auf Forschung und Lehre. Das 3-Stufen-Modell wird häufig in Pyramidenform dargestellt (siehe Abb. 5).

Abb. 5: 3-Stufen-Modell der onkologischen Versorgung in Deutschland

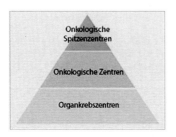

Quelle: Deutsche Krebsgesellschaft, Online im Internet unter
http://www.krebsgesellschaft.de/wub_zertifizierte_zentren_info,120890.html (Zugriff am 20.03.2012).

Die Organzentren stellen die breite Basis dar, die möglichst flächendeckend für eine spezifische Tumorentität wie für Brust-, Darm-, Haut-, Lungen-, Prostata-, Pankreas- und gynäkologische Krebserkrankungen umgesetzt werden. Während die Onkologischen Zentren einen höheren Grad an Spezialisierung benötigen, da hier die Expertise für seltene Erkrankungen gebündelt wird und somit keine flächendeckende Verteilung erreicht werden kann und muss. Folgerichtig sind die Onkologischen Zentren mit ihrem spezialisierten Fokus noch weiter zentralisiert (vgl. WESSELMANN 2011).[27]

Im Allgemeinen lassen sich im Versorgungsgebiet der Euregio Maas-Rhein allgemeine und spezialisierte Versorgungsstrukturen für onkologische und palliative Erkrankungen unterscheiden[28], in denen Pflegefachkräfte tätig sind. Zur spezialisierten onkologischen Versorgungform gehört das beschriebene 3-Stufen-Modell. Ansonsten findet die allgemeine onkologische Versorgung innerhalb der allgemeinen stationären Versorgung, in Krankenhäusern oder im ambulanten Bereich durch Pflegedienste.

---

[26] Deutsche Krebsgesellschaft. Online im Internet unter
http://www.krebsgesellschaft.de/wub_zertifizierte_zentren_info,120890.html (Zugriff am 27.02.2012).

[28] Bedarf einer wissenschaftlichen angebotsorientierten Bedarfsanalyse in der Euregio Maas-Rhein. Die aber wegen des Umfangs der Bearbeitung nicht Gegenstand dieser Arbeit ist.

Ebenfalls unterschieden wird zwischen der allgemeinen und der spezialisierten Palliativversorgung. „Zu der allgemeinen Palliativversorgung gehört in erster Linie die kontinuierliche Versorgung durch Haus- und Fachärztinnen und -ärzte, Pflegedienste in Zusammenarbeit mit anderen Berufsgruppen (Seelsorgerinnen und Seelsorgern, Sozialarbeiterinnen und Sozialarbeiter, Psychologinnen und Psychologen, Therapeutinnen und Therapeuten) und den ambulanten Hospizdiensten. Aber auch die stationären Pflegeeinrichtungen und allgemeinen Krankenhäuser gehören dazu. Der überwiegende Teil schwerstkranker und sterbender Menschen wird in der Regel in der allgemeinen Versorgung betreut" (Definition: Deutscher Hospiz- und PalliativVerband, http://www.dhpv.de, 23.03.2012.).

Zur spezialisierten Palliativversorgung gehören Stationäre Hospize, Palliativstationen und seit ihrer Einführung 2007 (§37b SGB[29] V und §132d SGB V) die spezialisierte ambulante Palliativversorgung. „Rund 10-15 % der Sterbenden benötigen eine spezielle Versorgung, so wird geschätzt" (vgl. ebd.).

Die Beschäftigung von Pflegefachkräften erfolgt in der Regel im Rahmen eines vertraglich geregelten Arbeitsverhältnisses und ist zudem in die Arbeitsorganisation einer Institution eingebettet. Institutionen können dabei ambulante, teilstationäre oder stationäre Pflegeeinrichtungen sein.

Zusammenfassung

„Krebserkrankungen waren, sind und werden auch in naher Zukunft eine der großen gesundheitlichen Herausforderungen innerhalb Europas bleiben. Zirka 1,5 Mio. Menschen der EU erkranken, ca. 750000 sterben jährlich an einer Krebserkrankung. Die Zahl der krebsbedingten Todesfälle wird sich aufgrund des demographischen Wandels von dem in ähnlicher Weise alle Länder der EU betroffen sind, in den nächsten Jahren noch erhöhen" (vgl. WEDDING et. al. 2006, S. 2563–2581). Der Bedarf an spezialisierten Pflegefachkräften in der onkologischen Pflege wird weiter ansteigen. Hierzu bedarf es eines entsprechenden Angebots an grenzüberschreitenden Bildungskonzepten und Qualifizierungsmaßnahmen, sowohl im onkologischen als auch im palliativen Bereich.

---

[29] Sozialgesetzbuch

2 Kompetenzorientierter Hintergrund

2.1 Qualifizierung von Pflegefachkräften in der Onkologie (EONS) als Referenzrahmen

Welche gemeinsame fachliche Bildungsbasis könnte die Anschlussfähigkeit des Moduls für die Teilnehmer aus den Ländern der Euregio Maas-Rhein sichern? Als gemeinsamer Referenzrahmen, in denen sich sowohl onkologische als auch palliative Inhalte in Europa finden, wurden 2 Lehrpläne ausgewählt:

1) Der Lehrplan für Pflegekräfte in der Onkologie der European Oncology Nursing Society (European Oncology Nursing Society 2005b).

2) Der EONS Lehrplan für Krebserkrankungen bei älteren Menschen (European Oncology Nursing Society 2006b).

Nationale Bildungsträger können ihre Kursangebote durch die European Oncology Nursing Society (EONS) akkreditieren lassen (vgl. WECHT 2008, S.3). Die Akkreditierung erfolgt seit 2007 entweder auf der Basis des EONS Cancer Nursing Curriculum 2005 oder des EONS Cancer in Older People Curriculum 2006. Ersteres entspricht vom Umfang und den Inhalten her den deutschen landesrechtlich geregelten Weiterbildungs- und Prüfungsordnungen und kann auch Vorbild für deren Novellierungen sein. Bildungsanbieter und ihre Kunden müssen nach WECHT (ebd.) allerdings beachten, dass mit den Anforderungen für eine EONS-Akkreditierung „zwar ein europäisch länderübergreifender Rahmen formuliert ist, der jedoch keinesfalls einem Landesrecht übergeordnet ist. Die Anforderung der EONS sind vor allem kein EU-Recht" (ebd. S.4).

Beide Curricula können den Referenzrahmen für das Masterclass Modul als „kleinster gemeinsamer Nenner" auf europäischer Ebene für die anspruchsvolle und fachpraktische Tätigkeit der Pflegefachkräfte bilden:

„Die pflegerische Versorgung krebskranker Menschen und die Begleitung ihrer Angehörigen ist eine besondere Herausforderung für Pflegende. Im Umgang mit onkologischen Patienten zeigt sich ein erheblicher und stetig wachsender Beratungs- und Schulungsbedarf. Dies erfordert neben den speziellen und anspruchsvollen fachpraktischen Tätigkeiten ein hohes Maß an kommunikativer, psychosozialer und pädagogischer Kompetenz. Eine Spezialisierung für Pflegefachkräfte in der Onkologie z.B. in Form einer Fachweiterbildung[30] ist heute mehr denn je erforderlich" (vgl. BÄUMER et.al. 2008, S. 49.).

---

[30] In Deutschland in der Regel berufsbegleitend über einen Zeitraum von 2 Jahren. Der theoretische und fachpraktische Unterricht umfasst mindestens 720 Stunden. Die Weiterbildungslehrgänge für Pflegende in der Onkologie in Deutschland werden an staatlich zugelassenen oder von der Deutschen Krankenhausgesellschaft anerkannten Weiterbildungsstätten durchgeführt. Zugangsvoraussetzung ist eine abgeschlossene Ausbildung in der Gesundheits- und Krankenpflege oder Gesundheits- und Kinderkrankenpflege, sowie Berufserfahrung im onkologischen Bereich. Die Weiterbildungs- und Prüfungsverordnung ist landesrechtlich geregelt.

Verortung der onkologischen Weiterbildung

Weiterbildungen in der onkologischen Pflege gibt es in 16 von 20 Mitgliedsländern der Europäischen Union. Ihre Dauer reicht von 6 bis zu 24 Monaten und von 40 bis 800 Unterrichtsstunden. Die EONS – Leitlinie für onkologische Weiterbildung dient in 18 Ländern in der einen oder anderen Form als Leitlinie (GLAUS 2001 nach FOUBERT. In: BÄUMER 2008, S. 7). Nach FOUBERT (Präsident der EONS 2003-2005 – Online im Internet unter http://www.cancernurse.eu Zugriff am 12.03.2012) befindet sich die Weiterbildung in einem stetigen Wandel. Veränderungen der Kurse in der Onkologiepflege sind u.a. „mehr Inhalte der Palliativpflege" (ebd.).

In **Deutschland** gibt es seit Anfang der 90er Jahre zweijährige berufsbegleitende Fachweiterbildungen für Pflege in der Onkologie. Die Weiterbildungsrichtlinien für die Pflege in der Onkologie nach Empfehlungen der Deutschen Krankenhausgesellschaft (DKG)[31] stehen inhaltlich in engem Bezug zu dem „Aufbau Lehrplan für Pflegekräfte in der Onkologie von EONS" der European Oncology Nursing Society, der 1990 von der European Oncology Nursing Society (EONS)[32] im Auftrag der Europäischen Union (EU) erarbeitet wurde. Die EU schlug damals im Rahmen ihrer Kampagne „Europa gegen den Krebs" (Europe Against Cancer, EAC; 1987 bis 1989) vor, dass „jeder Mitgliedstaat den speziellen Charakter der Onkologie anerkennen solle", und im Bereich der Onkologie die Aus- und Weiterbildung von Pflegekräften gefördert werden sollten. 1991 einigten sich onkologische Pflegeexperten aus verschiedenen europäischen Ländern und Vertreter nationaler Behörden auf die Kursinhalte und die Umsetzung des Basislehrplans für den Aufbaukurs für Pflegekräfte in der Onkologie. Im Jahr 2005 veröffentlichte die **EONS den modifizierten „Aufbau-Lehrplan für Pflegekräfte in der Onkologie von EONS, 2005"**[33] (European Oncology Nursing Society, 2005b). Der Aufbau-Lehrgang ist bausteinartig gestaltet und bietet 8 Einheiten (Module). Jedes Modul bietet ein unabhängiges Schulungsprogramm mit Inhalten und Lernzielen (Abb. 6). Diese Lerneinheiten können entweder zusammen oder einzeln absolviert werden. Jeder Einheit werden in einer Übersicht „Lernziele" und „praktische Kompetenzen" zugeordnet (ebd., S 15-22). Bei der ausführlichen Darstellung zu jeder Einheit findet sich eine „Zusammenfassung", „Lernziele" (in „Fachwissen" und „praktische Kompetenzen" differenziert), „Inhalt", „Lehr- und Lernmethoden", „Bewertungsmethoden", und ein „Literatur- und Quellenverzeichnis" wieder (ebd., S. 23ff.).

---

[31] DKG-Empfehlung zur Weiterbildung von Gesundheits- und (Kinder-)Krankenpflegekräften für die pflegerischen Fachgebiete Intensivpflege, Funktionsdienste, Pflege in der Onkologie, Nephrologie und Psychiatrie in der Fassung vom 20. September 2011, Pflege in der Onkologie, S.91-108.

[33] Die EONS veröffentlichte neben diesem grundlegenden Curriculum ebenfalls spezifische Lehrpläne für Krebs bei älteren Menschen, Brust- und Lungenkrebs. Online im Internet unter http://www.cancernurse.eu/education/guidelines.html (Zugriff am 13.03.2012).

Die Gesamtlänge des Kurses beträgt 40 Wochen bzw. 1200 Stunden[34] bei 30 Unterrichtsstunden pro Woche[35].

Abb. 6: Aufbau Lehrplan für Pflegekräfte in der Onkologie (2005b) - 8 Einheiten

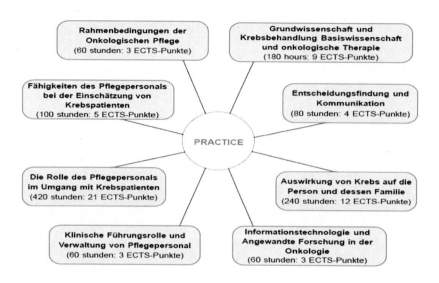

Quelle: European Oncology Nursing Society 2005b, S.13. Deutsche Übersetzung.

Die **Ausbildungsziele des EONS-Lehrgangs** sind (European Oncology Nursing Society 2005b, S.12):

1. Förderung des Bewusstseins, dass onkologische Pflege eine Spezialisierung im Rahmen der medizinischen Versorgung in Europa darstellt,

2. Bereitstellung eines praxisorientierten Rahmens für Ausbilder und Leiter zur Förderung eines Aufbaukurses für onkologisches Pflegepersonal und dessen berufliche Entwicklung,

3. Förderung von Wissen, Verständnis und praktischen Fähigkeiten des onkologischen Pflegepersonals, um die medizinische Versorgung von Krebspatienten zu verbessern,

4. Befähigung des Pflegepersonals, einen Beitrag im Rahmen eines multidisziplinären Teams zur Krebsbehandlung für Forschung, Betreuung und Praxis zu liefern,

5. Förderung der Entwicklung von strategischen Fähigkeiten im Rahmen der Krebsbehandlung (vgl. BÄUMER 2008, S.5).

---

[34] Entspricht 60 ECTS-Punkte (European Credit Transfer System) vgl. Foubert In: Bäumer 2008, S. 8.

[35] Ebd.

„Um an einem Kurs teilnehmen zu können muss eine Pflegekraft den ersten Abschluss als Pflegekraft gemäß Richtlinie 77/452/EEC der Europäischen Kommission[36] (nachfolgend durch die Richtlinie 89/595/EEC des Rats[37] abgeändert) oder vergleichbarer Regelungen in anderen Ländern erreicht haben. Es wird empfohlen, dass die Teilnehmer nach ihrem Abschluss als Pflegekraft mindestens ein Jahr lang entweder in einem allgemeinen oder onkologischen Umfeld Erfahrungen gesammelt haben. Wenn der Kurs nur auf Teilzeitbasis durchgeführt wird, muss die Pflegekraft für die Zeit des Kurses in der Pflege und Betreuung von Krebspatienten und deren Familien tätig sein" (European Oncology Nursing Society 2005b, S.12).

Interkulturelle Kompetenz im Aufbau-Lehrplan für Pflegekräfte in der Onkologie von EONS, 2005 (vgl. European Oncology Nursing Society 2005b)

Der Aufbau-Lehrplan für Pflegekräfte in der Onkologie (2005b) ist der Rahmen für die zukünftige Entwicklung der Ausbildung und die Mitglieder von EONS werden angehalten, ihn entsprechend anzupassen und ihren jeweiligen professionellen Erfordernissen an onkologische Pflegekräfte in ihrem Land anzugleichen (vgl. ebd., S.6). Wenn die „Interkulturelle Kompetenzentwicklung" im Vordergrund des zu entwickelnden Moduls steht, dann ist zunächst die Frage: **Wie wird die Interkulturelle Kompetenzentwicklung in dem Lehrplan von EONS als Referenzrahmen berücksichtigt?** Um diese Frage einer Beantwortung zuzuführen, wurde das pdf. Dokument „Aufbau-Lehrplan für Pflegekräfte in der Onkologie von EONS, 2005" nach den Stichworten „Interkulturelle Kompetenz" und „Kultur" durchsucht: Die Suche nach dem Stichwort „Interkulturelle Kompetenz" ergab keine Treffer. Die Suche nach dem Stichwort „Kultur" ergab insgesamt 10 Treffer. In der **Tab. 1** wurden die jeweiligen Treffer mit Quellenangabe zitiert und die entsprechenden Obergliederungspunkte und Untergliederungspunkte angegeben:

---

[36] Online im Internet unter http://eur-lex.europa.eu/LexUriServ/LexUriServ.do?uri=CELEX:31977L0452:DE:HTML (Zugriff am 27.02.2012).

[37] Online im Internet unter http://eur-lex.europa.eu/smartapi/cgi/sga_doc?smartapi!celexapi!prod!CELEXnumdoc&lg=de&numdoc=31989L0595&model=guichett (Zugriff am 27.02.2012).

Tab. 1: Stichwortsuche "Interkulturelle Kompetenz" im „Aufbau-Lehrplan für Pflegekräfte in der Onkologie von EONS, 2005" <wird fortgesetzt>

Nr.	Zitatensammlung der Sätze, in denen der Kulturbegriff im Lehrplan erwähnt wird. Hinweis: Zur Einordnung wurde der Obergliederungspunkt und (wenn vorhanden) der/die Untergliederungspunkt(e) angegeben:	Quellenangabe Seite
Nr. 1	„Vorwort" [...] „Die Tatsache, dass in dem geographischen Bereich Europas zahlreiche **Kulturen**[38], Sprachen und Regierungsformen bestehen, erschwert die Definition, Vereinheitlichung und sogar zuweilen die Standardisierung von Pflegeberufen zusätzlich."	S.7-8
Nr. 2	Einleitung „Philosophie des Lehrplans" [...] „Onkologische Pflegekräfte müssen in der Lage sein, ein therapeutisches Umfeld zu schaffen, das den Patienten und deren Familien ermöglicht, ihre Bedürfnisse auszudrücken, und in dem diesen Bedürfnissen mit dem Feingefühl für die jeweilige **Kultur** begegnet wird."	S.10
Nr. 3	„Lernziele und Kompetenzen für die Praxis" „RAHMENBEDINGUNGEN DER ONKOLOGISCHEN PFLEGE" [...] „2. Zu erkennen, wie wichtig es ist, in der Pflege und Betreuung von Krebspatienten und deren Familien mit Empathie für die jeweilige **Kultur** vorzugehen."	S.15
Nr. 4	„Lernziele und Kompetenzen für die Praxis" „FÄHIGKEITEN DES PFLEGEPERSONALS BEI DER EINSCHÄTZUNG VON KREBSPATIENTEN" „Praktische Kompetenzen: [...] Eine umfassende und ganzheitliche Einschätzung unter Berücksichtigung relevanter körperlicher, sozialer, **kultureller**, psychologischer, mentaler Aspekte sowie Umweltfaktoren bei Krebserkrankungen."	S.17/S.29
Nr. 5	„Rahmenbedingungen der Onkologischen Pflege" „ZUSAMMENFASSUNG: [...] Untersucht wird die **kulturelle** Grundlage für Einstellungen und Wertigkeiten bezüglich des Krebsproblems sowie die Beziehung zwischen persönlichen Überzeugungen und Pflegepraktiken."	S.23
Nr. 6	„Rahmenbedingungen der Onkologischen Pflege" „Lernziele" „Fachwissen (...) Erkennen und bewerten der Wichtigkeit (sic!) der Umgebung in der kulturellen pflege (sic!)."	S.23
Nr. 7	„Rahmenbedingungen der Onkologischen Pflege" „Inhalt" [...] „Soziale und **kulturelle** Auffassung von Krebs und deren Einfluss auf die Entscheidungsfindung."	S.24

---

[38] Hervorhebungen in der Tabelle- Küpper

Tab.1: Stichwortsuche "Interkulturelle Kompetenz" im „Aufbau-Lehrplan für Pflegekräfte in der Onkologie von EONS, 2005" (Fortsetzung)

Nr.	Zitatensammlung der Sätze, in denen der Kulturbegriff im Lehrplan erwähnt wird. Hinweis: Zur Einordnung wurde der Obergliederungspunkt und (wenn vorhanden) der/die Untergliederungspunkt(e) angegeben:	Quellenangabe Seite
Nr. 8	„Entscheidungsfindung und Kommunikation" „Inhalt" [...] „Wirksame und **kulturell** abgestimmte Kommunikation."	S.33
Nr. 9	„Lehr- und Lernstrategie" [...] „Die Lehr- und Lernstrategie zielt darauf ab, dem Pflegepersonal eine sichere Grundlage von Kenntnissen zu vermitteln und deren Umsetzung in die Praxis zu fördern. Forschungen im Bereich der Lernerfahrung zeigen, dass der Lernprozess bei Teilnehmern vielschichtiger und heikler ist, als vom Bewertungsmodell erfasst. Die Teilnehmer haben jeweils ihre eigene **Kultur** und Lebenserfahrung, genauso wie ihre eigene Berufserfahrung in der onkologischen Pflege, die es zu erweitern gilt."	S.47

Quelle: European Oncology Nursing Society 2005b. Stichwortsuche in der Deutschen Übersetzung.

Konklusion:

Der Kulturbegriff wird insgesamt 10x[39] im EONS Lehrplan erwähnt. Einleitend in der „Philosophie des Lehrplans" als auch in „Lernziele und Kompetenzen für die Praxis" findet das Wort „Kultur" Erwähnung - insbesondere in den „Rahmenbedingungen der onkologischen Pflege". So sollen in der zitierten Philosophie des Lehrplans die onkologischen Pflegekräfte in der Lage sein, [...] „ein therapeutisches Umfeld zu schaffen, das den Patienten und deren Familien ermöglicht, ihre Bedürfnisse auszudrücken, und in dem diesen Bedürfnissen mit dem Feingefühl für die jeweilige Kultur begegnet wird.[40]"

Inhaltlich nicht näher bestimmt ist der Begründungsrahmen, welches Kulturverständnis der Curriculumkonstruktion zugrunde liegt. Des Weiteren findet sich im Curriculum kein berufspädagogisches Konzept, auf dessen Grundlage die Curriculumkonstruktion entwickelt wurde. Ausdrücklich findet sich die (bereits erwähnte) Aufforderung an die Mitglieder von EONS, den Lehrgang als Rahmen für die zukünftige Entwicklung der Ausbildung „entsprechend anzupassen und ihren jeweiligen professionellen Erfordernissen an onkologische Pflegekräfte im eigenen Land anzugleichen" (vgl. ebd., S.6).

---

[39] Nr. 4 auf den Seiten 17 und 29 (Tab.1).
[40] Aufbau-Lehrplan für Pflegekräfte in der Onkologie von EONS, 2005, S. 10

Arbeitsimpulse:

(1) Für ein onkologisches und palliatives Modul für Pflegefachkräfte in der Euregio Maas-Rhein kann eine **Anpassung bzw. spezifische Modulkonstruktion notwendig** sein, wenn die Modulteilnehmer aus verschiedenen Ländern, aus einem gemeinsamen Versorgungsgebiet, in einem Lehr- und Lernraum in Interkation treten.

(2) Wenn das **Learning Outcome[41]/Lernergebnis die Entwicklung interkultureller Kompetenzen** sein soll, so bedarf es zunächst einmal einer grundlegenden wissenschaftlichen Auseinandersetzung mit dem Begriff der „interkulturellen Kompetenz". Wissenschaftliche Erkenntnisse, sowohl aus der interkulturellen Kompetenzforschung als auch berufspädagogischer Konzepte zur „Interkulturellen Kompetenz", sind als Begründungsrahmen für eine Modulkonstruktion zunächst zusammenzuführen.

(3) Wenn die Förderung Interkultureller Kompetenzen bereits im Lehrplan der E-ONS enthalten ist, so ist eine „ergänzende Modulkonstruktion" aus These 1+2 wissenschaftlich zu begründen.

EONS-Lehrplan für Krebserkrankungen bei älteren Menschen (

Ein weiterer curricularer Referenzrahmen ist der Lehrplan für Krebserkrankungen bei älteren Menschen der EONS (vgl. European Oncology Nursing Society 2006a[42]). Er wurde in Anlehnung an das Modell des Basis-Lehrplans der EONS für Pflegekräfte in der Onkologie 2005 (3. Auflage), entwickelt. „Der EONS-Lehrplan für Krebserkrankungen bei älteren Menschen hat eine erweiterte Zielgruppe: er stellt ein Lernangebot dar sowohl für Pflegende, die ältere Menschen versorgen (Ambulante Pflegekräfte, Altenpflegekräfte etc.), als auch für spezialisierte onkologische Pflegekräfte. In diesem Lehrplan wird eine große Bandbreite an Themen bezüglich der Pflege älterer krebskranker Menschen behandelt, um die Lernbedürfnisse beider potenzieller lernenden Gruppen anzugleichen. Es handelt sich hier um einen Basis-Lehrplan von kürzerer Dauer und mit weniger ECTS-Punkten als beim Basis-Lehrplan für Pflegekräfte in der Onkologie. Nach Abschluss des EONS-Lehrplans für Krebserkrankungen bei älteren Menschen können die Teilnehmer anschließend den Basis-Lehrplan für Pflegekräfte in der Onkologie absolvieren" (vgl. Deutsche Übersetzung EONS-Lehrplan für Krebserkrankungen bei älteren Menschen 2006b, S. 10ff.). „Der EONS Lehrplan für Krebserkrankungen bei älteren Menschen bietet den Lernenden eine fundierte Wissensgrundlage, um den Basis-Lehrplan in onkologischer Pflege meistern zu können und entwickelt Wissen und Fertigkeiten der Lernenden im Umgang mit älteren krebskranken Menschen - eine wichtige Priorität in der onkologischen Pflege" (vgl. ebd., S.11).

---

[41] Learning Outcomes beschreiben die in dem Modul zu erwerbende Kompetenz (aus Studierenden Sicht)

[42] Englische Originalausgabe

Struktur, Länge und Art der Ausbildung: Der EONS-Lehrplan für Krebserkrankungen bei älteren Menschen ist ein modularisierter Rahmenlehrplan, der aus 5 Modulen besteht, die zusammen als kompletter Kurs oder als unabhängige Module absolviert werden können. Der Kurs beinhaltet praktische sowie theoretische Elemente. Die Gesamtlänge des Kurses beträgt 300 Stunden und entspricht 15 ECTS-Punkten. Die Lernziele und Kompetenzen sind definiert, so dass die Benutzer des Rahmenlehrplans die entsprechenden akademischen Punkte auf institutioneller Ebene beantragen können. Jedes Modul enthält ein eigenständiges Seminarkonzept mit Inhalt, Einschätzung der Lernziele und Kompetenzen für die Praxis. Zwei der Module finden als Fernlehrgang statt, die anderen drei werden in einem Zeitraum von drei Monaten als Präsenzseminare angeboten. In jedem Modul wird eine kleinere Arbeit angefertigt, die in eine umfangreichere Arbeit in Form eines Portfolios integriert wird, um den Lernfortschritt der Lernenden über den gesamten Kurs zu zeigen.

Praktika: Pflegende aus dem onkologischen Bereich sollten ein Praktikum auf einer geriatrischen Station oder in einem Pflegeheim, und Pflegende von allgemeinen oder geriatrischen Stationen ein Praktikum auf einer onkologischen Station absolvieren, um die Lernerfahrung zu festigen. Pflegende mit entsprechenden Klinikerfahrungen sollten als Praxisanleiter/Mentoren den Praktikanten zugeteilt werden.

In der Abb. 7 ist das Ausbildungsrahmenwerk des EONS-Lehrplans für Krebserkrankungen bei älteren Menschen in der Deutschen Übersetzung dargestellt (European Oncology Nursing Society 2006b).

Abb. 7: Ausbildungsrahmenwerk des EONS-Lehrplans für Krebserkrankungen bei älteren Menschen

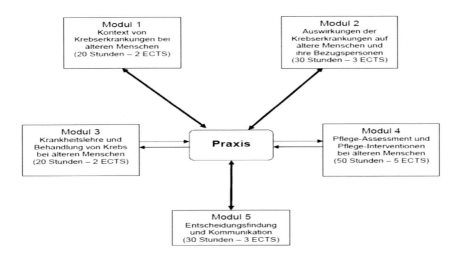

Quelle: European Oncology Nursing Society 2006b, S.13. Deutsche Übersetzung.

Aufnahmevoraussetzungen: Um an dem Kurs teilnehmen zu können, muss eine Pflegekraft den ersten Abschluss als Pflegekraft gemäß der Richtlinie 77/452/EEC der Europäischen Kommission (nachfolgend durch die Richtlinie 89/595/EEC des Rates abgeändert) oder vergleichbarer Regelungen in anderen Ländern erreicht haben. Empfehlenswert ist eine mindestens einjährige Berufserfahrung nach der Ausbildung. Wird der Kurs auf Teilzeitbasis durchgeführt, muss die Pflegende in der Pflege älterer krebskranker Menschen und ihrer Familien tätig sein" (vgl. ebd. S. 14).

Die Suche nach dem Stichwort „Interkulturelle Kompetenz" ergab keine Treffer. Die Suche nach dem Stichwort „Kultur" ergab insgesamt 9 Treffer. Die jeweiligen Treffer wurden mit Quellenangabe zitiert und die entsprechenden Obergliederungspunkte und Untergliederungspunkte angegeben (**Tab. 2**):

Tab. 2: Stichwortsuche "Interkulturelle Kompetenz" EONS-Lehrplan für Krebserkrankungen bei älteren Menschen (European Oncology Nursing Society 2006b) <wird fortgesetzt>

Nr.	Zitatensammlung der Sätze, in denen der Kulturbegriff im Lehrplan erwähnt wird. Hinweis: Zur Einordnung wurde der Obergliederungspunkt und (wenn vorhanden) der/die Untergliederungspunkt(e) angegeben:	Quellenangabe Seite
Nr. 1	Begründung "Kontext von Krebs bei älteren Menschen" [...] Geschlechtsspezifische, soziale und kulturelle Unterschiede beeinflussen die Lebenserwartung bei älteren krebskranken Menschen.	S.15
Nr. 2	Begründung "Kontext von Krebs bei älteren Menschen" "Pflege-Assessment und Interventionen bei älteren Menschen" [...] „Die Pflege Sterbender sollte sowohl die Patienten als auch ihre Bezugspersonen integrieren sowie respektieren. Die erbrachte Pflege sollte mit ihren engen Beziehungen, ihrer Kultur, ihren Wertvorstellungen und Ressourcen kongruent sein (Sutton et al., 2003)."	S.19
Nr. 3	Modul 1: Kontext von Krebs bei älteren Menschen Spezifische Ziele und Lernergebnisse: Ziele: [...] „Dadurch wird der Lernende für den Einfluss von Einstellungen, Rollen, Sprache, Kultur, Nationalität, Religion und Lebensstil auf die Anpassung des Einzelnen an seine Krebserkrankung sensibilisiert."	S.22
Nr. 4	Lernergebnisse: Am Ende des Moduls sind die Lernenden befähigt: Fachwissen: [...] „Die Bedeutung kultursensibler Ansätze in der Pflege älterer krebskranker Menschen und ihrer Familien/Bezugspersonen zu verstehen."	S.22

Tab. 2: Stichwortsuche "Interkulturelle Kompetenz" EONS-Lehrplan für Krebserkrankungen bei älteren Menschen (European Oncology Nursing Society 2006b) <Fortsetzung>

Nr.	Zitatensammlung der Sätze, in denen der Kulturbegriff im Lehrplan erwähnt wird. Hinweis: Zur Einordnung wurde der Obergliederungspunkt und (wenn vorhanden) der/die Untergliederungspunkt(e) angegeben:	Quellenangabe Seite
Nr. 6	Modul 4: Pflege-Assessment und Interventionen bei älteren Menschen Praktische Kompetenzen: [...] „Die vielschichtigen Bedürfnisse des älteren krebskranken Menschen anhand von kulturell validierten Assessment-Instrumenten einzuschätzen."	S.36
Nr. 7	Modul 4: Pflege-Assessment und Interventionen bei älteren Menschen Inhalt [...] „Kulturell geeignete validierte Instrumente zur Einschätzung der vielschichtigen Bedürfnisse eines älteren Patienten mit Krebs."	S.36
Nr. 8	Modul 5: Entscheidungsfindung und Kommunikation Inhalt [...] „Effektive und kultursensible Kommunikation."	S.43
Nr. 9	„Lehr- und Lernstrategie [...] Die Studierenden bringen ihre eigenen kulturellen, biographischen und praxisbezogenen Erfahrungen aus der Pflege ein, die es zu integrieren gilt. Deshalb bezieht sich die Lehr- und Lernstrategie der EONS auf folgende vier Lernkontexte: 1. Wertschätzen der Patientenperspektive 2. Lernen von der Praxis 3. Lernvereinbarungen 4. Erwerb von praxisbasierten Fähigkeiten und Kompetenzen"	S.47

Konklusion: Es finden sich Elemente, die im Zusammenhang mit dem Kulturbegriff genannt werden, im Curriculum inhaltlich wieder. Wenn die interkulturelle Kompetenz als lebenslanges Lernen verstanden wird und die Teilnehmer aus den Ländern der Euregio Maas-Rhein kommen bleibt die Frage, ob das Modul für onkologische und palliative Pflege eine sinnvolle Ergänzung zu den hier vorgesellten EONS Curricula darstellen kann. Als Referenzrahmen bieten die Curricula zumindest länderübergreifende Anerkennungs- und Anschlussmöglichkeiten auf fachlicher Ebene für das Modul.

2.2 Curriculare Elemente und Empfehlungen für den Bereich Palliative Care für Pflegende als Orientierungsrahmen

Für den **Bereich Palliative Care für Pflegende** ließ sich nach einer ersten Literaturrecherche kein gemeinsames Basiscurriculum auf europäischer Ebene identifizieren. Von der European Asscociation for Palliative Care wurde ein Leitfaden für die Palliativpflege Bildung in Europa „ A Guide to the Development of Palliative Nurse Education in Europe" im Jahr 2004 herausgegeben (vgl. De Vlieger M. et. al. 2004), in dem sich Ansätze zur Standardisierung eines europäischen Curriculums für die palliative Ausbildung in Europa finden. Der Leitfaden wurde mit Hilfe von Feedback Bögen von Palliative-Care Pflegefachkräften aus Europa erstellt. Das Ergebnis, so die 4 Autoren aus Belgien, Spanien, Irland und der Schweiz, kann genutzt werden für die Entwicklung von Bildungsprogrammen in Europa im Rahmen der palliativen Pflege (vgl. ebd., S.8ff.).

Auf internationaler Ebene wurde von der International Society of Nurses in Cancer Care (ISNCC) (2002) ein "core curriculum for palliative nursing" herausgegeben.[43] Die ISNCC wurde im Jahr 1984 gegründet und ist ein Zusammenschluss von nationalen und internationalen Gesellschaften der Krebskrankenpflege, Institutionen im Kontext von Krebserkrankungen sowie Einzelmitgliedern, die sich mit den Themen der onkologischen Pflege, Ausbildung und Pflegeforschung beschäftigen. Weltweit repräsentiert die ISNCC dadurch ca. 60000 Pflegende. Die Vision der ISNCC ist „to be the voice of cancer nursing in the international arena" (zit. n. Wylegalla 2011 In: Forum Onkologische Pflege 2011, S.9).

Da kein einheitlicher curricularer [44]Referenzrahmen in Palliative Care auf europäischer Ebene gefunden wurde, fand keine Schlagwortsuche zum Begriff der „Interkulturellen Kompetenz" statt. Anzumerken ist, dass sich palliative Inhalte in dem Basiscurriculum der EONS (2005) und dem Curriculum für ältere krebserkrankte Menschen EONS (2006) wiederfinden. In Deutschland werden für Pflegekräfte der Palliativ- und Hospizpflege Palliative Care Kurse angeboten. Zum Beispiel der vom Deutschen Hospiz- und PalliativVerband und der Deutschen Gesellschaft für Palliativmedizin empfohlene Basiscurriculum Kurs Palliative Care (Kern, Müller, Aurnhammer 2010) mit 160 Stunden.[45] Die Fachweiterbildungskurse für die Pflege in der Onkologie erfüllen diese Vorgaben

---

[43] International Society of Nurses in Cancer Care (2002). Verfügbar unter www.isncc.org/files/resources/palliative_nursing_core_curriculum.pdf. 27.02.2012.

[44] Schließt die Suche nach modularisierten Formen in erster Linie mit ein.

[45] Die Fortbildung ist von folgenden Institutionen anerkannt: Deutscher Hospiz- und Palliativverband; Deutsche Gesellschaft für Palliativmedizin; Ansprechstelle im Land NRW zur Pflege Sterbender, Hospizarbeit und Angehörigenbegleitung (ALPHA); Deutsche Krebshilfe.

Die Teilnehmenden erhalten nach Teilnahme an allen vier Seminarwochen ein entsprechendes Zertifikat. Die Fortbildung entspricht den gesetzlichen Anforderungen nach §§ 37b und 39a SGB V zur qualifizierten Hospiz- und Palliativpflege (ambulant und stationär).

ebenso, da sie Pflege in palliativen Situationen genauso thematisieren (vgl. WECHTER 2008, S. 5).

Zusammenfassung:

Das zu entwickelnde onkologische und palliative Modul für die Euregio Maas-Rhein kann an bestehende nationale und internationale Curricula anknüpfen:

Im Bereich der onkologischen Pflege:

- Der Lehrplan für Pflegekräfte in der Onkologie der European Oncology Nursing Society (EONS, 2005) könnte den gemeinsamen curricularen Referenzrahmen für den Bereich der onkologischen Pflege bilden.
- EONS-Lehrplan für Krebserkrankungen bei älteren Menschen (European Oncology Nursing Society 2006b)

Im Bereich der palliativen Pflege:

- Im Bereich der palliativen Pflege in der Onkologie liegt ein internationales palliatives Curriculum "core curriculum for palliative nursing" der Society of Nurses in Cancer Care (ISNCC) vor.
- Ergänzend wird auf die Empfehlungen der von der Europäischen Gesellschaft für Palliative Care herausgegebenen „A Guide to the development of Palliative Nurse Education in Europe" für die Gestaltung des Moduls verwiesen.
- Basiscurriculum Palliative Care (Kern, Müller, Aurnhammer 2010) für Deutschland

Zu hinterfragen ist, in wie weit fachliche Lehrinhalte auf das zu bestimmende Lehrziel der Interkulturellen Kompetenz bedeutsam erscheinen, und wie ein möglicher Lehr – Lernprozess anhand möglicher theoretischer Modelle gestaltet werden kann.

Um diese Frage einer Beantwortung zuzuführen bedarf es einer theoretischen Auseinandersetzung mit der theoretischen Konstruktion der Begriffe der „Kultur", der „Interkulturellen Kompetenz" und theoretischer Modelle im Rahmen der allgemeinen interkulturellen Kompetenzforschung und der Pflegedidaktik.

3 Theoretische Konstruktion Interkultureller Kompetenz

Allgemeiner Teil

3.1 Begriffliche Grundlagen

3.1.1 Kulturbegriff

Das Wort „Kultur" stammt aus dem Lateinischen und wird abgeleitet vom Verb ‚colere', was so viel wie pflegen, bebauen, bearbeiten und bewohnen bedeutet und entspricht dem lateinischen Substantiv cultura bzw. cultus, was im Deutschen die Bedeutung ‚Pflege' aufweist (vgl. LÖWITSCH 1989, S.19). „Die ursprüngliche Bedeutung von Kultur ist also die Bearbeitung der Natur durch den Menschen nach Zwecken, die der Mensch setzt. [...] Der Mensch erhebt sich so über seinen rein natürlichen Zustand durch die Betätigung geistiger Kräfte, indem er Zwecke denkt und diese gedachten Zwecke nach reflexiver Abwägung und Kalkulierung seiner natürlichen Kräfte im Umgang mit der Natur und natürlichen Umwelt zu verwirklichen sucht. Die genutzten geistigen Kräfte sind dabei den rein natürlichen Kräften, der reinen Natur fremd, es liegt also eine Art Entfremdung vor: Insofern ist jede Kulturhandlung ein Entfremdungsprozess der Natur" (ebd., S.19). „Kultur ist kein Bereich, der anderes als Nichtkultur ausgrenzt, sondern sie ist ein Bereich, der alles durch Menschen geistig Geschaffene umfasst" (ebd., S. 25). Das Verhältnis von Natur und Kultur beschreibt HANSEN (2003, S.29) als ein „Sowohl-Als --Auch; es ist keine Addition, sondern eine Interaktion. Es ist das Verhältnis von Material und Ausführung." Durch Lernen, durch Außenstimulanzien kommt Kultur zustande (vgl. ebd., S. 30). „Das Modell von natürlichem Material und kultureller Formung geht von einer Interaktion zwischen Natur und Kultur aus" [...] (ebd.). Kultur ist etymologisch als das, was von Menschen geschaffen und gepflegt wird auszuweisen. Der verwendete Pluralbegriff Kulturen verweist darauf, dass sich unterschiedliche Menschengruppen vor allem durch ihre kulturelle Andersartigkeit voneinander abheben (vgl. HEFFELS 2003, S.67).

Der Kulturbegriff sowie dessen Inhalt beziehen sich immer auf ein Kollektiv z.B. eine Gruppe, eine Organisation, eine Region, ein Land, internationale Vereinigungen. Der Kulturbegriff umfasst nicht das Visionäre als ein ideell Gedachtes, sondern die faktische Kraft des Normativen, d.h. all dessen, was ein Kollektiv wertschätzt und lebt und bei Nichteinhaltung sanktioniert. [...] Jedes Kollektiv bildet seine eigene Kultur aus und beeinflusst hierüber das Handeln seiner einzelnen Mitglieder" (vgl. HEFFELS 2010, S. 57-58). [...] „Eine Person wird in eine Kultur, bestehend aus Moralvorstellungen (z.B. was richtig oder falsch ist), technischen Möglichkeiten (z.B. Internet, Handy), Vorstellungen vom guten Leben (z.B. schön sein, reich sein) in ein bestehendes Gesellschaftssystem innerhalb einer bestimmten Region und Familie hineingeboren. In der Ursprungsfamilie erlebt und erfährt der Einzelne das, was in dieser Ursprungsfamilie gelebt und gepflegt wird, z.B. die Regeln, nach denen gesprochen, gegessen und miteinander gelebt wird. Diese kulturelle **Primärerfahrung** wird durch kulturelle **Sekundärerfahrung** außerhalb der Familie erweitert. Für den Menschen bedeutet dies, dass er immer Mitglied unterschiedlicher Kulturen ist" (ebd., S.58-59). Die Belgier, die Deutschen, die Niederländer gibt es nicht (vgl. BOLTEN 2007, S.25). Es gibt allenfalls Millionen belgische, deutsche und niederländische Individuen, [...] „die jeweils über eine gemeinsame Sprache, teilweise auch über ähnliche Sozialisations- und Bildungswege etc. verfügen, die aber als Individuen durchaus auch vollkommen „untypisch" sein können (und damit letztlich erst bewirken, dass Kulturen sich hinsichtlich der akzeptierten Werte, Verhaltensweisen etc. verändern)" (vgl. BOLTEN, 2007, S. 25).

„Die Ausbildung einer gruppenbezogenen Verhaltens- und Empfindensdetermination mit Ausprägung eines kollektiven Sinn- und Denkstils lassen sich entweder auf soziale Interaktionsprozesse, Kulturismus oder einer genetischen Determination, den sog. Biologismus, zurückführen. Dieses allgemein als „Anlage – Umwelt – Problem" bekannte Phänomen zeichnet den Menschen als Bewohner mindestens zweier Welten aus. Einerseits als Naturwesen und andererseits als historisch-soziales Gemeinwesen.[46] Ferner kann der Mensch handeln, d.h. er kann das ihm Vorgegebene, in einer sog. Dritten Welt, überprüfen und hierdurch das ihm Vorgegebene bestätigen oder verwerfen. Dieses als Handeln zu Bezeichnende steht als Produkt aktiver Verstandes- oder Vernunftleistung dem oben genannten deterministischen Verhalten entgegen. Kultur ist hiernach zunächst als ein von Menschen historisch Entstandenes und ihm Vorgegebenes, in der sozialen Welt Anerkanntes, Gelebtes, Ordnendes und für den Einzelnen und die Gemeinschaft Verbindliches und Verbindendes zu bestimmen" (vgl. WUKETITIS, 1990, S. 7-21.In: HEFFELS 2003, S. 67). [...] „Kultur ist als etwas der Natur Entgegengesetztes zu verstehen, was der Mensch geschaffen hat und pflegt" (LÖWITSCH 1989, S.24. In: HEFFELS 2003, S. 68). Die theoretische Bearbeitung der Natur geschah und geschieht [...] aus zwei Motiven heraus – sie wurden in der Antike Zweck und Sinn genannt. Diesen beiden Motiven lassen sich zwei Arten menschlicher Aktivität zuordnen. [...] Es handelt sich um das Schaffen und um das Herstellen auf der einen Seite und um das Handeln im engeren Sinne auf der anderen Seite, um poiesis und praxis (LÖWITSCH 1989, S.42). „In Anlehnung an Aristoteles kann das, was im weitesten Sinne Kultur[47] auszeichnet, in drei nur analytisch trennbare, faktisch aber zusammenfallende Kulturbereiche getrennt werden.

(a) **Theorie (cultura animi) Wissen, Sinn und Glauben:** bezieht sich auf das durch Verstandes- und Vernunfttätigkeit des Menschen Geschaffene.

---

[46] Vgl. HANSEN (2003) S. 20: „Was zur Natur und was Kultur gehören soll, darüber schwellt ein jahrhunderterlanger Streit." Was ist angeboren, was ist erworben? Es geht um die Abgrenzung und um die Größe der Einflussbereiche von Natur und Kultur (vgl. ebd.). Hier wird von einem Kulturbegriff in der Modulkonstruktion als prägendes und offenes gestalterisches Element ausgegangen (Küpper).

[47] „Im engeren Sinne wird zwischen Zivilisation und Kultur unterschieden. Nach LÖWITSCH ist Zivilisation aber selbst ein Kulturgut, so dass diese Trennung wissenschaftlich nicht haltbar ist" (vgl. LÖWITSCH 1989, S.24; zit. n. HEFFELS 2003, S.68).

(b) **Poiesis/Herstellen:** bezieht sich auf alle Technologien und die Technik der herstellenden Handlungsbereiche menschlicher Tätigkeit, und beinhaltet einerseits eine Zweck-Mittel-Relation und andererseits steht dieser Bereich für den Grad der erreichten Zivilisation einer Gesellschaft.

(c) **Praxis/faktische Normativität:** bezieht sich auf das sittliche rechtmäßige Handeln und beinhaltet die Art und Weise des Umgangs mit sich und anderen Menschen" (LÖWITSCH 1989, S. 18-26. In: HEFFELS 2003, S.68).

Kultur ist „alles, was der Mensch in Bearbeitung der Natur geschaffen hat, auch in Bearbeitung seiner menschlichen Natur [...] und was er in erneuter Bearbeitung der Güter, die schon geschaffen worden sind, neuerlich geschaffen hat. [...] Kultur ist somit ein offener Inbegriff dessen, was die Menschen nicht schon von Natur als Anlage mitbekommen haben, sondern was sie durch ihre eigene geistige Schöpferkraft hervorgebracht haben und hervorbringen werden" (LÖWITSCH 1989, S.24-25).

LÖWITSCH (1989, S.60) fasst den Kulturbegriff in fünf Verständnissen von Kultur zusammen:

1. „**Kultur betrifft alles das, was der Mensch schafft: w**as er mit seinem Geist, d.h. seinem Verstand und seiner Vernunft unter Zweckgedanken und Sinngedanken von poiesis und praxis schafft (=aktives Verständnis).

2. **Kultur betrifft alles was der Mensch bestimmt.** Gemeint ist alles das, was der Mensch geschaffen hat und was auf ihn zurückwirkt: der Stand von Techniken, Wissenschaften, [...] von gesellschaftlichen Institutionen, [...] allen Organisationsformen des Lebens usw. (=passives Verständnis).

3. **Kultur betrifft alle Arten und Weisen, wie der Mensch lebt."** (ebd. S. 60). Hiermit sind die kulturgemeinschaftlich bestimmten Formen und Möglichkeiten der Lebensführung gemeint (=modales Verständnis).

4. „**Kultur betrifft alles das, womit der Mensch arbeitet.** [...] Er arbeitet ständig mit Kultur und an ihr: Kulturprodukte werden Anlässe für ihre kulturelle Weiterverarbeitung (=mediales Verständnis)" (ebd.).

5. **Kultur betrifft alles das, worüber der Mensch nachdenkt:** worüber er auf wissenschaftliche, philosophische und religiöse (spirituelle - Küpper) Weise nachdenkt, um hinter den Zweck und Sinn seiner kulturschöpferischen Handlungen zu kommen. Er denkt nach, auch um dieses Handeln und mit ihm die Kulturentwicklung richtig und damit verantwortungsvoll steuern zu können (=kontemplatives Verständnis)" (ebd.).

In diesen **fünf Verständnissen von Kultur** findet sich der Mensch „ständig in Auseinandersetzung mit Natur, mit der menschlichen Natur, mit den Mitmenschen, mit den Kulturprodukten und mit dem Übersinnlichen" (ebd).

„Auf dem Weg über die Beschäftigung und Auseinandersetzung mit Kulturgütern kultiviert sich das Individuum selber. Es stellt eine Verbindung her zwischen Kulturgütern und sich selbst. Das Besondere dieser Verbindung ist, [...] es wird eine Brücke zwischen Individuum und Kulturgut d.h. Gegenstand: denn zusätzlich bezieht das Individuum die Kulturgüter auf sich: Die Kulturgüter werden in Bezug zu einer Seele (der des Individuums) gesetzt und bekommen dadurch einen Sinn" (ebd., S. 72). Es findet als eine Synthese aus subjektiver Seele und dem objektiven geistigen Erzeugnis statt.[48] Kultur hängt somit sowohl am Subjekt als auch am Objekt (ebd.).

„In der Interkulturalitätsforschung bezieht sich der Begriff der Kultur nicht auf den sogenannten „Kulturbetrieb" oder auf „Kulturgüter" (von Goethes Faust über den Kölner Dom bis zur Wagner- Oper) auf „Hochkultur" also-, sondern er bezeichnet im Sinne der modernen Kulturwissenschaften die soziale (oder: „kollektive") **Konstruktion der Wirklichkeit.**" (vgl. ERLL et. al. 2007, S.19). Es geht um die Frage: Wie richten sich bestimmte Gruppen von Menschen in ihrer jeweiligen Lebenswelt ein? Religiöse Überzeugungen, Umgangsformen, Konzept vom Verlauf der Zeit oder der Bedeutung des Raums, Werte und Normen sind **kulturelle Konstrukte**, die in einer uns fremden Kultur vollkommen anders aussehen können" (ebd.).

Der Kommunikationswissenschaftler GERHARD MALETZKE gibt eine **Kulturanthropologische Definition von „Kultur"** in seinem Buch Interkulturelle Kommunikation (1996):

> *„In der Kulturanthropologie ist Kultur im Wesentlichen zu verstehen als ein System von Konzepten, Überzeugungen, Einstellungen und Wertorientierungen, die sowohl im Verhalten und Handeln der Menschen als auch in ihren geistigen und materiellen Produkten sichtbar werden. Ganz vereinfacht kann man sagen: Kultur ist die Art und Weise, wie die Menschen leben und was sie aus sich selbst und ihrer Welt machen"*
>
> (MALETZKE 1996, S.16).

„Dort, wo man versucht, das ganze Spektrum sprachlich und begrifflich zu fassen, steigt man – bildlich gesprochen, aus dem Vollzug des Lebensalltags, das heißt aus dem naiv und unreflektiert gelebten Alltag heraus. Man steigt aus ihm heraus und tritt in Distanz zu ihm, man betrachtet ihn von einer anderen Warte oder Position aus, man beschaut ihn. Das griechische Wort für Betrachtung, Beschauung, Schau ist das Wort „theoria". Jeder Versuch nun, das im Alltag gelebte Kulturselbstverständnis gedanklich sich klarzumachen und auf durchdachte Begriffe zu bringen, ist ein theoretischer Versuch. [...] Das Denken bleibt aber nicht auf der ersten Abstraktionsstufe, die bisher

---

[48] LÖWITSCH nach Simmel, Georg (1911): Philosophische Kultur. Gesammelte Essais, Leipzig (Philosophische-soziologische Bücherei, Band XXVII). Teil. VII: Zur Philosophie der Kultur. Kapitel: Der Begriff und die Tragödie der Kultur, S. 249.

eingenommen wurde, stehen. Das Denken geht weiter: Es versucht, gedankliche Ordnungen herzustellen, es versucht, zu zergliedern (zu analysieren) und zusammenzufügen (zu synthetisieren) oder gedanklich erfasstes Isoliertes in einen Zusammenhang zu bringen (zu systematisieren). Diese Form des Denkens ist die nächste Stufe der Abstraktion: es handelt sich um die Ablösung der naiven theoretischen Reflexion (Theorie ersten Grades) durch die wissenschaftliche Reflexion. Mit Bezug auf diese Reflexion kann man auch von einer Theorie zweiten Grades sprechen" (LÖWITSCH 1989, S.32-33).

Erweiterter vs. enger Kulturbegriff

Nach Bolten (2007, S.10) sind „Definitionen des Kulturbegriffs so zahlreich und vielfältig, dass man schon aus diesem Grund Erwartungen an eine verbindliche und „richtige" Bedeutungsregelung enttäuschen muss: „Den" allgemein gültigen Kulturbegriff gibt es nicht. Er unterscheidet aufgrund des etymologisch breiten Spektrums von „Kultur" zwischen einem erweiterten und einem engen Kulturbegriff" (ebd.) (**Abb. 8**).

Abb. 8: Etymologie des Kulturbegriffs nach BOLTEN (2007)

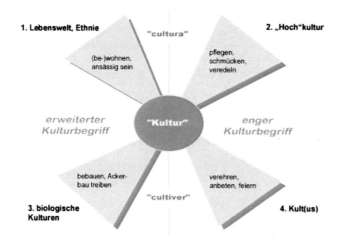

Quelle: BOLTEN (2007, S.11)

„Abgeleitet aus dem lateinischen Verb colere fanden über die Vermittlung des französischen cultiver Zusammensetzungen mit dem Wortstamm kult- Eingang in das Deutsche, die hinsichtlich ihrer Bedeutungskontexte in vier deutlich voneinander abgrenzbare Gruppen eingeteilt werden können. Es handelt sich hierbei um 1. (be-)wohnen, ansässig sein, 2. pflegen, schmücken, ausbilden, wahren, veredeln, 3. bebauen, Ackerbau treiben und 4. verehren, anbeten, feiern 1. Während die Bedeutungszuweisung in der Variante (4) verehren, anbeten, feiern relativ eindeutig in Wortverbindungen mit dem Grund- oder Bestimmungswort „kult" realisiert ist (Kultusministerium, Starkult, Kultfilm, Kultfigur, kultig), werden die drei erstgenannten Bedeutungen im Deutschen undifferenziert mit dem Grund- oder Bestimmungswort „Kultur" belegt. Das jedoch Nationalkultur, Kulturraum (1) mit Geisteskultur, Kulturbanause, „Kunst", Kulturgut, Kulturtasche (2) oder mit Bakterienkultur, Kulturpflanze, Kulturflüchter (3) in keinem unmittelbaren Sinnzusammenhang stehen, liegt auf der Hand. Offenkundig sind indes Unterschiede in Bezug auf die Breite der jeweiligen Bedeutungsspektren: während der lebensweltliche (1) und der im weiteren Sinne naturbezogene Kulturbegriff (3) jeweils auf sehr unterschiedliche und breit gefächerte Gegenstandsbereiche verweisen, verfügen die auf hochkulturelle (2) und kultbezogene Aspekte (4) verweisenden Kulturbegriffe auf eher enge Bedeutungsspektren wie Kultiviertheit, Kunst und Religion bzw. deren säkularisierte Kultformen" (vgl. ebd., S.10ff.).

Zusammenfassend kann nach BOLTEN (2007) so zwischen einem engen und erweiterten Kulturbegriff unterschieden werden: Der **enge Kulturbegriff** („hochkulturelle") als der „geschlossene" bzw. räumlich fixierte Kulturbegriff und der **erweiterte Kulturbegriff** als lebensweltlich orientierter Kulturbegriff bzw. sozial fixierter Kulturbegriff (vgl. ebd.).

Geschlossener vs. offener Kulturbegriff

BOLTEN (2007) sieht die Notwendigkeit, den erweiterten Kulturbegriff aus zwei sehr unterschiedlichen Perspektiven zu betrachten und hier wiederum zwischen einem geschlossenen Kulturbegriff und einem offenen Kulturbegriff zu differenzieren (Abb. 9):

Abb. 9: Erweiterter Kulturbegriff- Differenzierung zwischen geschlossenem und offenem Kulturbegriff nach BOLTEN (2007)

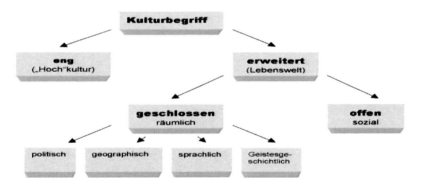

Quelle: BOLTEN 2007, S. 15.

„Wie ist ein in diesem Sinne „offener" Kulturbegriff konkret zu denken? Kulturen definieren sich vor diesem Hintergrund als soziale Lebenswelten wechselnder Größe und Zusammensetzung [...]. Lebensgeschichten werden dementsprechend auch nicht mehr von einem Ort oder einem „Land" aus gedacht, sondern vom Lebensprozess selbst. Identitäten – sowohl auf der Mikroebene von Individuen als auch in Makrobereichen von „Kollektiven" wie virtuellen Teams, internationalen strategischen Allianzen oder transnationalen Unternehmen – sind nicht mehr „autonom" und kohärent, sondern kohäsiv zu denken. „Kohäsion" ist hierbei durchaus in naturwissenschaftlichem Sinn gemeint: Wie Wassermoleküle aufgrund von Kohäsionskräften eine Oberflächenspannung erzeugen, aus der sie sich aber zu jeder Zeit „unbeschädigt" auch wieder lösen und anderweitig „andocken" können, so gilt dies auch für lebensweltliche Identitätsbildungsprozesse [...]" (vgl. BOLTEN 2007, S.18ff.).

Kultur als Orientierungssystem

Kultur kann auch als **Orientierungssystem** verstanden werden (vgl. BECK nach BOLTEN (Hrsg.) 2004 In: LOSCHE et. al. 2009, S. 13). Der Psychologe Alexander THOMAS definiert Kultur als

> „...*ein universelles, für eine Gesellschaft, Organisation und Gruppe aber sehr typisches Orientierungssystem. Dieses Orientierungssystem wird aus spezifischen Symbolen[49] gebildet und in der jeweiligen Gesellschaft usw. tradiert. Es beeinflusst das Wahrnehmen, Denken, werten und Handeln aller ihrer Mitglieder und definiert somit deren Zugehörigkeit zur Gesellschaft. Kultur als Orientierungssystem strukturiert ein spezifisches Handlungsfeld für die sich in der jeweiligen Gesellschaft fühlenden Individuen und schafft damit die Voraussetzungen zur Entwicklung eigenständiger Formen der Umweltbewältigung*" (THOMAS 1993, 1, S.380[50]. In: LOSCHE et. al. 2009, S.13).

Das kulturspezifische Orientierungssystem schafft nach THOMAS (1996, In: THOMAS 2003, S.22) einerseits Handlungsmöglichkeiten und Handlungsanreize, andererseits aber auch Handlungsbedingungen und setzt Handlungsgrenzen fest.

Wer in seiner Kultur einen Sozialisationsprozess (Enkulturation) durchlaufen hat, kennt sich aus, weiß über das, was zu tun und zu lassen ist, Bescheid. So erfährt er Bestätigung bzw. Missbilligung, wenn er sich den Normen und Regeln entsprechend verhält bzw. nicht entspricht (ebd., S. 23). Dieses „Werkzeug der Adaption" (ebd.) versagt aber seinen Dienst, wenn die Interaktionspartner aus einer anderen Nation, Organisation oder Gruppe stammen.

Bei der Erforschung der jeweiligen kulturspezifischen Orientierungssysteme entwickelte THOMAS die „Kulturstandards", unter die sich alle Arten des Wahrnehmens, Denkens, Wertens und Handelns subsumieren lassen (zit. n. LOSCHE et. al., 2009), „die von der Mehrheit der Mitglieder einer Kultur als normal, selbstverständlich, typisch und verbindlich angesehen werden" (vgl. THOMAS 1993, 1, S. 381 In: LOSCHE et. al. 2009, S. 13). Kulturstandards bestimmen demzufolge Essstandards, Arbeitsverhalten, das politische System, religiöse Gebräuche, Erziehungsregeln wie Sprachverhalten etc. (vgl. ebd.). Nach Thomas (2003, S.24) bezeichnen Kulturstandards „kulturspezifische Orientierungsmerkmale von den Personen der einen oder der anderen Kultur in bestimmten Begegnungssituationen [...]". Sie werden zur Lösung spezifischer Proble-

---

[49] Z.B. Sprache, Gestik, Mimik, Kleidung, Begrüßungsrituale (vgl. Thomas 2003, S. 22).

[50] der Autor fasst unterschiedliche Ansätze der Psychologie, u.a. Beiträge von C. Rogers, A. Adler, R. Cohn, F. Perls und P. Wazlawick zusammen.

me aktiviert, zum Beispiel zur Behandlung von zwischenmenschlichen Konfliktsituationen oder zur Bewältigung spezifischer Aufgabenstellungen oder Arbeitsaufgaben. (vgl. ebd.).

Nach THOMAS et. al. (2003, S.25) können **Kulturstandards** durch folgende **fünf Merkmale** definiert werden:

- „Kulturstandards sind Arten des Wahrnehmens, Denkens, Wertens und Handelns, die von der Mehrzahl der Mitglieder einer bestimmten Kultur für sich und andere als normal, typisch und verbindlich angesehen werden.
- Eigenes und fremdes Verhalten wird aufgrund dieser Kulturstandards gesteuert, reguliert und beurteilt.
- Kulturstandards besitzen Regulationsfunktion in einem weiten Bereich der Situationsbewältigung und des Umgangs mit Personen[51].
- Die individuelle und gruppenspezifische Art und Weise des Umgangs mit Kulturstandards zur Verhaltensregulation kann innerhalb eines gewissen Toleranzbereichs variieren.
- Verhaltensweisen, die sich außerhalb der bereichsspezifischen Grenzen bewegen, werden von der sozialen Umwelt abgelehnt und sanktioniert."

Nationale Kulturstandards definiert THOMAS (2003) als „zentrale Kulturstandards", „weil sie nicht bei eng begrenzten Problemstellungen und spezifischen Handlungsfeldern wirksam werden, sondern als bereichsübergreifende kulturspezifische Orientierungen. Solche zentralen Kulturstandards sind für das Handeln der Menschen in einer bestimmten Nation oder in einem bestimmten Kulturraum unverwechselbar und charakteristisch" (vgl. THOMAS et. al. 2003, S.26). „Im Unterschied zu zentralen Kulturstandards entfalten **bereichsspezifische Kulturstandards** ihre Wirksamkeit erst in Abhängigkeit von einem bestimmten Handlungsfeld [...]. Sie sind ziel-, aufgaben- und kontextgebunden und werden auch nur von Personen, die in den entsprechenden Aufgabenfeldern tätig werden, zur Orientierung eingesetzt (vgl. THOMAS 2003, S.28).

Daraus schlussfolgert THOMAS für die Anforderungen in interkulturellen Begegnungssituationen:

„Nur wer sich selbst und den ausländischen Partner gut kennt, kann zu einer verständnisvollen und fruchtbaren Zusammenarbeit kommen. Wissen und Kenntnisse über Kulturstandards, verbunden mit der Fähigkeit zum Umgang mit Kulturstandards, sowohl der eigenen wie den fremden, erhöhen die Chance zur realistischen Wahrnehmung fremdkulturellen Verhaltens, zum kulturadäquaten Verständnis für die charakteristischen Merkmale des eigenkulturellen und des fremdkulturellen Orientierungssystems und zur Initiierung, Steuerung und Kontrolle von interaktiven Verhalten" (vgl. ebd., S. 30).

---

[51] Anmerkung (Küpper): Dies wäre ein Hinweis, dass Kulturstandards eine regulative Funktion zur Kompetenzentwicklung haben.

Ein solches Verhalten ist nach THOMAS (ebd.) bestimmt von „kultureller Sensibilität" und einem hohen Maß an interkulturellem Verstehen.

Kulturelle Überschneidungssituationen

Abb. 10: Die Dynamik kultureller Überschneidungssituationen nach THOMAS et. al. (2003)

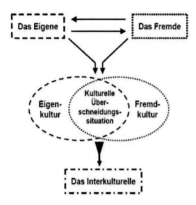

Quelle: THOMAS et. al. (2003, S.46).

Durch die Interaktion zweier Gesprächspartner aus verschiedenen Orientierungssystemen ergeben sich kulturelle Überschneidungssituationen (Abb. 10). Nach THOMAS (2003, S.46) wird in dieser Situation das Fremde für das Eigene bedeutsam und es kommt zu wechselseitigen Beziehungen zwischen Eigenem und Fremden. Beide Partner denken und handeln aus ihrem eigenkulturellen Verständnis heraus, obwohl sie sich in einer kulturellen Überschneidungssituation befinden. Beide Partner sind sich weder ihres eigenkulturellen Orientierungssystems bewusst noch kennen und wissen sie etwas über das des anderen. Erst wenn das Fremde für das Eigene bedeutsam wird entstehen kulturelle Überschneidungssituationen (ebd.).

Forschungen über die Dynamik im Feld **kultureller Überscheidungssituationen** (BOCHNER 1982, In: THOMAS 2003, S.47ff.) unterscheiden **vier Typen** der Verhaltensregulation:

1. Im **Dominanzkonzept** werden die eigenkulturellen Werte und Normen fremder Kulturen als überlegen angesehen.

2. Im **Assimilationskonzept** werden die fremdkulturellen Werte und Normen bereitwillig übernommen und in das eigene Handeln integriert bis zum Verlust der eigenen kulturellen Identität.

3. Im **Divergenzkonzept** werden Werte und Normen beider Kulturen als bedeutsam und effektiv angesehen. Viele Elemente sind allerdings inkompatibel und führen zur Verunsicherung.

4. Im **Synthesekonzept** gelingt es den Partnern, bedeutsame Elemente beider Kulturen zu einer neuen Qualität (Gesamtheit) zu verschmelzen. So könnten unter günstigen Bedingungen kulturelle Synergieeffekte entstehen (THOMAS 2003, S.47ff.).

Kultur als „Standardisierungen"

Kultur basiert auf die **Herausbildung von Gewohnheiten** innerhalb von Kollektiven. So geht das Kollektiv der Christen etwa traditionell sonntags in die Kirche (vgl. HANSEN 2003, S.39ff.). Nach LÖWITSCH (1989, S.26) sei die Lebensalltagskultur getragen „von den in der Regel unbefragten und zur Gewohnheit gewordenen Verhaltensweisen." Der Amerikanist KLAUS-PETER HANSEN bezeichnet diesen Vorgang der Gewohnheitsbildung als „Standardisierung" und definiert „Kultur" daher auf folgende Weise: „Kultur umfasst Standardisierungen, die in Kollektiven gelten" (ebd.).

Der Begriff **„Standardisierungen"** meint nach HANSEN (2003, S.43) „[...] das zum Überleben funktionslose Gleichverhalten von Mitgliedern eines Kollektivs."

Er unterscheidet die folgenden **vier Bereiche der kulturellen Standardisierung**: Kommunikation, Denken, Empfindungen und Verhalten/Handeln (ebd., S. 48ff.):

(1) Die **„Standardisierung der Kommunikation"** (ebd., S. 46ff.) kann sich auf bestimmte Gesten, Wörter (vgl. ebd., S.63ff.), Kleidung (vgl. ebd., S.55) oder auf komplexe mathematische Symbole beziehen. Zeichen sind kulturspezifisch. Es bilden sich „kulturelle Codes" heraus, d.h. Konventionen über den Gebrauch und die Bedeutung von Zeichen. Zeichen konstituieren sich dadurch, dass innerhalb einer Benutzergemeinschaft willkürlich einem Bedeutungsträger eine Bedeutung zugeordnet wird (z.B. Verkehrszeichen) (ebd., S.50). Das wichtigste Zeichensystem ist die Sprache (ebd., S.51). Zeichen ganz besonderer Art bilden ASSMANN das „kulturelle Gedächtnis". In größeren Kollektiven kommt es zur Ausprägung eines „kulturellen Gedächtnisses ". Unter dem Begriff des „kulturellen Gedächtnisses" fasst ASSMANN (1988, S.15; zit. n. Hansen 2003, S. 87), „den jeder Gesellschaft und jeder Epoche eigentümlichen Bestand an Wiedergebrauchs-Texten,- Bildern und –Riten zusammen, in deren „Pflege" sie ihr Selbstbild stabilisiert und vermittelt, ein kollektiv geteiltes Wissen vorzugsweise (aber nicht ausschließlich) über die Vergangenheit, auf das eine Gruppe ihr Bewusstsein von Einheit und von Eigenart stützt" (ebd.). Die Funktion des kulturellen Gedächtnisses ist die Schaffung und Stabilisierung eines, wie ASSMANN sagt „Selbstbildes". Eine Nation entwickelt nationale Identität oder gar Nationalismus (vgl. HANSEN 2003, S. 88).

(2) Die **„Standardisierung unseres Denkens"** (ebd. S. ‚88ff.) findet sich in Alltagswissen, das sich oft in Lebensregeln und Sprichwörtern niederschlägt.

(3) Die **„Standardisierung des Empfindens"** (ebd., S.113ff.) d.h. das unsere Emotionen und Affekte kulturspezifisch sein sollen geht auf MICHEL FOUCAULT (in Überwachen und Strafen, 1977) zurück. Er hat gezeigt, dass Gefühle sozial konstruiert werden. Im Prozess der Zivilisierung des Subjektes

werden Emotionen (wie Mitleid und Scham) erst herausgebildet. „Gefühle sind über die Kulturen hinweg universeller Natur [...]. Es gibt in allen Kulturen Freude, Trauer, Ärger, Abscheu, Wut [...] usw. [...]. Der Gefühls-Ausdruck und welche Ereignisse welche Gefühle auslösen, wird allerdings in Übereinstimmung mit bestehenden Regeln des kulturellen Zusammenlebens gebracht" (vgl. GROSSMANN 1993, S.67/68. In: HANSEN 2003, S.115).

(4) Die **Standardisierung des Verhaltens und Handelns** (vgl. HANSEN 2003, S.122ff.)

„Verhalten" ist hochgradig kulturabhängig. Z.B. das beinah automatisch ablaufende Händeschütteln bei einer Begegnung im deutschen Kulturkreis; in anderen Kulturen hingegen unüblich. Aber auch die „Handlung", die bewusster erfolgt und der ein Nachdenken vorangeht (z.B. jemandem nicht die Hände schütteln und damit seine Abneigung zeigen), bleibt in kulturellen Zusammenhängen verortet, die den Rahmen für mögliche Handlungen vorgeben (vgl. ERLL et. al. 2007, S.22).

Das Verhältnis von Kollektiven zum Individuum:

Wie gestaltet sich nun das Verhältnis von Kultur, welches von Kollektiven getragen wird, zum Individuum? Das Kollektiv besteht letztlich aus einzelnen Individuen. „Trotzdem existieren Kultur und Kollektiv auch unabhängig vom Individuum, denn sie besitzen eine spezifische Eigendynamik, die sich nicht aus dem Rekurs auf das Einzelindividuum ableiten lässt. Daher muss man sich nach HANSEN (2008, S.158) zu der Paradoxie bequemen, dass Kultur sowohl vom einzelnen abhängt als auch nicht [...]. Die Standardisierung, das erkennen wir daran, existiert zwar nur, weil Einzelindividuen sie praktizieren, doch sie geht über deren Lebensspanne hinaus. Das Verhältnis von Individuum auf der einen und Kultur bzw. Kollektiv auf der anderen Seite ist also ein dialektisches" (HANSEN 2003, S.158).

Durch Kommunikation, Nachahmung und ein „kulturelles Gedächtnis" wird Kultur aufbewahrt (z.B. Dokumente, Traditionen). So überlebt die Standardisierung das Einzelindividuum, auch wenn es von einer Minderheit nicht gelebt wird (ebd., S.158-159).

Drei Dimensionen der Kultur (ebd., S.22ff.):

Bei den dargestellten Standardisierungen, die in Kulturen erfolgen bzw. über die Kultur konstituiert sind, handelt es sich um kognitive Phänomene: Codes, Gedanken, Gefühle und Handlungskompetenzen – sie gehören zur **mentalen Dimension** der Kultur. Daneben werden in der Anthropologie noch zwei weitere Dimensionen unterschieden. Die **materiale Dimension** umfasst Medien und andere kulturelle Artefakte, von literarischen Werken und Gesetzestexten über Gemälde, Fotografien und Bauwerke. Die **soziale Dimension** umfasst die konkrete Interaktion in Gruppen und Gesellschaften sowie die sozialen Strukturen und Institutionen, die eine kulturelle Gemeinschaft etabliert (Abb. 11).

Abb. 11: Drei Dimensionen der Kultur nach ERLL et. al. (2007)

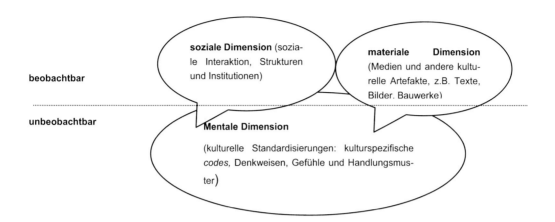

Quelle: Nach ERLL et. al. 2007, S.23.

Beobachtbar sind die soziale und die materiale Dimension der Kultur. Unbeobachtbar ist die mentale Dimension der Standardisierungen. „Für die Entstehung von Kultur ist die mentale Dimension" von prinzipiell nicht fassbaren mentalen Phänomenen außerordentlich wichtig. Kulturspezifische Denkformen oder Handlungsformen müssen sich in konkreten Artefakten und Handlungen niederschlagen. Nur so werden sie intersubjektiv (d.h. zwischen zwei Subjekten einer Kultur) nachvollziehbar und können möglicherweise zu einer von vielen Menschen geteilten Gewohnheit werden. „Kulturspezifische Denkformen und Handlungsmuster müssen sich in konkreten Artefakten und Handlungen niederschlagen. Erst dann können sie zum Gegenstand der Beobachtung, Kommunikation und Interaktion einer Gemeinschaft werden; und nur so werden sie intersubjektiv (d.h. zwischen den Subjekten einer Kultur) nachvollziehbar und können möglicherweise zu einer von vielen Menschen geteilten Gewohnheit werden. Über diese Verschachtelung der mentalen Dimension mit der materialen und sozialen entsteht (vgl. ERLL et. al. 2007, S.23). durch die Weitergabe von Vorstellungen, Denkformen, Handlungsmustern und Gefühlsdispositionen ein „kollektives Gedächtnis" (ebd.).

Das Eisbergmodell der Kultur

Ein Modell, welches häufig innerhalb interkultureller Trainings zur Verdeutlichung der Darstellung der Kultur verwendet wird (vgl. BOLTEN 2007) ist das „Eisbergmodell" (Abb. 12). Der Eisberg ist in zwei Teile unterteilt. Einem **sichtbaren Teil des Eisbergs „Perceptas"** und einem **unsichtbaren Teil „Conceptas"** (vgl. BOLTEN 2007, S.20). „Das Verhältnis zwischen kultureller perceptas und kultureller conceptas ist vorstellbar als das von Oberflächen- und Tiefenstruktur eines Eisbergs. Das Wahrnehmbare selbst (perceptas) ist selektiv und subjektiv, es ist ein aktiver Vorgang und erfahrungsabhängig. Im Gegensatz zu „Perceptas" steht „Conceptas" (vgl. BOLTEN 2007, S.20). Conceptas ist der unsichtbare Teil. Erkenntnisse und Wissen darüber ermöglichen eine Erklärung kultureller Spezifika, während Perceptas nur eine Beschreibung einer Kultur zulässt (vgl. BOLTEN, 2007). *„Erst unter Einbeziehung derartiger konzeptioneller Hintergründe wird eine Kultur erklär- und verstehbar. So wie auf der Ebene der perceptas* *das Was einer Kultur beschrieben wird, so ermöglicht die konceptas-Ebene in einem zweiten Schritt Erklärungen des Warum bestimmter Eigenarten und Funktionszusammenhänge einer Kultur"* (BOLTEN 2007, S.21) [...]. *"Ein Verständnis von Kulturen lässt sich nicht mit Auflistung von Oberflächenphänomenen wie beispielsweise den berüchtigten „Do's und Taboos" oder „Verhaltensknigген" erzielen, sondern erst im Dreischritt von Beschreibung (Was?), Erklärung (Warum?) und Kontextualisierung (Welche Zusammenhänge?)"* (ebd.).

Abb. 12: Eisbergmodell in Anlehnung an BOLTEN (2007)

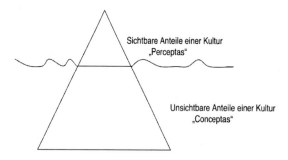

Quelle: In Anlehnung an BOLTEN (2007)

[...] In der Interaktion mit kulturell fremden Menschen tendiert man dazu, aus den beobachtbaren perceptas Rückschlüsse auf die kulturspezifischen Standards, die conceptas, zu ziehen (ebd., S.24).

Verstehen als Schlüssel interkultureller Kompetenz

Der überprüfbare Rahmen zwischen Selbstbild und Fremdbild liegt in selbstreflexiven Prozessen des „Verstehens". Es geht nicht um die Prämisse der Besonderheit interkulturellen Fremdverstehens. Dieser würde nach HANSEN (2003, S.336) auf einen traditionellen Kulturbegriff und seine Homogenitätsvorstellung in den Köpfen beruhen. Er suggeriert die Ein- oder Ganzheitlichkeit der Nationen, so dass das Eigene leichter verstehbar erscheint als das Fremde. Im homogenen Kreise kann eigentlich nichts unverständlich sein, wohingegen draußen das Heterogene lauert, dessen Zugang verstellt ist. Das Fremde und die aus ihm erwachsenden Verständnisschwierigkeiten beginnen schon vor der Haustüre (HANSEN 2003, S.341). „Die eigenkulturellen Bedingungen des Wahrnehmens, Denkens und Verhaltens müssen thematisiert, reflektiert und in ihren Bedingungskonstellationen erkannt und in ihren Verlaufsprozessen und Wertungen verstanden werden. Dies erfordert das Kennenlernen des eigenkulturellen Orientierungssystems und seiner handlungsregulierenden Funktionen" (THOMAS 1996, In: THOMAS 2003, S.51).

> *„Interkulturelles Lernen* hat die Aufgabe, eine Grundlage für interkulturelle Begegnungen zu schaffen: interkulturelles Verstehen" (vgl. LOSCHE et. al. 2009, S.35).

„Dies bedeutet nicht nur die Vermittlung fremder Kulturstandards und ihrer handlungssteuernden Wirkungen, sondern auch Entwicklung der Fähigkeit, Wahrnehmungs-, Denk-, Urteils- und Attributionsprozesse im Kontext fremdkultureller Orientierungssysteme nachzuvollziehen und sich der eigenen Prägung bewusst zu sein" (ebd.). Dies führt „…schließlich zur Fähigkeit, mit fremdkulturell geprägten Partnern zielorientiert umzugehen und dabei die gegenseitigen Erwartungen, kulturspezifischen Orientierungssysteme, Werte, Normen und Verhaltensgewohnheiten zu berücksichtigen" (THOMAS 1991, S.191; zit. n. LOSCHE et. al. 2009, S.35).

Nach LOSCHE et. al. (2009, S.35) ist Verstehen „jedoch zwangsläufig gekoppelt an Kommunikation und Wahrnehmung [...]. Sie sind hinsichtlich der Ablaufprozesse als auch der Resultate maßgeblich von den kulturellen Unterschieden der Beteiligten beeinflusst. Es ist daher wichtig, sich die grundlegenden Mechanismen und Faktoren dieser Prozesse zu vergegenwärtigen, um sie dann auch in ihrer kulturellen Bedingtheit zu realisieren" (ebd.).

Es geht um die **Befähigung zum interkulturellen Dialog,** d.h. ein Umgang mit kulturellen Differenzen. Dies verlangt einerseits die Bearbeitung von Irritationen und von den Problemen, einander zu verstehen – zum anderen auch den Dialog über umstrittene Geltungsansprüche wie z.B. Werte, Geschlechterrollen etc. (vgl. AUERNHEIMER 2003, S.137). Das für die interkulturelle Pädagogik **leitende Prinzip der Anerkennung** verweist auf den Zusammenhang zwischen Identität und Kultur. Die Identitätsproblematik lässt sich nach AUERNHEIMER (ebd., S.64) vereinfacht mit den Fragen „Wer bin ich?" und „Wer möchte ich sein?" übersetzen. Die **Selbstreflexion** geht der Selbsterkenntnis voraus, die nach Ansicht der Klassiker (ebd.) nur möglich ist über Arbeit und Kommunikation. „Das verlangt die tätige Aneignung der vergegenständlichten Welt, also der jeweiligen Kultur" (ebd.). Dabei ist es sinnvoll, wenn man die Besonderheit der Fremderfahrung und des interkulturellen Verstehens erörtern will, zuvor auf die grundsätzlichen und allgemeinen Grenzen des Verstehens einzugehen. Die Schwierigkeiten beruhen nach AUERNHEIMER (ebd., S.103) auf der „Mehrdeutigkeit der Sprache" und „auf der Differenz zwischen den konventionalisierten Bedeutungen und dem persönlichen Sinn der jeweiligen Zeichen" (ebd.).

Im Sinne der Hermeneutik geht es um ein vorläufiges Verstehen, so schreibt SCHLEIERMACHER, der Begründer der Hermeneutik (1993, S.327ff. In: AUERNHEIMER 2003, S.103). „…dieses Geschäft des Verstehens und Auslegens ist ein stetiges, sich allmählich entwickelndes Ganze (sic)…das aber auf jedem Punkt immer wieder auf dieselbe ahndende Weise beginnt…(so dass) das Nicht-Verstehen sich niemals auflösen will (ebd.). [...] „Für GADAMER, den neuzeitlichen Vertreter der Hermeneutik, ist daher das „Offenhalten von Möglichkeiten" der Deutung entscheidend (1977, S.61, ebd.). Obwohl die Vieldeutigkeit durch Kontextualisierung reduzierbar sei, sei sie nie ganz aufhebbar." [...] Hinter den offenen Bedeutungen sind immer noch andere Bedeutungen verborgen (vgl. ebd.).

Im Sinne von Niklas LUHMANN, dem Begründer der soziologischen Systemtheorie, hat die Kommunikation auch keinen Zweck, keine immanente Entechlie (vgl. LUHMANN 2002, S.52). „ Sie geschieht, oder geschieht nicht – das ist alles was man dazu sagen kann" (ebd.). LUHMANN kritisiert ein handlungstheoretisches Verständnis der Kommunikation von HABERMAS, in dem der Kommunikationsweg als eine gelingende oder misslingende Übertragung von Nachrichten, Informationen oder Verständigungszumutungen gesehen wird. „Anders als bei konventionellen Definitionen und in der Alltagsauffassung ist bei LUHMANN eine erfolgreiche inhaltliche Verständigung keineswegs Ziel von Kommunikation. Kommunikation ist nicht Konsens, sondern Differenz. Das ist für ihn essentiell wichtig. Kommunikation ist nicht dann erfolgreich, wenn sie Einigkeit erzielt, sondern dann, wenn sie erfolgt und Anschlusskommunikation nach sich zieht" (vgl. BERGHAUS 2003, S.80).

„Notwendig ist nur Autopoiesis der Kommunikation, und diese Autopoiesis wird nicht durch ein telos der Verständigung [...] garantiert" (LUHMANN 1997, S. 229; In: BERGHAUS 2003, S.80- Hervorhebung durch M.B.) [...]. „Darum kann Kommunikation auch nicht durch Konsens definiert sein. Im Gegenteil: Laut Luhmann funktioniert Kommunikation sogar und erhält sich die Gesellschaft samt allen sozialen Systemen sogar „stattdessen", statt Konsens" (ebd.).

Persönlichkeit, Person und Kultur des hilfsbedürftigen Menschen und der Pflegenden

Nachfolgende Ausführungen sind entnommen aus HEFFELS (2010, S.58):

Innerhalb der kulturellen Vorgaben entsteht die **Persönlichkeit** eines Menschen mit der Geburt, durch Denk- und Empfindungsprozesse und bezieht sich letztlich auf Wertfestlegungen, der Herausbildung seiner Persönlichkeit, eines Selbst, seines Charakters.

In diesen auf Dauer gestellten Wertfestlegungen positioniert sich der Einzelne in drei Bereiche:

1. **Einstellungen** – Dauerhafte Bewertungen von Dingen, Vorgängen und anderen Menschen.

2. **Haltungen** – Abstrakte Vorstellungen z.B. über Ideen zu Gerechtigkeit, Frieden, Krankheit, Tod und Sterben.

3. **Sinnvorstellungen** – Orientierung darüber, was dasjenige ist, das dem konkreten Handeln eine erstrebenswerte Komponente verleiht.

Die **Persönlichkeit** eines Menschen ist **nicht beobachtbar** (vgl. dem ... des Eisbergmodells), sondern kann von anderen Menschen nur über ein Rückschlussverfahren eingeschätzt werden.

Das **Person-Sein ist beobachtbar** durch Bewertungen (Zuschreibung) der verbalen und nonverbalen Kommunikation eines Menschen.

„Die den Menschen umgebenden Kulturen haben maßgeblichen Einfluss auf sein Person-Sein und die Entwicklung seiner Persönlichkeit" (zit. n. HEFFELS 2010, S. 58).

Was bedeutet das für die Pflege?

Es gibt nicht die Kultur. Es gibt nur eine Kultur des Individuums. Die Kultur setzt sich zusammen aus verschiedenen Kulturen sozialer Gruppen in dem das Individuum lebt.

Für die auszuübende Pflege bedeutet das, dass die drei Lebenswelten (Kulturbereiche) eines Menschen (mit seinen jeweiligen Theorie-, Praxis- und Poiesisanteilen) als Addition praxeologischer Kulturen aufeinander treffen (des zu Pflegenden mit der Person, die ihn pflegt, und dies im Medium der Einrichtung, in der diese Pflege stattfindet) (vgl. HEFFELS 2003, S.70-71). „Einem Menschen „gerecht" zu werden heißt, ihn so weit wie möglich vorurteilsfrei *(als Individuum – Küpper)* wahrzunehmen, sich in ihn hineinzuversetzen, ihn als den zu erkennen, der er geworden ist (…). Ein derartiger Perspektivwechsel vom Ich zum Du bedarf des Wissens über die den Menschen begleitenden Kulturen, der aufmerksamen Beobachtung und der vorsichtigen Einschätzungsversuche. Menschen näher kennen zu lernen erfordert Biografiearbeit. Biografiearbeit ist der Versuch, das Kulturelle mit dem Individuellen abzugleichen [...]" (HEFFELS 2010, S.59). Wenn Menschen unterschiedlicher Kulturen aufeinandertreffen vollzieht sich zunächst ein Klärungsprozess, in dem die Beteiligen die Maßstäbe des jeweiligen Gegenübers mit Ihren eigenen Koordinaten vergleichen. Dies ist für Pflegende von besonderer Bedeutung, weil sie mit Menschen unterschiedlicher Wirklichkeitsvorstellungen, Lebensweisen und Beziehungsformen in Interaktion treten. In Bezug auf eine existenziell lebensbedrohliche onkologische Erkrankung und Palliative Care kann dies gemäß dem Konzept von Palliative Care bedeuten (vgl. TSCHOPP 2012, S.7ff.), sich mit der Autonomie, der Würde und der Lebensqualität des Menschen auseinanderzusetzen. Die Pflegekraft soll in die Lage versetzt werden beim Patienten im Pflegeprozess die Differenz wahrzunehmen, was für ihn kultursensibel bedeutsam ist. Dies bedingt auch eine dialektische Auseinandersetzung mit dem Selbst als Individuum und sich selbst als Teil in verschiedenen Subkulturen sowie als Teil eines Kolllektivs zu sehen. Die Wirklichkeit eines Anderen soll in einem Selbst erwachen. Dieses Prinzip des Wohlwollens findet sich bei Robert Spaemann (1989, S.130) wieder: „Ein Anderer ist für mich vielmehr bedeutsam durch das, was er nicht für mich, sondern an sich selbst ist. Hinter dieser Paradoxie verbirgt sich das, was wir als Erwachen zur Wirklichkeit beschrieben haben" (ebd.) Die Wirklichkeit eines Anderen ist kulturabhängig. Die Kultur des Anderen ist eine Wirklichkeit des Anderen. Das bedeutet, dass die Pflegenden in diesem Modul dazu befähigt werden sollen, kulturabhängige Wirklichkeiten onkologisch und palliativ betroffener Patienten wahrzunehmen bzw. in einem hermeneutischen Prozess zu suchen. Denn pflegerisches verantwortliches Handeln ist Entscheidungshandeln, welches sich durch unterschiedliche Entscheidungsebenen kennzeichnet (vgl. HEFFELS 2003). Eine Grundlage und Voraussetzung bildet dabei das Wohlwollen. Das Modell des verantwortlichen Handelns nach HEFFELS (2003) könnte dabei zur Entwicklung einer Interkulturellen Kompetenz beitragen (siehe 3.7.1).

Das Ziel einer erfolgreichen interkulturellen Kommunikation – verbaler und nonverbaler Art – besteht in interkulturellem Verstehen. Mit LÜSEBRINK (2005, S.36 In: ERLL et. al. 2007, S.86) lässt sich interkulturelles Verstehen definieren als „hermeneutische(r) Vorgang [...], der sowohl eine wissensbasierte (kognitive) als auch eine (affektive) Dimension aufweist". Interkulturelles Verstehen betrifft insofern auch emotionale Reaktionen der Gesprächspartner. Diese können sowohl mit spezifischen Reaktionen der Gesprächspartner auf die jeweilige fremde Kultur und deren Angehörige zusammen-

hängen als auch mit grundsätzlichen Einstellungen und Vorstellungen gegenüber allem, was nicht vertraut ist. Ein interkulturelles Verstehen kann weder allein aus der Kultur der Interaktanten heraus noch ausschließlich aus der Kultur, der man begegnet, heraus erfolgen. Vielmehr setzt interkulturelles Verstehen „ein Vergleichen voraus und impliziert geradezu konstante interkulturelle Vergleichsvorgänge zwischen Eigenem und Fremden eigener und anderer Kultur" (ebd.).

„Den entscheidenden Anteil Interkultureller Kompetenz nimmt der Blick auf die eigene Person, die eigene Haltung und das eigene Verhalten ein. Erfahrungslernen und Reflexion des eignen kulturellen Hintergrundes können eine interkulturelle Sensibilität entwickeln, die als Basis jeder Interkulturellen Kompetenz angesehen werden muss" (vgl. LAUE/PFISTER et. al. 2005, S.9).

3.1.2 Kompetenzbegriff

In diesem Abschnitt geht es um eine Auseinandersetzung mit der Frage, welches Kompetenzkonzept dem Masterclass Modul zugrunde liegen kann. Als Grundlage dienen dazu die exemplarischen Ausführungen von OLBRICH (2010) zur Pflegekompetenz, indem sie die Theorie der Pflegekompetenz analysieren und interpretieren. Anschließend erfolgt eine Zusammenfassung des Kompetenzkonzeptes nach HUNDENBORN (2010) sowie eine Definition der Handlungskompetenz der Kultusministerkonferenz (KMK, 2000).

Das Wort **Kompetenz** leitet sich vom lateinischen Verb Computer (zusammentreffen, zukommen, zustehen) ab; das Adjektiv Kompetenz lässt sich mit „zuständig, befugt, rechtmäßig, ordentlich" übersetzten (vgl. HEIL et. al. 2007, S.50).

OLBRICH (2009, S.63ff.) erläutert im Zusammenhang mit der Entwicklung ihres „Kompetenztheoretischen Modells der Pflegedidaktik den Kompetenzbegriff: „Kompetenz wird in verschiedenen Disziplinen und Konzepten unterschiedlich beschrieben. So werden einzelne Fähigkeiten gebündelt oder Aufgabenbereiche aufgezählt, geordnet und als Kompetenz deklariert (BENNER 1994, DBR 2002/2007 nach OLBRICH 2009, S.65) Begriffe wie Fähigkeiten, Fertigkeiten, Qualifikationen, Kompetenzen oder Schlüsselqualifikationen werden oftmals synonym verwendet." Qualifikationen lassen sich nach OLBRICH (2009, S.65) als „arbeitstechnisches Konstrukt beschreiben". „Sie sind im Verständnis von Fähigkeiten, die einer Verwertbarkeit in beruflichen Tätigkeiten unterworfen sind, zu sehen. Kompetenz hingegen umfasst die Person in ihren subjektiven Bezügen, womit sie als Grundlage von Bildungsprozessen herangezogen werden kann" (ebd.).

Kompetenz an sich ist nicht sichtbar oder messbar, sie vollzieht sich nur im aktuellen Geschehen des Seins und des Handelns in je einmaligen Situationen. In der Literatur (nach OLBRICH) wird hier Kompetenz als Potenzial und Performanz als erkennbare und beurteilbare Ausprägung der Kompetenz unterschieden (vgl. OLBRICH 2009, S.63). OLBRICH (2010, S.131ff.) definiert und beschreibt Pflegekompetenz: „Pflegekompetenz umfasst nicht nur einzelne Komponenten beruflichen Handelns, sondern ist

Ausdruck einzelner Komponenten der Person in ihrer Gesamtheit. Sie gestaltet sich in einem Zusammenwirken mit dem Patienten, einschließlich des Umfeldes beider Personen. Sie kann als transaktionales und relationales Konstrukt definiert werden. Sie ist gekennzeichnet durch Dynamik, Prozess und Offenheit" (ebd.). Sie formuliert auf einer Metaebene die „zentralen Charakteristika" von Kompetenz aufgrund der „Theorie der Pflegekompetenz", welche ihr als Analyse- und Interpretationskriterien zur Weiterentwicklung dienen (**Tab. 3**).

Tab. 3: Analyse und Interpretation von Pflegekompetenz (OLBRICH 2010)

Definition der zentralen Charakteristika von „Kompetenz" nach OLBRICH (2010, S.131ff.)	Analyse und Interpretation der Pflegekompetenz nach OLBRICH (2010, S. 131ff.)
„Kompetenz wird verstanden als ganzheitliches Handlungspotential" (ebd., S.131).	„Was mit <<ganzheitlich>> gemeint ist, muss inhaltlich und qualitativ bestimmt werden". [...] Erst eine Wertefundorientierung z.B. von aktiv-ethischem Handeln zeichnet Kompetenz in ihrer Qualität aus. (vgl. ebd., S.133)
„Kompetenz wird mit einem deutlichen Subjekt-Situationsbezug verstanden" (ebd., S.133).	[...] „Der Subjektbezug wird in der Pflegekompetenz erweitert zur Dimension Subjektivität aller in einer Person beteiligten Personen. Der Situationsbezug wird erweitert, um den Kontext von historischer, materieller, räumlicher und zeitlicher Umwelt" (ebd., S.135).
„Kompetenz wird verstanden als Disposition einer Person, selbstorganisiert zu handeln" (ebd., S.136).	[...] „Die Selbstorganisation bezieht immer auch subjektive Faktoren der Person selbst und der anderen Personen in einer gesamten Handlungssituation mit ein" (ebd., S.138). Durch formale Bedingungen können Grenzen gesetzt werden (vgl. ebd.).
„Kompetenz wird als Disposition zur Bewältigung komplexer Handlungssituationen in verschiedenen Kontexten verstanden" (ebd., S.138).	„Pflegesituationen sind immer höchst komplex, ebenso sind die Kontexte komplex, in denen sich Pflege (...) gestaltet. Auch sind die verschiedenen Institutionen des Gesundheitswesen [...] zu sehen" (ebd. S.140). Komplexe Handlungssituationen können auf der Ebene der Performanz nicht vollständig erfasst werden. Auch unvorhersehbares kann in diesen differenzierten Kontexten bewältigt werden (ebd.).
„Kompetenz wird verstanden unter Rückgriff auf bereits vorhandene Fähigkeiten und Fertigkeiten" (ebd., S.141).	Die Ausbildung alleine reicht nicht aus. Erfahrung muss lernend reflektiert werden (vgl. ebd., S.142).
„Kompetenz wird in verschiedene Bereiche/Dimensionen unterteilt" (ebd., S.143).	OLBRICH entwickelte in ihrer Studie zur Pflegekompetenz „Kompetenzbereiche" in Form von Handlungsdimensionen (vgl. ebd., S.144).
„Kompetenz wird nur in der Performanz sichtbar" (ebd., S.144).	Kompetenz kann nicht unmittelbar erfasst und beschrieben werden. Das Phänomen Kompetenz verorten wir in eine Vorstellung von Dispositionen oder Potentiale eines Menschen, welches im geistigen Bereich zugrunde gelegt ist. Hier haben wir keinen unmittelbaren Zugang.

Nach OLBRICH (2010, S.121ff.) „kann Kompetenz an sich nicht als isoliertes Konstrukt erkannt oder definiert werden. So kann Pflegekompetenz nur in ihrem Gesamtwirken als Bezugssystem zwischen Pflegeperson und Patient einschließlich ihres Umfeldes gesehen werden. Die in Erscheinung tretende Gestaltung – als Performanz – ist - vielfältig und zeigt sich in Phänomenen wie Wissen, in Form von Information oder Beratung des Patienten, das Wissen als Können einer Pflegemaßnahme anwenden, Situationen wahrnehmen, beurteilen und Entscheidungen treffen, den Patienten annehmen, sich einfühlen, ihn unterstützen, begleiten, einfach bei ihm sein. Des Weiteren zeigt sich Kompetenz durch Kooperation und Austausch im Kollegenkreis und in den angrenzenden Berufsgruppen. Reflexionen über Maßnahmen, eigene Gefühle oder sinnvolles Handeln finden statt, Werte werden berücksichtigt. Routine wird korrekt ausgeführt und über das Pflegeverständnis nachgedacht" (ebd.). OLBRICH merkt an, dass auch mit einer derartigen Auflistung die Pflegekompetenz nicht vollständig beschrieben werden kann, denn ihr Träger ist immer die Pflegeperson als Person, die mit anderen Personen, mit sich selbst oder einem Objekt in Bezug tritt. Die Situation ist immer einzigartig und die Pflegesituation ist immer komplex (ebd.).

Zusammenfassungen von HUNDENBORN (2010) zum Kompetenzkonzept

HUNDENBORN (2010) fasst in einem Vortrag auf dem 2. Caritas Kongress in Berlin zentrale Merkmale des Kompetenzansatzes im Bezug zum Gesetz über die Berufe in der Krankenpflege vom 21. Juli 2003 sowie die Ausbildungs- und Prüfungsverordnung vom 10. November 2003 zusammen[52]. Das Kompetenzkonzept gilt ebenso seit den 1990er Jahren auch in den Bereichen der Fort- und Weiterbildung. (Es kann gleichsam für das Modul als Kompetenzkonzept gelten, Einfügung Küpper):

1. „In seiner zweifachen Bedeutung verweist der Kompetenzbegriff zum einen auf die Zuständigkeit im Sinne von Befugnis, zum anderen auf den Sachverstand, auf die Befähigung zur Bewältigung komplexer Handlungssituationen.

2. Kompetenzen werden verstanden als innere, nicht direkt beobachtbare Voraussetzungen oder Dispositionen selbstorganisierten Handelns.

3. Diese sind Voraussetzung für Performanz, wobei sich nur letztere im Handlungsvollzug direkt beobachten lässt" (ebd.).

4. „ Ein Urteil über Kompetenz ist als Zuschreibung oder Attribution auf der Grundlage einer Performanzbeobachtung zu verstehen" (HUNDENBORN 2005).

5. „Kompetenz ist dynamisch, nicht statisch und nicht nur an das Individuum gebunden. Ihre Entwicklung und Weiterentwicklung ist vielmehr in einem hohen Maß abhängig von Bedingungen, Freiheitsgraden und Entwicklungsmöglichkeiten, die in einer Handlungssituation gegeben sind. Kompetenz ist also nicht als allgemei-

---

[52] Die folgenden Ausführungen sind - teilweise (wenn nichts anderes angegeben) mit leichten Veränderungen entnommen aus: Hundenborn, Gertrud (2005). Darlegung und Begründung des Kompetenzansatzes nach dem neuen Krankenpflegegesetz. MAGS-Fachtagungen „Lernerfolgsüberprüfungen bei Ausbildungen nach dem neuen Krankenpflegegesetz (KrPflG)" am 21.10.2005 an der Fachhochschule Bielefeld und am 15.11.2005 an der Kath. Fachhochschule NW, Abteilung Köln. Alle Angaben zur verwendeten Primärliteratur siehe dort.

ne Handlungsfähigkeit aufzufassen, sondern sie ist gebunden an Situationen und in diesem Sinne zu verstehen als situationsbezogene Handlungsfähigkeit.

6. Kompetenz ist einerseits an das Individuum gebunden, andererseits an die Handlungserwartungen und Handlungsmöglichkeiten der Umwelt. So gesehen ist Kompetenz als „situationsbezogene Relation zwischen Person und Umwelt" zu verstehen.

7. Von Kompetenz sollte nach Weinert nicht schon gesprochen werden, wenn es um einfache Fertigkeiten oder Aufgaben geht. Der Kompetenzbegriff ist vielmehr gebunden an die Bewältigung komplexer Anforderungen, für die selbstorganisiertes Handeln erforderlich ist. Er sollte erst verwendet werden, wenn zur Situationsbewältigung sowohl fachlich-methodische, sozial-kommunikative und personale Kompetenzen gebraucht werden und wenn hierzu Lernprozesse bzw. Kompetenzentwicklungsprozesse erforderlich sind, zu denen auch informelle Kompetenzen gehören, die im Prozess der Arbeit erworben werden und nicht unmittelbar in Lernprozessen lehrbar oder vermittelbar sind. Ein solches Verständnis spiegelt sich auch in den Grundlagen der Pflegeausbildungen wider. Sie sind sowohl durch einen veränderten Pflegebegriff als auch durch eine andere Sicht auf Lehr- und Lernprozesse - eben durch Kompetenzorientierung geprägt:

8. Dieses Verständnis betont mit der Eigenverantwortlichkeit der professionell Pflegenden für die Gestaltung von Pflegeprozessen in unterschiedlichen Pflege- und Lebenssituationen die Komplexität von beruflichen Handlungssituationen. Auch hieraus folgt die Notwendigkeit, (in dem Modul, Einfügung Küpper) neben fachlich-methodischen und sozialen Kompetenzen, die Persönlichkeitsbildung zu fördern.

9. Kompetenzen entwickeln sich in einem dynamischen Entwicklungsprozess. Sie unterliegen nicht nur im Ausbildungsverlauf, sondern auch im späteren Berufsleben einer Weiterentwicklung. (Das Modul, Einfügung Küpper) ist insofern als ein Baustein im Prozess des lebenslangen Lernens anzusehen.

10. Kompetenzen sind auf Situationen - auf Pflege- und Lebenssituationen - bezogen. Ihre Entwicklung ist gebunden an den Handlungsvollzug, an das Tätigwerden in realen Situationen, an die damit einhergehenden Erfahrungen im Sinne reflektierten Handelns. Eine Vermittlung oder Ausbildung von Kompetenzen nur am Lernort (Bildungsveranstalter, Einfügung Küpper) oder nur am Lernort Praxis ist somit nur schwer möglich. Lernprozesse in der (Theorie, Einfügung Küpper) und in der Praxis sind vielmehr im Interesse von Kompetenzentwicklung systematisch aufeinander zu beziehen.

11. Kompetenzen sind zwar an das Individuum gebunden. Für die Kompetenzentwicklung und -beurteilung spielen jedoch die Handlungserwartungen und Ressourcen der Umwelt eine entscheidende Rolle. Verbunden hiermit ist die Frage, welche Rahmenbedingungen sich in pflegeberuflichen Handlungssituationen wie in Bildungskontexten als förderlich oder hinderlich auf die Kompetenzentwicklung

auswirken" (HUNDENBORN, 2010).

12. Lehr- und Lernprozesse sowie Prüfungen sind kompetenz- bzw. handlungsorientiert zu gestalten (…)(HUNDENBORN 2005, S.23).

Weitere systematische Darstellungen von Aussagen zum Kompetenzbegriff finden sich bei HEIL et. al. (2007, S.43-79: In: HEFFELS et. al. 2007). HEIL kommt zu dem Schluss, dass es kein einheitliches Verständnis zum Kompetenzbegriff gibt. „Die Frage nach dem, was Kompetenz aussagt bzw. aussagen soll sowie nach der Abgrenzung zu Qualifikation und Schlüsselqualifikation und außerdem nach dem Neuen und Besonderen von diesem so häufig verwendeten Terminus, bleibt undeutlich" (ebd., S.65).

Handlungskompetenz – Die Definition der Kultusministerkonferenz (KMK)

Der Kompetenzbegriff wird durch die Kultusministerkonferenz (KMK 2000, S.9) unter Hinweis auf die Ausführungen des Deutschen Bildungsrates vor allem in Bezug auf Handlungskompetenz definiert:

"**Kompetenz** bezeichnet den Lernerfolg in Bezug auf den einzelnen Lernenden und seine Befähigung zu eigenverantwortlichem Handeln in beruflichen, gesellschaftlichen und privaten Situationen. Demgegenüber wird unter **Qualifikation** der Lernerfolg in Bezug auf die Verwertbarkeit, d. h. aus der Sicht der Nachfrage in beruflichen, gesellschaftlichen und privaten Situationen, verstanden" (KMK 2000, S.9) [Hervorhebungen im Original]. „Die aufgeführten Ziele sind auf die Entwicklung von Handlungskompetenz gerichtet. Dieser wird hier verstanden als die Bereitschaft und Fähigkeit des einzelnen, sich in beruflichen, gesellschaftlichen und privaten Situationen sachgerecht durchdacht sowie individuell und sozial verantwortlich zu verhalten. Handlungskompetenz entfaltet sich in den Dimensionen von Fachkompetenz, Personalkompetenz und Sozialkompetenz.

Fachkompetenz bezeichnet die Bereitschaft und Fähigkeit, auf der Grundlage fachlichen Wissens und Könnens Aufgaben und Probleme zielorientiert, sachgerecht, methodengeleitet und selbstständig zu lösen und das Ergebnis zu beurteilen.

Personalkompetenz bezeichnet die Bereitschaft und Fähigkeit, als individuelle Persönlichkeit die Entwicklungschancen, Anforderungen und Einschränkungen in Familie, Beruf und öffentlichem Leben zu klären, zu durchdenken und zu beurteilen, eigene Begabungen zu entfalten sowie Lebenspläne zu fassen und fortzuentwickeln. Sie umfasst personale Eigenschaften wie Selbstständigkeit, Kritikfähigkeit, Selbstvertrauen, Zuverlässigkeit, Verantwortungs- und Pflichtbewusstsein. Zu ihr gehören insbesondere auch die Entwicklung durchdachter Wertvorstellungen und die selbstbestimmte Bindung an Werte.

Sozialkompetenz bezeichnet die Bereitschaft und Fähigkeit, soziale Beziehungen zu leben und zu gestalten, Zuwendungen und Spannungen zu erfassen, zu verstehen sowie sich mit anderen rational und verantwortungsbewusst auseinanderzusetzen und zu verständigen. Hierzu gehört insbesondere auch die Entwicklung sozialer Verantwortung und Solidarität. Eine ausgewogene Fach-, Personal-, Sozialkompetenz ist die Voraussetzung für **Methoden- und Lernkompetenz**" (ebd.).

Die genannten Kompetenzen stellen Teilkompetenzen dar und können erst in ihrer Vernetzung zur Ausbildung von Handlungskompetenz entwickelt werden. Kompetenz beschreibt „die höchstmögliche Entwicklung des Handlungsvermögens, Entwicklung auch gemeint als lebenslanger Prozess. Diese Entwicklung kann sich nicht nur auf unterschiedliche Wissensbestände und –bereiche beziehen, sondern muss unabdingbar ethisch-moralische Dimensionen einbeziehen" (HÄUSLER; STREFFER 2007. In: HEFFELS 2007, S.87).

Zusammenfassung: Die Ausführungen zum Kompetenzbegriff können als Grundlage für das Kompetenzkonzept im Masterclass Modul dienen. Insbesondere zeigt das noch näher in seinen Ausführungen zu bestimmende Pflegekompetenzmodell von OLBRICH (2010) einen Orientierungsrahmen für das Kompetenzkonzept durch seine multiperspektivische Sichtweise.

3.2 Berufspädagogische Konzepte

Welche berufspädagogischen Konzepte könnten für die Modulkonstruktion relevant sein? Im folgenden Abschnitt geht es um die Vorstellung des „Konzeptes des Lebenslangen Lernens" und seiner Instrumente auf nationaler und europäischer Ebene. Damit erscheint es sinnvoll den Bildungsbegriff unter Abgrenzung des Begriffs „Erziehung" genauer für die Unterrichtsplanung zu bestimmen. Abgerundet wird dieser Abschnitt durch die Erläuterung des Pflegekompetenzmodells von OLBRICH (2010).

3.2.1 Konzept des Lebenslangen Lernens

„Der Europäische Rat von Lissabon im März 2000 war richtungsweisend für die künftige Politik und Aktionen der Europäischen Union" (Kommission der Europäischen Gemeinschaften vom 30.10.2000, Memorandum über Lebenslanges Lernen). „In den Schlussfolgerungen des Europäischen Rates von Lissabon wird bekräftigt, dass der erfolgreiche Übergang zur wissensbasierten Wirtschaft und Gesellschaft mit einer Orientierung zum lebenslangen Lernen einhergehen muss [...]. Die Kommission und Mitgliedstaaten haben lebenslanges Lernen im Rahmen der Europäischen Beschäftigungsstrategie definiert als jede zielgerichtete Lerntätigkeit, die einer kontinuierlichen Verbesserung von Kenntnissen, Fähigkeiten und Kompetenzen dient" (ebd.).[53]

---

[53] Die Beschäftigungsstrategie wurde auf dem Europäischen Rat von Luxemburg im November 1997 von den Staats- und Regierungschefs initiiert. Mit ihr wurde ein Verfahren zur Überwachung und Berichterstattung – auf Grundlage jährlich überarbeiteter beschäftigungspolitischer Leitlinien – für alle Mitgliedstaaten eingeführt. Die Beschäftigungsstrategie stützt sich auf die vier Säulen Beschäftigungsfähigkeit, Unternehmergeist, Anpassungsfähigkeit und Chancengleichheit.

Über mehrere Jahre (2004-2009) wurden verschiedene europäische Instrumente und Grundsätze entwickelt, die für das lebenslange Lernen erforderlich sind.[54]

Für die Modulkonstruktion werden folgende Instrumente erläutert:

- **Der Deutsche Qualifikationsrahmen (DQR)**

    (vgl. http://www.deutscherqualifikationsrahmen.de. Zugriff am 01.03.2012).

- **Der europäische Qualifikationsrahmen (EQR)**

    (Online im Internet unter http://ec.europa.eu/education/lifelong-learning-policy/eqf_de.htm Zugriff am 01.03.2012).

- **Das europäische Leistungspunktesystem für die Berufsbildung (ECVET European Credit System for Vocational Education and Training)**

    (Online im Internet unter http://www.ecvet-info.de Zugriff am 01.03.2012).

3.2.1.1 Deutsche Qualifikationsrahmen (DQR)

Der DQR (Anhang 1) bildet die Voraussetzungen zur Umsetzung des Europäischen Qualifikationsrahmens in Deutschland. Damit die Ergebnisse des deutschen Bildungssystems EU-weit Anerkennung finden, müssen sie dem EQR angemessen zugeordnet werden können. Dazu ist es notwendig, die nationalen Bildungsleistungen über einen Deutschen Qualifikationsrahmen zu definieren. Im Oktober 2006 haben sich das Bundesministerium für Bildung und Forschung (BMBF) und die Kultusministerkonferenz (KMK) darauf verständigt, gemeinsam einen Deutschen Qualifikationsrahmen für lebenslanges Lernen (DQR) zu entwickeln und die relevanten Akteure in diesen Prozess einzubinden (Online im Internet unter http://www.deutscherqualifikationsrahmen.de. Zugriff am 20.03.2012).

Der DQR dient dazu, die im deutschen Bildungssystem erworbenen und angebotenen Qualifikationen in Relation zu den acht Niveaustufen des Europäischen Qualifikationsrahmens zu setzen. Darüber hinaus soll der DQR auch innerhalb Deutschlands einen wichtigen Beitrag zu mehr Transparenz und Vergleichbarkeit von unterschiedlichen Bildungsabschlüssen leisten. Die Anerkennung von Qualifikationen und Lernergebnissen über die Grenzen der eigenen Bildungsbereiche hinweg eröffnet Chancen für mehr Durchlässigkeit u. a. zwischen beruflicher Bildung und Hochschulbildung. Der DQR hat keine Gesetzeskraft. Die Zuordnung von Kompetenzen und Qualifikationen zu den acht Niveaus des Deutschen Qualifikationsrahmens hebt nicht das bestehende System der Zugangsberechtigungen auf, d. h. das Erreichen eines bestimmten Niveaus des Deutschen Qualifikationsrahmens berechtigt nicht automatisch zum Zugang in Bildungsgänge, die Qualifikationen im nächst höheren Niveau vermitteln (ebd.).

---

[54] Online im Internet unter
    http://erwachsenenbildung.at/aktuell/nachrichten_details.php?nid=6011 (Zugriff am

Zuordnungsverfahren

„Das Konzept eines Europäischen Qualifikationsrahmens sieht vor, dass die verschiedenen nationalen Qualifikationen nicht direkt einem EQR-Niveau zugeordnet werden. Zwischen diesen beiden Polen soll vielmehr ein Nationaler Qualifikationsrahmen (NQR) vermitteln.

Abb. 13: Zuordnungsverfahren: Nationaler Qualifikationsrahmen und Europäischer Qualifikationsrahmen

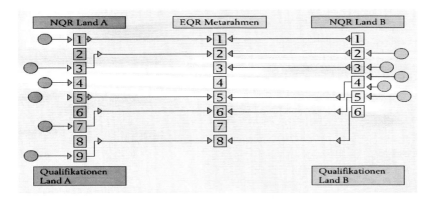

Quelle: Online im Internet unter http://www.ecvet.de/c.php/ecvetde/eqf/instrumente/zuordnungsverfahren.rsys (Zugriff am 20.04.2012)

Zu diesem Zweck soll jedes am EQR-Prozess beteiligte Land einen eigenen Nationalen Qualifikationsrahmen (NQR) entwickeln. Dieser NQR kann eine vom EQR abweichende Anzahl von Niveaus aufweisen und eigene Deskriptoren verwenden. In einem nächsten Schritt sollen die Niveaustufen des NQR einer der acht Niveaustufen des Europäischen Metarahmens zugewiesen werden (Abb. 13). Die im jeweiligen Land vorhandenen beruflichen Qualifikationen werden sodann einer Niveaustufe des Nationalen Qualifikationsrahmens zugeordnet und damit an den EQR angeschlossen.

Dieses zweistufige Verfahren soll dazu beitragen, den nationalen Besonderheiten beruflicher Qualifizierungssysteme besser Rechnung zu tragen, als dies durch eine direkte Zuordnung von Qualifikationen zu einer Niveaustufe des EQR möglich wäre" (Online im Internet unter
http://www.ecvet.de/c.php/ecvetde/eqf/instrumente/zuordnungsverfahren.rsys (Zugriff am 20.04.2012).

3.2.1.2 Europäische Qualifikationsrahmen (EQR)

Im Zuge der Europäischen Annäherung, vor allem im Bildungswesen, wurde mit der Etablierung des **Bolognaprozess 1999** durch mehrere Europäische Gremien, der **Europäische Qualifikationsrahmen (EQR)**[55] entwickelt und 2007 durch die EU-Bildungsminister verabschiedet.[56] Der **Europäische Qualifikationsrahmen (EQR)** fungiert als Übersetzungsinstrument, das nationale Qualifikationen europaweit verständlich macht und so die grenzüberschreitende Mobilität von Beschäftigten und Lernenden und deren **lebenslanges Lernen** fördert.[57] „Er soll als ein gemeinsamer Bezugsrahmen den Mitgliedstaaten, Schulen, Bildungseinrichtungen, Arbeitgebern und den Bürgern selbst bessere Vergleichsmöglichkeiten für die Qualifikationen bieten, die von unterschiedlichen (allgemeinen und beruflichen) Bildungssystemen in Europa ausgestellt werden."[58] Der Europäische Qualifikationsrahmen (EQR) ist in drei Kategorien (**Kenntnisse**[59], **Fertigkeiten**[60] **und Kompetenzen**[61]) und in acht hierarchisch gegliederte Stufen (Anlage 2), die als so genannte Referenzniveaus, die die jeweiligen Lernergebnisse ausweisen und beschreiben. Jeder Niveaustufe wird eine bestimmte Zahl von *Kreditpunkten* zugeordnet, die nach verschiedenen Kriterien (Dauer des Lernprozesses, Lernaufwand und anderes mehr) vergeben werden sollen (vgl. EU-Kommission 2006). Tragendes Prinzip der Niveauzuordnung von Qualifikationen ist die *Orientierung an Lernergebnissen* („learning outcomes"). Als Lernergebnisse werden dabei die Gesamtheit der von einer Person am Ende eines Lernprozesses erworbenen Kenntnisse, Fähigkeiten und Kompetenzen bezeichnet. Im Vordergrund steht damit die Frage, welche Kompetenzen jemand tatsächlich hat und nicht mehr, auf welchem Wege er sie erworben hat (ebd.). Hier findet die folgende Definition Anwendung: „**Kompetenz** bedeutet die nachgewiesene Fähigkeit, Wissen, Fertigkeiten sowie persönliche, soziale und methodische Fähigkeiten in Arbeits- oder Lernsituationen und für die

---

[55] Kommission der Europäischen Gemeinschaften. Vorschlag für eine Empfehlung des Europäischen Rates zur Einrichtung eines Europäischen Qualifikationsrahmens für lebenslanges Lernen. Brüssel 5.9.2006.

[56] Vgl. Europäische Union 2008. In: DARMANN 2009, S.70.

[57] Online im Internet unter http://ec.europa.eu/education/lifelong-learning-policy/doc44_de.htm (Zugriff am 10.02.2012).

[58] Empfehlung des Europäischen Parlaments und des Rates vom 23. April 2008 zur Einrichtung des Europäischen Qualifikationsrahmens für lebenslanges Lernen [Amtsblatt C 111 vom 6.5.2008]. Online im Internet unter http://europa.eu/legislation_summaries/education_training_youth/vocational_training/c11104_de.htm#KEY (Zugriff am 11.02.2012).

[59] „Kenntnisse": das Ergebnis der Verarbeitung von Information durch Lernen. Kenntnisse bezeichnen die Gesamtheit der Fakten, Grundsätze, Theorien und Praxis in einem Lern- oder Arbeitsbereich. Vgl. Kommission der Europäischen Gemeinschaften 2006, S.18.

[60] „Fertigkeiten": die Fähigkeit, Kenntnisse anzuwenden und Know-how einzusetzen, um Aufgaben auszuführen und Probleme zu lösen. Im Europäischen Qualifikationsrahmen werden Fertigkeiten als kognitive Fertigkeiten (logisches, intuitives und kreatives Denken) und praktische Fertigkeiten beschrieben (Geschicklichkeit und Verwendung von Methoden, Materialien, Werkzeugen und Instrumenten). (ebd., S.18)

[61] „Kompetenz ist die nachgewiesene Befähigung des Einzelnen, die verschiedenen Elemente seines Wissens und seiner Fertigkeiten selbstgesteuert, implizit oder explizit, und in einem bestimmen Kontext zu bündeln" (OLBRICH 2010, S.149).

berufliche und/oder persönliche Entwicklung zu nutzen. Im Europäischen Qualifikationsrahmen wird Kompetenz im Sinne der Übernahme von Verantwortung und Selbstständigkeit beschrieben." In diesem Fall wird der Begriff Kompetenz in einem engeren Sinn als Fähigkeit zur Umsetzung von Wissen in die Praxis verstanden.

3.2.1.3 Europäische Leistungspunktesystem für die Berufsbildung (ECVET)[62]

(Nachfolgende Informationen sind vom Bundesministerium für Bildung und Forschung (Online im Internet unter http://www.ecvet-info.de/de/237.php Zugriff am 20.04.2012) entnommen)

Was ist ECVET?

Das europäische Leistungspunktesystem für die Berufsbildung (**E**uropean **C**redit System for **V**ocational **E**ducation and **T**raining, ECVET) ist ein System zur Ansammlung, Übertragung und Anrechnung von Leistungspunkten in der beruflichen Aus- und Weiterbildung. ECVET zielt darauf, Transparenz, Mobilität und Durchlässigkeit über Ländergrenzen hinweg sowie zwischen den Bildungsbereichen zu fördern. Kompetenzen, die ein Lernender oder eine Lernende in einem Bereich der beruflichen Bildung erworben hat, sollen bewertet und dokumentiert, auch in einem anderen Bildungskontext anerkannt werden können. Grundlage dafür ist die Beschreibung der erworbenen Kompetenzen in Form von Lernergebnissen. Lernergebnisse bezeichnen unabhängig von Lernort, Lernkontext und Lerndauer, was Lernende wissen, verstehen und in der Lage sind zu tun, nachdem ein Lernprozess abgeschlossen ist.

Mit der 2009 vom Europäischen Parlament und Rat verabschiedeten Empfehlung zur Entwicklung eines Leistungspunktesystems für die Berufsbildung (ECVET) will die EU die Mitgliedstaaten bei der Förderung von Transparenz, Vergleichbarkeit, Transferierbarkeit und Anerkennung beruflicher Qualifikationen und Kompetenzen unterstützen. Der ECVET-Ansatz beruht auf dem Konzept von Lernergebnissen. Lernergebnisse werden definiert als Kenntnisse, Fertigkeiten und Kompetenz. Im Rahmen von ECVET sollen diese zu Einheiten von Lernergebnissen (Units) gebündelt und mit Leistungspunkten belegt werden. Die Orientierung an Lernergebnissen ermöglicht es auch non-formal und informell erworbene Kompetenzen z.B. durch Berufserfahrung zu bewerten und damit auf den Erwerb einer Qualifikation anrechenbar zu machen. Um ein gemeinsames Verständnis über die grundlegenden Begriffe, Prinzipien und Instrumente von ECVET bei den europäischen Bildungsakteuren und Partnern herzustellen, hat das Europäische ECVET-Netzwerk einen Leitfaden **„ECVET besser kennenlernen – Fragen & Antworten"** entwickelt. Online im Internet unter http://www.ecvet-team.eu/de (Zugriff am 20.04.2012). Die 25 wichtigsten Fragen und Antworten liegen in **deutscher**, **englischer** und **französischer** Übersetzung vor.

Vorteile von ECVET

Waren in der Vergangenheit Auslandsaufenthalte während der Berufsausbildung eher von kürzerer Dauer, geht der aktuelle Trend in Richtung längerfristiger Lernmobilitäten. Mit der Dauer steigen auch die Anforderungen an die Qualität. Die Anwendung von ECVET-Verfahren und Instrumenten bietet daher allen Beteiligten, d.h. Bildungsinstitutionen ebenso wie Lernenden eindeutige Vorteile:

- gemeinsame Partnerschaftsvereinbarungen erleichtern die Durchführung der Mobilität

- Auslandsaufenthalte werden mithilfe der Beschreibung von Lernergebnissen passgenauer und fachlich enger mit der Ausbildung in Deutschland verknüpft

- die Anerkennung auf nationale Qualifikationen wird erleichtert und die Ausbildungszeit kann effizient genutzt werden

Mit ECVET können Bildungsanbieter nicht nur die Qualität transnationaler Mobilitätsmaßnahmen verbessern, sondern auch die Attraktivität ihrer Angebote steigern. Dokumentiert im Europass (Mobilität und Lebenslauf) können Fachkräfte ihre zusätzlich erworbenen internationalen Kompetenzen europaweit verständlich darstellen (http://www.europass-info.de).

Anwendung von ECVET

Die Anwendung von ECVET in den Mitgliedstaaten erfolgt auf freiwilliger Basis im Einklang mit den nationalen Rechtsvorschriften und Gepflogenheiten. Das heißt, es ist weder beabsichtigt, nationale (Aus-)Bildungssysteme zu harmonisieren, noch sie in einzelne, starre Modulabschnitte zu zerlegen. Auch ist mit ECVET keine automatische Anrechnung von Lernergebnissen oder Leistungspunkten verbunden. ECVET soll die Entwicklung gegenseitigen Vertrauens zwischen den Akteuren der nationalen Berufsbildungssysteme, zwischen den zuständigen Stellen und Trägern der beteiligten Institutionen sowie zwischen den unmittelbar Beteiligten fördern.

ECVET besteht aus einem Bündel von Instrumenten. Diese umfassen die Beschreibung von Einheiten von Lernergebnissen, die Anrechnung der im Ausland erworbenen Kompetenzen in Form der ECVET-Leistungspunkte und die zwischen den Einrichtungen getroffenen Vereinbarungen zur Anerkennung der im Ausland erworbenen Kenntnisse.

Beschreibung von Einheiten von Lernergebnissen

Die Bildungssysteme in Europa sind durch Vielfalt geprägt, die das Verständnis und die Vergleichbarkeit von beruflichen Qualifikationen und Kompetenzen zwischen den Ländern erschweren. Anhand von Bezeichnung der Qualifikationen, der Dauer der Ausbil-

---

[62] European Credit (and Transfer) System for Vocational Education and Training.

dung, dem Lernort, des Alters der Lernenden und der Zugangsvoraussetzungen sind Vergleiche die Ausbildungsinhalte betreffend nur bedingt aussagekräftig. Für auszubildende Betriebe als auch für die Auszubildenden selbst werden die Durchführung der Mobilität und die Anerkennung der erworbenen Qualifikationen durch die Nutzung von ECVET-Instrumenten erleichtert. Eine Möglichkeit Ausbildungsabschnitte im Ausland transparent, verständlich und vergleichbar abzubilden, ist die Beschreibung der erworbenen beruflichen Kompetenzen in Form von Einheiten von Lernergebnissen. Die Beschreibung von Lernergebnissen ist ein methodischer Ansatz zur Strukturierung der erworbenen Qualifikationen unabhängig von Lerndauer und Lernort.

Vereinbarungen zwischen Bildungseinrichtungen zur Anerkennung der im Ausland erworbenen Kenntnisse

Vor der Durchführung der transnationalen Mobilität ist es erforderlich, dass die beteiligten Einrichtungen und Personen zentrale Fragen des Lernaufenthaltes erörtern. Dazu zählen vor allem die gegenseitige Anerkennung der Zuständigkeiten der beteiligten Partner sowie die von den Mobilitätsteilnehmenden zu erwerbenden Lernergebnisse und deren Bewertung und Dokumentation. Ziel ist es, dass die im Ausland erworbene Lernergebnisse im Heimatland als Teil der Qualifikation anerkannt werden können. Dafür ist es erforderlich, im Vorfeld entsprechende Vereinbarungen zu treffen, um gegenseitiges Vertrauen aufzubauen. Im Rahmen von ECVET sind dafür folgende Instrumente vorgesehen:

- Partnerschaftsvereinbarung
- Lernvereinbarung
- Persönlicher Leistungsnachweis

Partnerschaftsvereinbarung

Die Partnerschaftsvereinbarung ist ein freiwilliges Abkommen, in dem die Voraussetzungen für einen Auslandsaufenthalt zwischen den zuständigen Einrichtungen festgelegt werden. Die Vereinbarung enthält die relevanten Kontaktinformationen von allen beteiligten Einrichtungen sowie deren Funktionen und Rollen. In der Partnerschaftsvereinbarung halten die Partner die Kriterien und Verfahren für die Qualitätssicherung, Bewertung, Validierung und Anerkennung von Lernergebnissen fest. In dieser Vereinbarung verpflichten sich die Vertragspartner die vereinbarten Lernergebniseinheiten einschließlich deren Bewertung gegenseitig anzuerkennen und anzuwenden.

Lernvereinbarung

Die Lernvereinbarung wird zwischen der entsendenden und der aufnehmenden Einrichtung sowie der an den Mobilitätsmaßnahmen teilnehmenden Person abgeschlossen. Sie legt die Voraussetzungen für einen konkreten Auslandsaufenthalt fest. In der Lernvereinbarung sind folgende Informationen enthalten:

- Angaben zur Person, die einen Auslandsaufenthalt absolviert
- Dauer des Auslandsaufenthaltes
- erwartete Lernergebnisse und damit verbundene ECVET-Punkte
- Zuständigkeitsbereiche der beteiligten Bildungseinrichtungen
- Regelung, dass erzielte Lernergebnisse von der aufnehmenden Einrichtung bewertet und in der Herkunftseinrichtung validiert und anerkannt werden

Transferprozess der Bewertung, Validierung und Anerkennung der Lernergebnisse

Die Anwendung von ECVET-Instrumenten zielt darauf hin, die im Gastland erworbenen Lernergebnisse im Heimatland anzuerkennen. In einem dreiteiligen Transferprozess werden sie von einer Lernumgebung in die andere transferiert.

1. Bewertung: Die erreichten Lernergebnisse der Lernenden werden durch die aufnehmende Institution im Gastland bewertet. Die Bewertung wird im persönlichen Leistungsnachweis (Personal Transcript) dokumentiert. Er wird nach dem Auslandsaufenthalt an die entsendende Einrichtung geschickt.

2. Validierung: Die Herkunftseinrichtung vergleicht den persönlichen Leistungsnachweis mit den in der Lernvereinbarung festgehaltenen Lernergebnissen. Danach folgt die Überprüfung, ob die festgehaltenen Lernergebnisse als Teil der angestrebten Qualifikation akzeptiert werden können.

3. Anerkennung: Die Herkunftseinrichtung erteilt eine Bestätigung über die im Ausland erworbenen Lernergebnisse. Die im Vorfeld vereinbarten Abstimmungen stellen sicher, dass der Teil einer Qualifikation nach der Rückkehr zur Gesamtqualifikation hinzugefügt wird und Prüfungen nicht nachgeholt werden müssen.

Bildungsbegriff

„Löwitsch grenzt Erziehung gegenüber Bildung insofern grundlegend ab, als im Bereich der Bildung die verantwortliche Akteuren-Rolle auf den Sich-Bildenden übergeht" (LÖWITSCH 2000, S.9. In: HEFFELS 2007, S.84).

Aus den Erläuterungen LÖWITSCHS lässt sich Tab 4 zur Differenzierung von Erziehung und Bildung ableiten:

Tab. 4: Differenzierung von Erziehung und Bildung nach HÄUSLER und STREFFER (2007)

Kriterium	Erziehung	Bildung
Verantwortlicher Akteur	Der Erzieher	Der Sich-Bildende
Innere Struktur	Fremdbestimmung	Selbstbestimmung
Methode	Verhalten Disziplin Zivilisierung Kultivierung	Handeln Befähigung zu selbstständiger Urteilsbegründung und Selbstreflexion
Ziel	Herstellung einer äußeren Verfassung: ein nützliches Gesellschaftsmitglied	Anregung einer inneren Verfassung: einer Selbst-Werdung
Aufgabe	Anpassung an bestehende Kultur	Handlungsverantwortung
	Herstellendes Handeln Bewältigungskönnen Qualifikation	Mitmenschliches Handeln Bewältigungsbewusstsein Qualität

Quelle: HÄUSLER, Bernd; STREFFER, Dorothea; In: HEFFELS 2007, S.85)

Die Bildungsperspektiven nach HEFFELS (2008)

HEFFELS ergänzt LÖWITSCH und bildet eine Hierarchie im Bildungsbegriff durch vier Bildungsperspektiven (vgl. HEFFELS 2008, S.47ff.) (Tab. 5):

Die Reproduktion von Wissen und Können bezeichnet er als Bildung 1

D.h. der Lerner eignet sich Wissensbestände an, die er aber noch nicht verinnerlicht hat.

Die Initiierung erwünschter Verhaltensweisen als Bildung 2

Die in Bildung 1 erworbenen Wissensbestände werden durch ständiges Wiederholen ohne großartige Denkanstrengungen, quasi automatisch, von Seiten des Lerners abrufbar und können reproduziert werden.

Die Herausformung des Selbst als Bildung 3

In systemtheoretischer Sichtweise (vgl. LUHMANN, Bd. 1, 2005. In: Heffels 2007, S.51) wird das unverwechselbare Selbst durch das psychische System des Menschen bestimmt d.h. sein Gedächtnis, sein Empfinden, seine Neigungen, seine Denkweisen sowie seine Einstellungen und Haltungen. Das psychische System kommuniziert nur über die Zwischeninstanz „der Person" des Menschen mit anderen Personen im sozialen System. Im kommunikativen Miteinander begegnen sich die Menschen nur über das Person-Sein. Luhmann beschreibt diesen Zusammenhang zwischen sozialem System, Person und Selbst wie folgt (LUHMANN 2005, Bd. 6, 146; zit. n. HEFFELS 2007, S.51): In der Bildungsperspektive 3 geht es um die Herausformung des Selbst. Das bedeutet im Lehr-Lern-Kontext Lernarrangements zu wählen, die dazu führen, dass der

Lerner sich mit sich selbst auseinandersetzt. Es geht um das Sich-Bildende Objekt und Subjekt zugleich (im Unterschied zu Bildung 1 und 2).

Das Entscheidungslernen als Bildung 4

„Mit den ersten beiden Bildungskategorien, Bildung 1 und 2, werden den Lernenden erwünscht zu tradierende Kulturvorgaben angeboten. Hierdurch wird die Teilhabe im kulturellen Miteinander angebahnt [...]. In der Bildungskategorie 3 tritt ein „dialogisches Miteinander" in den Vordergrund." Der Einzelne wird, ein gegenüber dem Subjekt gesetztes Hinzukommendes gefordert, sich selbst und seinen Lebensweg durch Wahlentscheidungen zu bestimmen. Beispielsweise die Frage, was für einen Selbst Lebensqualität ist, welche Empfindungen ich habe gegenüber dem „Fremden" und dem „Vertrauten". In der Bildungskategorie 4 geht es nun um einen argumentativen Austauschprozess der kooperativ miteinander agierenden Personen. Bildung 4 erscheint als Suchbewegung nach Lösungen, die auf Zustimmung im sozialen System gerichtet ist. In der Systemtheorie wird hier von Anschlussfähigkeit gesprochen. „Es geht also darum, dass der Einzelne als Mitglied unterschiedlicher sozialer Systeme als Person sein Handeln im Kontext des jeweiligen sozialen Systems argumentativ anschlussfähig zu gestalten lernt. Ein derartiges Entscheidungslernen umfasst das verantwortliche Handeln [...] (vgl. HEFFELS 2008, S.54).

Tab. 5: Die vier Bildungsperspektiven nach HEFFELS (2008)

	Bildung1	Bildung 2	Bildung 3	Bildung 4
Bezugspunkt:	Kulturorientierung	Normorientierung	Subjektorientierung	Systemorientierung
Gegenstand:	Kanonisierte Wissens- und Könnensbestände	Anpassung an eine bestehende Sozialordnung	Entwicklung eines Selbst als rational handelnder, bedürftiger und sinnsuchender Mensch	Bestimmung der am besten geeignetsten Handlungsoption in einem sozialen Kontext
Lehr-Perspektive:	Reproduktion	Erziehung	Herausformung	Diskursfähigkeit
Methoden:	Lehrtechniken zur Aufnahme objektiver Daten und Fertigkeiten	Integration in ein gelebtes soziales System	Anregung zum eigentätigen „Nach-Denken" und „Nach-Empfinden"	Verantwortlich abwägende Verfahren zur Handlungsbestimmung
Lernvorgang:	Aneignungslernen	Anpassungslernen	Selbstbildendes Lernen	Entscheidungslernen
Intention:	Beherrschung von Kulturtechniken	Einhaltung von Regelwerken	Entwicklung eines Selbst	Entwicklung sozialer Handlungsfähigkeit

Quelle: HEFFELS 2008, S.56.

Die Bildungskategorien sind nach HEFFELS (2008) nur „unter analytischen Gesichtspunkten voneinander abzugrenzen. Faktisch gehen sie im konkreten Lehrhandeln mehr oder weniger in einander über. Steht der Lehrende vor der Frage, woraufhin sein Lehrhandeln gerichtet ist, kann er schwerpunktmäßig eine Bildungsperspektive aufnehmen und durch die weiteren Unterrichtsplanungsschritte (didaktische Perspektive und entsprechende methodische Konstruktion) diese in eine gedankliche plausible Gesamtkonzeption überführen. Die Einnahme einer Bildungsperspektive zur Unterrichtung eines Unterrichtsthemas führt dazu, dass der Lehrende sich über folgende Aspekte Klärung verschafft:

- Welche intentionale Sichtweise er mit dem Thema verbindet.
- Welche Methoden er entsprechend dieser Intention einsetzen kann" (ebd., S.47).

3.2.2 Pflegekompetenzmodell nach OLBRICH (2010)

Anschlussmöglichkeiten an die Interkulturelle Kompetenz bietet das Kompetenzmodell von Christa OLBRICH (2010), die sich an Benner orientiert. Nach OLBRICH (2010, S.59ff.) zeigt sich Pflegehandeln in jeweils vier unterscheidbaren Handlungsmerkmalen. Diese wurden von ihr mit „Dimensionen des pflegerischen Handelns" bezeichnet.

Das aktiv-ethische Handeln stellt dabei die Form der höchsten pflegerischen Kompetenz dar und beinhaltet Kompetenzmerkmale vor allem auf der persönlichen Ebene, die auch Bestandteil von inter-/transkultureller Kompetenz sind (vgl. OLBRICH 2010,S.80).

Schlussfolgernd kann festgehalten werden, dass professionell Pflegende über grundlegende Kompetenzen verfügen, die eine inter-/transkulturelle pflegerische Interaktion ermöglichen. Insbesondere die Begegnung mit Schwerstkranken und deren Zugehörigen bedarf einer hohen Kommunikationsfähigkeit und die Erschließung der Lebenswelten der Betroffenen durch personale Kompetenz in Form einer Selbstreflexivität.

Dimensionen des pflegerischen Handelns (OLBRICH 2012, 1, S.6ff.)

1. Regelgeleitetes Handeln

„Pflegepersonen handeln regelgeleitet. Dies beruht auf Fachwissen, Können und einer sachgerechten Anwendung dieses Wissens. Handeln vollzieht sich innerhalb von Routine und den vorgefundenen Regeln und Normen. Es werden keine Bezüge außerhalb der auszuführenden Pflegemaßnahmen hergestellt" (ebd., S.7).

„Fähigkeiten in der Dimension des regelgeleiteten Handelns zu besitzen, bedeutet, Wissen auf einer methodisch handelnden Ebene anwenden zu können. Durch Erfahrung wird dieses Wissen sicherer und korrekter" (ebd.).

„Kommt die Reflexion hinzu, so haben wir die Voraussetzung zur Entwicklung von Kompetenz" (ebd.).

2. Situativ-beurteilendes Handeln

„Pflegepersonen handeln aufgrund ihrer Einschätzung als Ganzes. Es werden Bezüge von anderen Faktoren mit in die Handlung einbezogen, z.B. der Patient in seiner Person, seinem Umfeld, die Pflegemaßnahmen als solches, das Arbeitsfeld" (ebd., S.7).

> *„Kompetenz im situativ –beurteilenden Handeln heißt vor allem, sich in den Patienten und sein Umfeld vertieft einfühlen und das Wesentliche wahrnehmen zu können"* (ebd.).

3. **Reflektierendes Handeln:**

„Innerhalb dieser Dimension ist nicht nur der Patient Gegenstand der Reflexion, sondern die eigene Person wird in das Geschehen mit einbezogen. Gefühle und Gedanken werden vom eigenen Erleben aus artikuliert. Es wird nachgedacht, ob man in seiner beruflichen Rolle zufrieden oder unzufrieden ist" (ebd.).

> *„Kompetenz in dieser Dimension heißt, sich mit Aspekten seiner eigenen Person auseinandergesetzt zu haben und sich in selbstreflexiver Weise in das Pflegegeschehen mit einzubringen"* (ebd., S.8).

4. **Aktiv-ethisches Handeln:**

„Hier werden Pflegepersonen aktiv durch ihr Handeln, Kommunizieren oder Streiten auf der Basis von Werten. Es kann z.B. darum gehen, dass der Patient in seiner Würde verletzt wird oder dass die Pflegeperson nicht nach den Werten ihres Pflegeverständnisses handeln kann. Für den Patienten erfolgt Hilfe in einer ethischen Dimension" (vgl. ebd.).

> *„Kompetenz in aktiv-ethischer Dimension heißt, als Person so stark zu sein, dass die erkannten Werte innerhalb der Pflege auch aktiv handelnd oder kommunikativ ausgedrückt werden können und der Patient sichtbare Hilfe erfährt"* (ebd.).

„Wird Kompetenz in diesen Handlungsdimensionen betrachtet, so ist nicht das Wissen an sich schon Kompetenz, sondern dies muss auch in der richtigen Weise in Bezug zur Situation und den Personen entsprechend zur Anwendung kommen [...]. Um dann aktiv-ethisch handeln zu können, müssen alle dazu notwendigen Aspekte, einschließlich der eigenen Person, reflektiert werden. Somit kann man diese Dimension des Handelns in einer Hierarchie betrachten" (vgl. ebd.).

Abb. 14: Kompetenzhierarchie nach OLBRICH (2010)

Persönliche Stärke (höchste Stufe)
Selbstreflexion
Vertiefte Einfühlung, vertiefte Wahrnehmung
Fähigkeit, Wissen anwenden zu können

Quelle: OLBRICH 2010, S.83. Aus den vier Dimensionen des pflegerischen Handelns werden Fähigkeiten und Kompetenz abgeleitet.

Lerntheoretische Gesichtspunkte nach OLBRICH

Des Weiteren unterscheidet OLBRICH unter lerntheoretischen Gesichtspunkten folgende **Lernebenen (vgl. OLBRICH 2012, 2, S.9ff.)**:

„**Deklaratives Lernen** (was man lernt): Deklaratives Wissen beinhaltet das Lernen von Fakten und Informationen. Es sind die Inhalte - das Was – eines Berufes oder des Themas. Inhalte, Fakten, Wissen können auswendig gelernt werden. Dieses Wissen kann konkret abgefragt, aufgesagt (deklariert) werden, es ist am leichtesten zu überprüfen" (ebd.).

„**Prozeduales Lernen** (wie man lernt/handelt): Hier geht es darum, wie man etwas macht, samt den dazughörigen Verfahren und Vorgängen [...]. Prozeduales Lernen beinhaltet praktische Methoden und Fertigkeiten. Diese sind wie das theoretische Wissen natürlich auch Grundlage des beruflichen Handelns. Erfolgt die Vermittlung jedoch schwerpunktmäßig nur auf praktische Übungen, ohne Reflexion und Bedeutungszusammenhänge, so können Auszubildende nach der Ausbildung nur regelgeleitet handeln" (ebd.).

„**Konditionales Lernen** (wo und wann das Gelernte angewandt wird): Beim konditionalen Lernen geht es darum, zu lernen, wann und wo das erworbene Wissen und die entwickelten Fähigkeiten angewandt werden. Es werden die Konditionen (Bedingungen) abwägt, unter denen das deklarative und prozedurale Wissen am sinnvollsten eingesetzt werden. Dem situativ-beurteilenden Handeln liegen konditionale Lernprozesse zugrunde. Das Wissen kommt gezielt zur Anwendung, es wird entschieden, wo und wann etwas getan wird. Diese Form des Lernens hat in den schulischen Angeboten, auch in Fallbesprechungen, ihre Grenzen. Situativ zu handeln kann nur in Situationen gelernt werden" [...] (ebd., S.9-10).

„**Reflektierendes Lernen** (das Warum des Lernen/Handelns): Erhebt ein Beruf Anspruch von autonomen Personen, so muss das reflektierende Können ausgebildet werden. Das bedeutet, dass die Lernenden über ihr eigenes Lernen nachdenken, es beurteilen und infrage stellen können. Auch um die Fähigkeit zu erwerben, ein Leben lang selbstständig weiter zu lernen, muss ein Lernender Wege finden, über seine Interessen, Motivationen, Einstellungen und Wertmaßstäbe nachdenken zu können" [...] (ebd., S.10).

„**Identitätsförderndes Lernen** (stellt die Frage nach der eigenen Person): Da Kompetenz in ihrer höchsten Ausprägung immer die gesamte Person umfasst, werden hier die Fragen nach der eigenen beruflichen Identität gestellt. Zum Beispiel: Wer bin ich in meiner beruflichen Rolle, kann ich übereinstimmen mit dem, was ich tue, wo liegen meine Grenzen? Es ist letztendlich auch die Reflexion von Werten, ohne diese Grundlage ist aktiv-ethisches Handeln nicht denkbar" [...] (vgl. ebd., S.10).

OLBRICH ordnet die Dimensionen des pflegerischen Handelns der ebenfalls hierarchischen Stufung als einander aufbauende Lernebenen zu (Abb. 15).

Abb. 15: Handlungsdimensionen und Lernebenen (OLBRICH 2012,2 und das Kontinuum der zunehmenden Bedeutung von Merkmalen nach OLBRICH (2010) im Zusammenhang „interkultureller Kompetenz"

Handlungsdimensionen (OLBRICH 2012, 2, S.10)	Lernebenen (OLBRICH 2012, 2, S.10)	Kontinuum der zunehmenden Bedeutung von Merkmalen (OLBRICH 2010, S.106, modifiziert Küpper)
Regelgeleitetes Handeln	Deklaratives Lernen, Prozedurales Lernen	Fähigkeiten
Situativ-beurteilendes Handeln	Konditionales Lernen	
Reflexives Handeln	Reflexives Lernen	Qualifikationen
Aktiv- ethisches Handeln	Identitätsförderndes Lernen	
		(Interkulturelle) Kompetenz

Modell nach OLBRICH 2012, 2, S.10 und OLBRICH 2010, S.106, modifiziert von Küpper 2012

Wie lässt sich die Interkulturelle Kompetenz als pflegerisches Handlungsmerkmal zuordnen?

Betrachtet man die bisherigen Ausführungen zum Begriff der Kultur und den noch zu bestimmenden Begriff der „Interkulturellen Kompetenz" bzw. des „Interkulturellen Lernens" so besteht die Annahme, dass mit zunehmender Ausprägung der Kompetenz ein zunehmender Grad „Interkulturellen Lernens" innerhalb einer Pflegesituation erreicht werden kann (Abb. 15). So definiert OLBRICH Kompetenz „... das Zusammenwirken verschiedener Komponenten in einer Person. Es ist immer die Person, die als Ganzes wahrnimmt, kommuniziert, entscheidet, Diskrepanzen aushält, sich artikuliert und letztlich innerhalb einer Situation mit dem Patienten die Pflege gestaltet. Da Pflegekompetenz nur innerhalb einer Pflegesituation definiert werden kann, ist sie immer transaktional, das heißt, sie vollzieht sich im Austausch. In jeder Situation gestaltet die Pflegeperson ihre Kompetenz neu. Sie ist somit auch abhängig von allen in dieser Situation bestimmenden Faktoren, das heißt auch wiederum, Kompetenz ist relational, immer in Bezug auf etwas" (OLBRICH 2012, 1, S.8). Werden Fähigkeiten und Kompetenz in einer Art Kontinuum gegenübergestellt, so zeigen sich wesentliche Merkmale die sich unterscheiden lassen. Pflegesituationen die einfach strukturiert sind [...], erfordern fachspezifische Fähigkeiten (vgl. OLBRICH 2010, S.106ff.). Mit zunehmender Komplexität sind zusätzliche Qualifikationen und Kompetenzen gefragt.

3.3 Der Begriff der Interkulturellen Kompetenz

„Wenn es überhaupt einen Punkt gibt, in dem sich alle an den einschlägigen wissenschaftlichen Debatten Beteiligten einig sind, so dürfte der wohl darin bestehen, dass es eine wirklich aussagekräftige, einfache und kurze Definition von „interkultureller Kompetenz" nicht gibt. [...] Interkulturelle Kompetenz scheint alles Mögliche zu beinhalten, und entsprechend vielschichtig ist die Aufgabe, dieses kunterbunte Bündel an Wissen und Können zu lehren" (vgl. STRAUB/NOTHNAGEL/WEIDEMANN 2010, S.17). Worin besteht zunächst einmal der Unterschied zwischen „multikulturell" und „interkulturell"? Bolten definiert die Unterscheidung „multikulturell" und „interkulturell" (vgl. BOLTEN 2007, S.22): „Entsprechend der lateinischen Bedeutung von multus: „viel, zahlreich", bezeichnet „multikulturell" lediglich den Tatbestand, dass eine Lebenswelt dadurch charakterisiert ist, dass sie sich aus Angehörigen mehrerer Kulturen zusammensetzt. Es handelt sich folglich um eine soziale Organisationsstruktur. Genau auf diese Beziehungen verweist jedoch das lat. inter: „zwischen" in dem Wort „Interkulturalität": Gemeint ist hier nicht eine soziale Struktur, sondern ein Prozess, der sich im Wesentlichen auf die Dynamik des Zusammenlebens von Mitgliedern unterschiedlicher Lebenswelten auf ihre Beziehungen zueinander und ihre Interaktionen untereinander bezieht. **„Interkulturell" ist etwas, das sich zwischen unterschiedlichen Lebenswelten ereignet oder abspielt.** Eine „Interkultur" ist dann die Bezeichnung dieses Sich-Ereignens"(ebd.).

Begriffsbestimmung nach BOLTEN (2006)

„Mit „interkultureller Kompetenz" werden Voraussetzungen zur erfolgreichen Bewältigung interkultureller **Überschneidungssituationen** bezeichnet." Der Begriff wird nach Bolten zumeist als Sammelbecken unterschiedlicher Fähigkeiten, Kenntnisse, Einstellungen und Verhaltensweisen verwendet, die als Gelingensbedingungen interkultureller Interaktion verstanden werden (BOLTEN 2006, S.163). Interkulturelle Kompetenz ist keine eigenständige Kompetenz (vgl. BOLTEN 2007). Vielmehr sind es folglich Kompetenzen aus verschiedenen Bereichen, die in einer kulturellen Überschneidungssituation angewendet werden können. Die im Folgenden aufgezählten Kompetenzen sind ebenso wichtig in eigenkulturellen Situationen. BOLTEN (2007) unterscheidet **vier interkulturelle Kompetenzebenen** (Abb. 16).

• **Interkulturelle Fachkompetenz:** Fachkenntnisse im Aufgabenbereich,

Berufserfahrung, Kenntnisse der beruflichen und fachlichen

Infrastruktur.

• **Interkulturelle strategische Kompetenz:** Organisationsfähigkeit,

Wissensmanagement, Problemlöse- / Entscheidungsfähigkeit.

• **Interkulturelle individuelle Kompetenz:** Lernbereitschaft, Rollendistanz,

Ambiguitätstoleranz, optimistische Grundhaltung.

- **Interkulturelle soziale Kompetenz:** Teamfähigkeit, Empathie, Toleranz, Metakommunikations- und Mediationsfähigkeiten, Anpassungsfähigkeit.

Zusätzliche Kompetenzen, die in interkulturellen Überschneidungssituationen eine Rolle spielen, sind für BOLTEN (2007) Fremdsprachenkenntnis, Polyzentrismus und die Fähigkeit eigen-, fremd- und interkulturelle Prozesse beschreiben und erklären zu können. Das sind Kompetenzen, die er als interkulturelle Kompetenzen bezeichnen würde. Insgesamt ist interkulturelle Handlungskompetenz nicht als eine einzige Fähigkeit zu sehen, sondern als ein erfolgreiches ganzheitliches Zusammenspiel von „individuellem, sozialem, fachlichem und strategischem Handeln in interkulturellen Kontexten" (Bolten 2007, S.87). Jemand ist dann interkulturell kompetent, wenn er es schafft, das Zusammenspiel dieser verschiedenen Komponenten interkultureller Kompetenz ausgewogen zu gestalten (vgl. ebd., S.88).

Interkulturelle Kompetenz schließt eigen- und fremdkulturelle Kompetenz ein. Während fremdkulturelle Kompetenz das Verstehen der Besonderheiten des jeweiligen "anderen" strategischen Vorgehens ermöglicht, besteht interkulturelle Kompetenz darin, handlungsfähige Synergien zwischen eigen- und fremdkulturellen Ansprüchen bzw. Gewohnheiten „aushandeln" und realisieren zu können. Folglich handelt es sich bei „interkultureller Kompetenz" auch nicht um einen eigenständigen, fünften Kompetenzbereich neben den vier genannten. Sie unterscheidet sich von allgemeiner (eigenkultureller) Handlungskompetenz vor allem durch die andere - eben interkulturelle - Beschaffenheit des Handlungsfeldes, auf das sie bezogen ist; nicht jedoch im Hinblick auf die Notwendigkeit der Ganzheitlichkeit des Zusammenspiels der vier interkulturellen Teilkompetenzen. Als ein unverzichtbares „Mehr" gegenüber der allgemeinen (als eigenkultureller) Handlungskompetenz erweisen sich jene Kenntnisse, Fähigkeiten und Verhaltensweisen, die den Transfer auf das fremd- bzw. interkulturelle Bezugsfeld sichern. Dazu zählen in der Regel Fremdsprachenkenntnisse, aber auch die Fähigkeit, Differenzen zwischen eigen-, ziel- und interkulturellen Interaktionszusammenhängen reflektieren bzw. erklären sowie Synergiepotentiale erkennen und entfalten zu können (BOLTEN 2001).

Abb. 16: Allgemeine Handlungskompetenzen und Interkulturelle Handlungskompetenzen nach BOLTEN (2006)

Kompetenzbereich	Allgemeine Handlungskompetenzen	Interkulturelle Handlungskompetenzen
individuell	Belastbarkeit, Lernbereitschaft, Selbstwahrnehmung, Selbststeuerungsfähigkeit, Rollendistanz, Flexibilität, Ambiguitätstoleranz usw.	dto. plus Transferfähigkeit auf ziel-/interkulturelle Kontexte; z.B.: Selbststeuerungsfähigkeit in sprachlich fremder Umgebung
sozial	Teamfähigkeit, Konfliktfähigkeit, (Meta-) Kommunikationsfähigkeit, Toleranz, Kritikfähigkeit, Empathie usw.	dto. plus Transferfähigkeit auf ziel-/interkulturelle Kontexten, z.B.: Konfliktfähigkeit in Kontexten unter Beweis stellen können, in denen andere Konfliktbewältigungsstrategien üblich sind als im eigenkulturellen Kontext
fachlich	Fachkenntnisse im Aufgabenbereich, Kenntnisse der fachlichen/beruflichen Infrastruktur, Fachwissen vermitteln können, Berufserfahrung usw.	dto. plus Transferfähigkeit auf ziel-/interkulturelle Kontexte; z.B.: Fachkenntnisse unter Berücksichtigung anderskultureller Traditionen der Bildungssozialisation vermitteln können
strategisch	u.a. Organisations- und Problemlösefähigkeit, Entscheidungsfähigkeit, Wissensmanagement usw.	dto. plus Transferfähigkeit auf ziel-/interkulturelle Kontexte; z.B.: Synergiepotentiale bei kulturell bedingt unterschiedlichen Formen der Zeitplanung erkennen und realisieren können

Quelle: BOLTEN 2006, S.164

Eine weitere **Form der Kategorisierung von interkulturellen Kompetenzen** kann über drei Dimensionen erfolgen. Zum einen die **kognitive Dimension (interkulturelles Wissen)**, des Weiteren die **affektive Dimension (interkulturelle Sensibilität)** und zuletzt die **konative Dimension (interkulturelle Handlungskompetenz)** - also die verhaltensorientierte Dimension (**Abb. 17**).

Abb. 17: Komponenten interkultureller Kompetenz nach STELLAMANNS (2007)

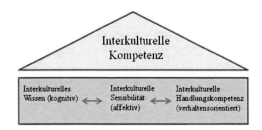

Quelle: STELLAMANNS (2007), S.22, Online im Internet unter http://www.munich-business-school.de/intercultural/index.php/Methoden_des_interkulturellen_Trainings_und_deren_praktische_Bedeutung (Zugriff am 20.02.2012).

Tab. 6 veranschaulicht, welche Faktoren interkultureller Kompetenz eine der drei Dimensionen nach Meinung der Mehrheit der Autoren wiedergibt (vgl. STELLAMANNS 2007).

Tab. 6: Faktoren Interkultureller Kompetenz nach STELLAMANNS (2007) <wird fortgesetzt)

Faktor	Beschreibung	Dimension
Geringer Ethnozentrismus	Eigene Kultur ist nicht das Maß aller Dinge	affektiv
Unvoreingenommenheit	Keine negativen Vorurteile über Angehörige anderer Kulturen	affektiv und konativ
Offenheit	Lernbereitschaft, Begeisterung und Neugier für Neues	affektiv und konativ
Empathie	Mitfühlen, sich in die Lage eines anderen versetzen können. Emotionen mit anderen teilen	affektiv und konativ
Entspannt sein	Keine Angst bzw. Unsicherheit, geringer Wunsch nach Unsicherheitsvermeidung, Stressbewältigung	affektiv und konativ
Respekt	Den anderen anerkennen, tolerieren und achten	affektiv und konativ
Flexibilität	Sich auf unterschiedliche Situationen richtig einstellen	konativ
Ambiguitätstoleranz	Fähigkeit widersprüchliches wahrzunehmen	konativ
Erfolgsorientierung	Problemlösungsorientierung	konativ
Angemessene „self disclosure"	Angemessene Offenlegung von Informationen über sich selbst	konativ

Tab.7: Faktoren Interkultureller Kompetenz nach STELLAMANNS (2007) <Fortsetzung>

Faktor	Beschreibung	Dimension
Kulturelles Bewusstsein	Wissen, dass die eigenen und fremden Handlungen kulturell bedingt sind und sich folglich unterscheiden	konativ
Wissen über das Land	Wissen über Umgangsregeln, Tabus	kognitiv
Selbstbewusstsein	Wissen über sich selbst, Fähigkeit zur Introspektive	kognitiv
Wertschätzung des Selbst	Achtung der eigenen Person	kognitiv
Realistische Erwartungen	Genaue und konkrete Erwartungen, die mit den tatsächlichen Gegebenheiten möglichst gut übereinstimmen	kognitiv

Quelle: Faktoren interkultureller Kompetenz, STELLAMANNS 2007, S.24.

Begriffsbestimmung und Prozessmodell nach DEARDROFF (2006)

„Interkulturelle Kompetenz beschreibt die Kompetenz, auf Grundlage bestimmter Haltungen und Einstellungen sowie besonderer Handlungs- und Reflexionsfähigkeiten in interkulturellen Situationen effektiv und angemessen zu interagieren." [63]

„Diese auf Dr. Darla K. DEARDORFF zurückgehende Definition unterscheidet sich von anderen Modellen, weil sie erstmalig auch auf die Wirkung von Interkultureller Kompetenz eingeht. Sie beinhaltet neben der **Motivationsebene (Haltungen und Einstellungen)** und der **Handlungskompetenz** zusätzlich eine **Reflexionskompetenz (als interne Wirkung)** sowie die **konstruktive Interaktion (als externe Wirkung von Interkultureller Kompetenz)**. Damit sind vier notwendige, aber keinesfalls hinreichende Dimensionen Interkultureller Kompetenz angesprochen, die der Konkretisierung bedürfen." [64]

In ihrem Prozessmodell (Abb. 18) visualisiert DEARDORFF das Konzept Interkultureller Kompetenz, „um die Komplexität besser zu veranschaulichen."[65]

---

[63] DEARDORFF, Darla: Interkulturelle Kompetenz – Schlüsselkompetenz des 21. Jahrhunderts? Thesenpapier der Bertelsmann Stiftung auf Basis der Interkulturellen-Kompetenz-Modelle 2006, S.5.
[64] Ebd.
[65] Ebd., S. 20

Abb. 18: Prozessmodell Interkultureller Kompetenz nach DEARDORFF (2006)

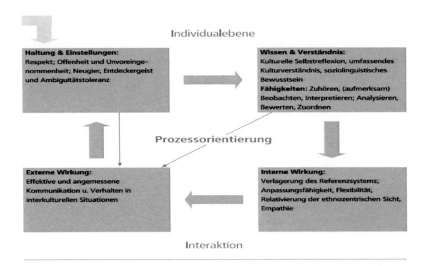

Quelle: Thesenpapier der Bertelsmann Stiftung auf Basis der Interkulturellen-Kompetenz-Modelle von Dr. Darla K. DEARDORFF: Interkulturelle Kompetenz – Schlüsselkompetenz des 21. Jahrhunderts? 2006, S.21.

Eine stetige Prozessorientierung ist wesentlich – d.h. das Bewusstsein für den an jedem Punkt stattfindenden Lernprozess und für die erforderlichen Fähigkeiten, die für den Erwerb Interkultureller Kompetenz notwendig sind. Dieses Prozessmodell Interkultureller Kompetenz zeigt außerdem die Bewegung und Prozessorientierung, die sich zwischen den verschiedenen Elementen entwickelt. So visualisiert das Prozessmodell beispielsweise die Verlagerungen von der persönlichen zur interpersonellen Ebene (interkulturelle Interaktion). Es veranschaulicht die Möglichkeit, durch bestimmte Haltungen, Einstellungen bzw. Fähigkeiten (Wissen) direkt zu den externen Wirkungen zu gelangen, wobei jedoch die Angemessenheit und Effektivität der interkulturellen Begegnung dann möglicherweise schwächer sind, als wenn der gesamte Prozesszyklus durchlaufen worden wäre und von neuem beginnt. Dieses Modell zeigt auch, dass der Erwerb Interkultureller Kompetenz ein langwieriger, mehrdimensionaler und komplexer Prozess bleibt (ebd., S.20).

Je mehr Komponenten nach DEARDORFF (2006, S.21) erworben/entwickelt wurden, „desto höher die Wahrscheinlichkeit interkulturell kompetenter Interaktion als externe Wirkung." DEARDORFF weist daraufhin, dass das Konzept keineswegs auf die im Modell enthaltenen Komponenten beschränkt ist. „Denn die Modelle ermöglichen sowohl die weitergehende Entwicklung kontext- und situationsspezifischer Bewertungsindikatoren als auch eine allgemeine Bewertung Interkultureller Kompetenz; damit beziehen sich die Modelle sowohl auf eine allgemeine als auch auf eine spezifische Definition Interkultureller Kompetenz. Gleichwohl bleibt Interkulturelle Kompetenz auch weiterhin ein komplexes und mit kontroversen Fragestellungen behaftetes Thema" (ebd., S.21).

Anforderungen und Grundbedingungen nach THOMAS (2003)

THOMAS findet folgende Anforderungen und Grundbedingungen für die Interkulturelle Kompetenz erforderlich:

- **Interkulturelle Wahrnehmung** – Fremdheit und Andersartigkeit müssen in ihrer kulturellen Bedingtheit wahrgenommen werden.

- **Interkulturelles Lernen** – es müssen Kenntnisse über das fremdkulturelle Orientierungssystem erworben werden.

- **Interkulturelle Wertschätzung** – der Handelnde muss wissen und nachvollziehen können, warum die Partner so andersartig wahrnehmen, urteilen, empfinden und handeln. Er muss auch bereit sein, diese Denk- und Verhaltensgewohnheiten zu respektieren.

- **Interkulturelles Verstehen** – der Handelnde muss wissen, wie sein eigenkulturelles Orientierungssystem beschaffen ist, wie es das eigene Denken und Verhalten bestimmt und welche Konsequenzen sich aus dem Aufeinandertreffen der eigenen und der fremden kulturspezifischen Orientierungssysteme für das gegenseitige Verstehen ergeben.

- **Interkulturelle Sensibilität** – der Handelnde muss in der Lage sein, aus dem Vergleich des eigenen und fremden Orientierungssystems heraus sensibel auf den Partner zu reagieren, dessen kulturspezifische Perspektiven partiell zu übernehmen (vgl. THOMAS 2003, S.141).

Diese Fähigkeiten und Eigenschaften machen laut THOMAS Interkulturelle Kompetenz aus, die es ermöglicht, „den interkulturellen Handlungsprozess so (mit)gestalten zu können, dass Missverständnisse vermieden oder aufgeklärt werden können und gemeinsame Problemlösungen kreiert werden, die von allen beteiligten Personen akzeptiert und produktiv genutzt werden können" (THOMAS 2003, S.141).

3.3.1 Interkulturelles Lernen

„Interkulturelles Lernen findet statt, wenn eine Person bestrebt ist, im Umgang mit Menschen einer anderen Kultur deren spezifisches Orientierungssystem der Wahrnehmung, des Denkens, Wertens und Handelns zu verstehen, in das eigenkulturelle Orientierungssystem zu integrieren und auf ihr Denken und Handeln im fremdkulturellen Handlungsfeld anzuwenden. Interkulturelles Lernen bedingt neben dem Verstehen fremdkultureller Orientierungssysteme eine Reflexion des eigenkulturellen Orientierungssystems" (THOMAS 1988, S.83; zit. n. AUERNHEIMER 2003; S.82).

Interkulturelle Kompetenz nach kognitiven, affektiven und behavioralen Lernebenen

„Interkulturelle Kompetenz meint nicht, alles und jeden einfach so hinzunehmen und gutzuheißen. Eine wichtige Komponente ist es, sich selbst und die Anderen auch zu hinterfragen (vgl. STRAUB/NOTHNAGEL/WEIDEMANN 2010, S.21. Online im Internet unter http://www.ikud-seminare.de, Zugriff am 03.04.2012). Hierzu gehören z. B. Wissen um Ethnozentrismus, Kulturkonzepte, Fähigkeiten wie Selbst- und Fremdreflexion, Perspektivwechsel und Fertigkeiten wie der Umgang mit sogenannten kritischen Ereignissen und Kommunikationskompetenz. Die Abb. 19 zeigt einen Modellentwurf für interkulturelle Kompetenz, bei dem die Fähigkeiten nach ihren Lernebenen angeordnet sind:

Abb. 19: Interkulturelles Kompetenzmodell nach Lernebenen (STRAUB/NOTHNAGEL/WEIDEMANN 2010)

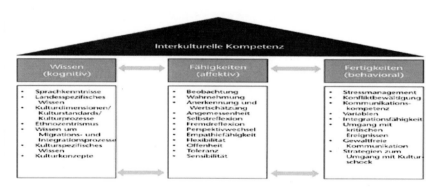

Quelle: Straub / Nothnagel / Weidemann 2010, S.21/22. Verfügbar unter http://www.ikud-seminare.de/interkulturelle-kompetenz.html (Zugriff am 03.04.2012).

Interkulturelles Lernen sollte genau diese Lernebenen – kognitive, affektive und behaviorale Ebene – ansprechen, um einzelne Komponenten interkultureller Kompetenz zu fördern und herauszubilden. Wichtig ist auch, dass sich die einzelnen Bereiche interkultureller Kompetenz gegenseitig beeinflussen und wechselseitig bedingen. Insgesamt geht es bei dem Modell interkultureller Handlungskompetenz um ein theoretisches Modell, dessen Zielvorgaben und Idealzustände in der Fülle im Normalfall nicht vollkommen erfüllt werden können" (vgl. Straub/Nothnagel / Weidemann 2010, S.22, In: ebd.).

Teilkompetenzen interkultureller Kompetenz

Ähnlich wie in dem Interkulturellen Kompetenzmodell nach Lernebenen beschreibt ERLL (2007) „Teilkompetenzen interkultureller Kompetenz": Interkulturelle Kompetenz setzt sich nach ERLL et.al. (2007, S.11ff.) aus **drei Teilkompetenzen** zusammen, die in enger Wechselwirkung miteinander stehen und die auch in sich wieder komplex sind:

- Die affektive Kompetenz
- Die kognitive Kompetenz
- Die pragmatisch-kommunikative Kompetenz

Die **affektive Kompetenz** als Teilbereich einer interkulturellen Kompetenz umfasst insbesondere die Einstellungen und Haltungen gegenüber Angehörigen anderer Kulturen.

Affektive Teilkompetenz

- Interesse an und Aufgeschlossenheit gegenüber anderen Kulturen
- Empathie und Fähigkeit des Fremdverstehens
- Ambiguitätstoleranz

Die **kognitive Kompetenz** umfasst für interkulturelle Begegnung relevantes Wissen über die Kultur(en), durch die die jeweiligen Interaktionspartner geprägt worden sind. Diese Form des Wissens steht bereits in engem Zusammenhang mit der kognitiven Dimension interkultureller Kompetenz: der Fähigkeit zur Selbstreflexivität, zum Nachdenken über die eigenen Wirklichkeitsbilder, Selbstbilder, Einstellungen, Verhaltensweisen und Kommunikationsmuster.

Kognitive Teilkompetenz

- Wissen über andere Kulturen (kultur- bzw. länderspezifisches Wissen)
- Kulturtheoretisches Wissen (Wissen über die Funktionsweisen von Kulturen, kulturellen Unterschiede und deren Implikationen)
- Selbstreflexivität

Die **pragmatisch-kommunikative Kompetenz** umfasst Fähigkeiten der Kommunikation, die sich auf eine produktive Interaktion mit Menschen aus anderen Kulturen positiv auswirken, einschließlich geeigneter Problemlösungsstrategien.

Pragmatisch-kommunikative Teilkompetenz

- Einsatz geeigneter kommunikativer Muster
- Einsatz wirkungsvoller Konfliktlösungsstrategien

Anzumerken ist, dass Sprachkompetenz keineswegs eine unabdingbare Voraussetzung für eine erfolgreiche interkulturelle Kommunikation ist (ebd.).

Die interkulturelle Kompetenz entwickelt sich mit jeder neuen interkulturellen Begegnung in einer **Art Lernspirale** (vgl. DEARDORFF 2006) weiter. Die drei Teilkompetenzen sind dabei stets miteinander verknüpft (vgl. ERLL et.al. 2007, S.148).

„Letztlich sind die genannten Teilkompetenzen interkultureller Kompetenz – kognitive, affektive und pragmatisch-kommunikative – auch Voraussetzung für jedes erfolgreiche Handeln im intrakulturellen Bereich" (ebd., S.149).

BOLTEN (2003, S.87) verweist darauf, dass Interkulturelle Kompetenz sich von der allgemeinen Handlungskompetenz unterscheidet, da sie durch die „Reflexion des Kulturellen" auf einer anderen Ebene angesiedelt ist. Interkulturelle Kompetenz sei somit eine „generelle Handlungskompetenz" mit „interkulturellen Vorzeichen" (ebd., In: ERLL et. al. 2007, S.150).

RATHJE (2006, S.3) unterscheidet die „Effizienz" und die „Toleranz" als zwei Hauptziele des Interkulturellen Lernens: „Die Stellungnahmen zu Zielvorstellungen interkultureller Kompetenz bewegen sich zwischen eher ökonomisch orientierten Konzepten, die vor allem Effizienzgesichtspunkte in den Vordergrund stellen, und eher geisteswissenschaftlichen bzw. erziehungswissenschaftlichen Ansätzen, die Effizienzerwägungen gegenüber skeptisch eingestellt sind und vor allem den Aspekt menschlicher Weiterentwicklung in der interkulturellen Interaktion betonen" (ebd., In: ERLL 2007, S.150).

Ein Modell für die Ebenen und das Ziel eines interkulturellen Trainings findet sich bei ZÜLCH 2005, S.46ff. In: KUHN, Hubert 2009 (**Abb. 20**).

Abb. 20: Ebenen interkulturellen Lernens nach KUHN (2009)

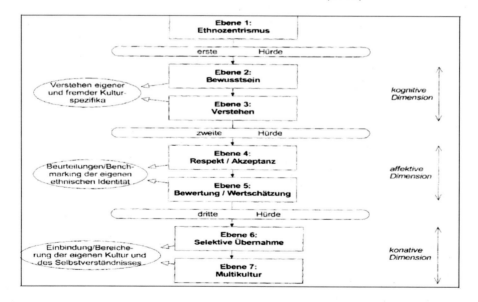

Quelle: KUHN, Hubert (2009): Interkulturelle Kompetenz entwickeln in gruppendynamischen Trainings. Online abrufbar unter: http://www.idm-diversity.org/files/infothek_kuhn_gruppendynamik.pdf, S.8. (Zugriff am 20.03.2012).

Die **erste Ebene** als Ausgangssituation ist gekennzeichnet von der Ausrichtung an der eigenen Kultur, die als höher und besser bewertet wird als Fremdkulturelles. Die **zweite Ebene** beginnt mit dem Bewusstmachen und Bewusstwerden von kulturellen Unterschieden. Der Übergang zwischen diesen beiden Ebenen fordert vom Akteur zum ersten Mal eine bewusste Auseinandersetzung mit Fremdkulturellem. Dies bezeichnen die

Autoren als eine erste Hürde im Prozess des interkulturellen Lernens. An das Bewusstwerden kultureller Unterschiede schließt als **dritte Ebene** deren Verstehen an. Die Ebenen zwei und drei sind der kognitiven Dimension interkultureller Kompetenz zuzurechnen. Der Übergang zur vierten Ebene stellt die zweite **Hürde** dar, die dadurch gekennzeichnet ist, dass der durchlaufene kognitive Prozess in einen affektiven Prozess überführt wird: Kennzeichen der **vierten Ebene** sind Respekt und Akzeptanz für die fremde Kultur. Dies ist Grundlage für eine Bewertung der anderen Kultur, die im positiven Sinne in einer Wertschätzung endet.

Die angestrebte interkulturelle Kompetenz soll sich auf alle drei Bereiche erstrecken: kognitiv, affektiv und verhaltensbezogen. Allerdings wird hier kritisiert, dass es sich meist um eine Kombination des „best of all" der drei Bereiche handelt, ohne dass sich die Methoden wechselseitig durchdringen würden (vgl. BOLTEN 2007a, 22ff.). Nachdem im Alltag ein der Situation angemessenes Handeln sozusagen als synergetisches Produkt der Teilbereiche gefordert ist, wäre ein prozessualer Begriff interkultureller Kompetenz im Sinne von lat.: competere = zusammenbringen sinnvoll (vgl. BOLTEN 2007a, 22ff.). Dabei wird interkulturelle Kompetenz als ein auf die Anwendung bezogener Spezialfall einer allgemeinen (sozialen) Handlungskompetenz gesehen.

Bedeutsam auch im Hinblick auf die Grenzen für interkulturelles Lernen ist, dass soziale Kompetenzen vorhanden sind wie Offenheit, Flexibilität, Kooperationsbereitschaft sowie Interaktionsfreudigkeit. Martin ZÜLCH pointiert es so: "Wer es am wenigsten braucht, hat am meisten davon" (ZÜLCH 2005, 72).

Die meisten interkulturellen Trainingskonzepte sind individualistisch ausgerichtet. Die Gruppe spielt keine Rolle oder dient nur als Mittel, um z.B. Rollenspiele durchzuführen.

Zusammenfassend kommt Jonas PUCK zu dem Schluss, dass bei multikulturell gemischten Teams eine (gruppenorientierte) Teamentwicklung sinnvoll, weil nachweisbar leistungsfördernd, sei (vgl. PUCK 2007, S.127ff.).

Interkulturelles Lernen „off the job" – „on the job"

BOLTEN (2007) unterscheidet Interkulturelles Lernen in unterschiedliche Arten von Trainings (Abb. 21).

Abb. 21: Interkulturelles Lernen „off the job" - „on the job" nach BOLTEN (2007)

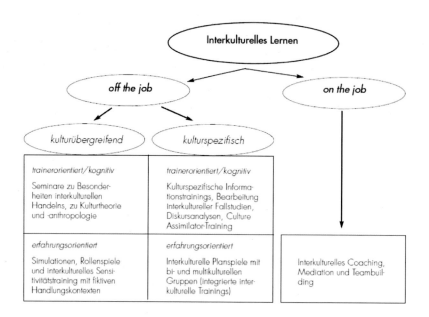

Quelle: BOLTEN 2007, S.88

Kulturspezifische Trainings – „off the job"

„Kulturspezifische Trainings zielen auf kognitive und erfahrungsbezogene Auseinandersetzungen mit konkreten Zielkulturen. Sie sind vor allem für solche Zielgruppen geeignet, die für eine Entsendung oder die Arbeit in einem internationalen Team ausgewählt sind und entsprechend vorbereitet werden" BOLTEN (2007, S.93).

Kulturübergreifende Trainings – „off the job"

„Kulturübergreifende Trainings bezwecken eine eher allgemeine Sensibilisierung für die Besonderheiten, Chancen und Probleme interkulturellen Handelns. Sie sind vor allem für solche Zielgruppen geeignet, die noch keine umfangreichen interkulturellen Erfahrungen haben sammeln können und für die noch keine kulturspezifische Entsendungsplanung besteht" (vgl. BOLTEN 2007, S.89).

Trainerorientierte/kognitive „Trainingsformen zur allgemeinen interkulturellen Sensibilisierung"

Hierbei handelt es sich weniger um Trainings in konventionellem Sinn als vielmehr um Einführungsveranstaltungen und Seminare, in denen Begriffe wie z. B. „Kultur", „Fremdheit" oder „Interkulturalität" thematisiert werden. Klassische Beispiele hierfür sind einschlägige universitäre Studiengänge oder Weiterbildungsveranstaltungen z. B. an Volkshochschulen" (vgl. BOLTEN 2007, S.89).

Erfahrungsorientierte kulturspezifische Trainings

„Im Gegensatz zu den kulturspezifisch-informatorischen Trainings sind erfahrungsorientierte Trainings mit monokulturellen Gruppen nicht durchführbar. Denn auch bei noch so gut inszenierten Rollenspielen wird keine Interkulturalität erzeugt (vgl. BOLTEN 2007, S.96).

BOLTEN sieht als Beispiel erfahrungsorientierter kulturspezifischer Trainings, „das im Bereich des Fremdsprachenerwerbs sehr erfolgreich praktizierte Tandem-Lernen, bei dem Angehörige zweier unterschiedlicher Kulturen sich gegenseitig unterrichten. Diese Lernform, die nicht unbedingt nur auf Fremdsprachenvermittlung bezogen sein muss, bietet den Vorteil, dass interkulturelle Erfahrungen in der Regel während des Lernprozesses nicht nur gemacht, sondern auch reflektiert werden" (ebd.).

„Culture Assimilator" – die Arbeit mit Fallbeispielen

Eine häufig eingesetzte Trainingsform ist der sogenannte **„Culture Assimilator"** (vgl. ERLL et. al. 2007, S.153).

„Der Culture Assimilator arbeitet mit Fallbeispielen. Dabei werden kurz typische Konfliktsituationen geschildert, die im Kontakt mit verschiedenen Kulturen entstehen können (critical incidents). Zu jedem incident werden mehrere Erklärungsmöglichkeiten angeboten, von denen eine am besten zutrifft. Ziel des Trainings ist eine Sensibilisierung für spezifische Unterschiede zwischen Kulturen" (ebd.).

Kritisch anzumerken ist allerdings mit Jürgen BOLTEN (2003, S.94 In: ERLL et. al. 2007, S.153): „ Abgesehen davon, dass suggeriert wird, interkulturelle Kontakte würden per se problematisch verlaufen, ist bei derartigen Übungen die Gefahr sehr groß, dass Verhaltenserwartungen geschaffen und Stereotype untermauert werden, die es eigentlich abzubauen gälte. In diesem Sinne sollten Culture-Assimilator-Übungen nur unter Hinweis auf die Einmaligkeit und Nicht-Übertragbarkeit des dargestellten „critical incident" durchgeführt werden".

Zusammenfassung

Zur interkulturellen Kompetenzentwicklung für die Modulentwicklung erscheint es auf der Ebene der Outcomeorientierung bedeutsam, dass die affektive, kognitive und behaviorale Ebene als Teilbereiche „Interkultureller Kompetenz" differenziert im Lernprozess angesprochen werden. Die Teilkompetenzen lassen mögliche Zuordnungen zu Lerninhalten zu. Die Inhalte lassen darauf schließen, dass sie in Abhängigkeit von einem unterschiedlichen Kulturverständnis bzw. unterschiedlichen theoretischen Modellen der Interkulturellen Kompetenzentwicklung stehen. Daraus folgt für das Modul ein Modulschrittaufbau der theoretisch begründet ist und die entsprechenden Teilkompetenzen fördert, um die Moduleinheiten entsprechend outcome orientiert im Rahmen des interkulturellen Lernens inhaltlich zu gestalten.

3.3.2 Interkulturelle Pädagogik

Leitmotive interkultureller Pädagogik liefern Kriterien für die Wahl von Teilzielen, Inhalten und methodischen Zugängen und implizieren Prinzipien für das Handeln der Pädagog(inn)en (vgl. AUERNHEIMER 2007, S.22).

Die leitende Perspektive der Interkulturellen Pädagogik nach AUERNHEIMER (2007, S.20ff.) „ist die Idee einer multikulturellen Gesellschafft, die auf zwei Grundsätzen basiert: dem Prinzip der Gleichheit und dem Prinzip der Anerkennung. Die beiden Prinzipien gelten auch für die Interkulturelle Pädagogik. Die Anerkennung gilt den von Individuen für wertvoll, weil identitätsrelevant gehaltenen kulturellen Formen und Inhalten [...]. Ziele von interkultureller Erziehung und Bildung sind somit zum einen Haltungen, zum anderen Wissen und Fähigkeiten, zum Beispiel das Wissen um strukturelle Benachteiligung, Sensibilität für mögliche Differenzen, die Fähigkeit zum Perspektivwechsel. Vorrangig sind das Eintreten für gleiche Rechte und Sozialchancen ungeachtet der Herkunft und die Haltung der Akzeptanz, des Respekts für Andersheit. Diese Haltungen sind unverzichtbar für die Befähigung zum interkulturellen Verstehen vorausgesetzt. Verstehen und Dialogfähigkeit sind die anderen übergreifenden Ziele interkultureller Bildung. Das Verstehen wird vom Dialog dadurch unterschieden, dass es hier um strittige Geltungsansprüche geht, während dort zunächst einmal Sinn und Bedeutung erschlossen werden. Im Prozess der Kommunikation ist [...] beides nicht zu trennen, weil zum Beispiel differente Rollenerwartungen das Verstehen beeinträchtigen können, und einer solchen Differenz tiefere Norm- und Wertdifferenzen zugrunde liegen können. Nach Auffassung maßgeblicher Theoretiker ist Verstehen immer dialogisch.

Die Leitmotive Interkultureller Pädagogik sind:

Das Eintreten für Gleichheit aller ungeachtet der Herkunft,

die Haltung des Respekts für Andersheit,

die Befähigung zum interkulturellen Verstehen,

die Befähigung zum interkulturellen Dialog" (ebd., S.21).

In der **multiperspektivischen Bildung** „geht es nicht um die Anhäufung zusätzlicher Kenntnisse, sondern um Erweiterung der Perspektiven durch Überwindung der monokulturellen Orientierung" (vgl. AUERNHEIMER 2003, S.142ff.).

Ideen multiperspektivischer Bildung findet man in Beiträgen zur interkulturellen Pädagogik [...] zum Beispiel bei HOLZBRECHER (1997 In: AUERNHEIMER 2003, S.147). „Dazu gehören etwa seine Vorschläge Körperbilder, Sinnlichkeit, Muster von Nähe und Distanz oder den Umgang mit dem Tod kulturvergleichend zu erforschen" (ebd.).

Die Vielfalt der Lernorte ist nach Ansicht von AUERNHEIMER (2003; S.167) bedeutsam. „Außerschulische Lernorte bieten für soziales und daher auch interkulturelles Lernen oft günstige Bedingungen." Insbesondere bietet sich gerade die „musische-ästhetische Arbeit" für kulturelle Synthesen, aber auch für verschlüsselte Problemdarstellungen mit Verfremdungseffekten an" (ebd.). Hier finden sich pädagogische Ideen der ästhetischen Bildung.

„Mit dem Begriff der ästhetischen Bildung bewegt man sich in einem Bereich der Pädagogik in dem es darum geht, mit Hilfe von ästhetischen Medien sinnliche Erfahrungen zu machen. Hierbei können künstlerische Werke unterstützen. Es geht aber nicht nur um Erfahrungen. Wenn man sich die Herkunft des Wortes Ästhetik, welches aus dem Griechischen aisthesis abgeleitet ist, anschaut, bedeutet es ursprünglich sinnliches wahrnehmen" (vgl. SERING 2009, S.6). JÄGER und KUCKHERMANN sehen im ästhetischen Lernen die Vermittlung von Schlüsselqualifikationen im Vordergrund.

So z.B. die Entwicklung der persönlichen Äußerungs- und Ausdrucksfähigkeit, einer differenzierten Wahrnehmungs- und Interpretationsfähigkeit, damit verbunden die Urteils- und Kritikfähigkeit sowie der Phantasie im Sinne von divergentem Denken und kreativer Problemlösefähigkeit (vgl. JÄGER/KUCKHERMANN, In: SERING 2009, S.21).

So kann die ästhetische Bildung als eine Perspektive des ganzheitlichen Lernens bezeichnet werden mit vielfältigen methodischen (Erfahrungs-) Möglichkeiten. Eine notwendige multiperspektivische Dimensionalität mit kulturellen Differenzen beschreibt AUERNHEIMER:

„Kompetenter Umgang mit kulturellen Differenzen verlangt zum einen die Bearbeitung von Irritationen und von den Problemen, einander zu verstehen [...] zum anderen auch den Dialog über umstrittene Geltungsansprüche von religiösen Werten, Geschlechterrollen etc. – oder auch einfach von Kommunikationsregeln" (AUERNHEIMER 2007, S.137). „Differenzerfahrungen müssen ernst genommen, aber in ihrer Komplexität gesehen werden. Der Pädagoge muss dafür sensibel sein, darf aber nicht Differenzen suggerieren. Das Bemühen um das Verständnis des Fremden sollte sich mit der Respektierung der Verstehensgrenzen verbinden" (ebd., S.137). Verstehen ist immer dialogisch (vgl. AUERNHEIMER, 2007 S.21).

Zusammenfassung:

Die Leitmotive interkultureller Pädagogik liefern Kriterien für die Wahl von Teilzielen, Inhalten und methodischen Zugängen und implizieren Prinzipien für das Handeln der Pädagog(inn)en (vgl. AUERNHEIMER 2007, S.22). Dies erscheint bedeutsam auf der Ebene der Leitmotive für das Modul. Auf der Unterrichtsebene finden sich durch die pädagogischen Ideen der ästhetischen Bildung Umsetzungsmöglichkeiten, um eine multiperspektivische, sinnliche, erfahrbare Bildung in Bezug auf Interkulturelle Kompetenzen zu fördern.

3.4 Spektrum der interkulturellen Kompetenzmodelle

Welche denkbaren Modelle und Beiträge aus der interkulturellen Kompetenzforschung können für eine mögliche Modulkonstruktion herangezogen werden? Dazu erscheint es zunächst hilfreich auf die historische Entstehung des wissenschaftlichen Diskussionsprozesses einzugehen.

„(...) to what degree is it actually possible, for an expert from one culture to communicate with, to get through to, persons of another culture?" (GARDNER 1962, S.241; zit. n. RATHJE 2006, S.1).

Als einer der ersten, der die Frage nach interkultureller Kompetenz formuliert hat, gilt der amerikanische **Sozialpsychologe GARDNER 1962 (ebd.).** Nach RATHJE (2006) propagierte er das Konzept der „universal communicators", „also Individuen, die mit besonderer kultureller Kommunikationsfähigkeit ausgestattet sind, und stellt ein ganzes Bündel aus Persönlichkeitseigenschaften vor, die diese Begabten mitbringen sollen: Integrität und Stabilität, Extrovertiertheit, eine an universellen Werten ausgerichtete Sozialisation sowie besondere telepathische (!) bzw. intuitive Fähigkeiten" (GARDNER 1962, S.248; zit. n. RATHJE 2006, S.1). Fast ein halbes Jahrhundert später beschäftigt die Beobachtung, dass manche Menschen mit Interkulturalität scheinbar besser umgehen können als andere, Wissenschaftler und Praktiker unterschiedlicher Fachgebiete immer noch (ebd.). So beteiligen sich in der Wissenschaft nach RATHJE (2006) „neben den Sozialpsychologen u.a. Auslandsgermanisten, Soziologen, Kulturwissenschaftler, Pädagogen, Philosophen, Linguisten und Wirtschaftswissenschaftler an der Erforschung des Konzepts interkultureller Kompetenz und werden in der Praxis ergänzt von Sozialarbeitern, Lehrern, Mediatoren, Kommunikationstrainern, Personalberatern oder HR-Managern, um nur eine Auswahl zu nennen." AUERNHEIMER (AUERNHEIMER 2002, S.183; zit. n. RATHJE 2006,S.1) kommt zu dem Schluss: *„Wenn man versucht, sich einen Überblick über die Diskussion zum Thema interkulturelle Kompetenz zu verschaffen [...], so kann einen die Fülle des [...] Materials ratlos machen"*, da die unterschiedlichen Fachrichtungen bereits eine kaum übersehbare Anzahl an Modellen zur Beschreibung interkultureller Kompetenz hervorgebracht haben. Aus diesem Grund erscheint es für die Modellkonstruktion sinnvoll, sich auf zusammenfassende Darstellungen von Modellen zunächst zu beschränken. Zusammenfassende Darstellungen grenzen bei der Beschreibung interkultureller Kompetenz beispielsweise sogenannte **Listen- und Strukturmodelle** (BOLTEN 2005) voneinander ab.

3.4.1 Listenmodelle

Listenmodelle nach Art der von Gardner vorgeschlagenen Aufzählung relevanter Teilkompetenzen, wie beispielsweise Stressresistenz oder Empathie additiv „auflisten". Im Rahmen entsprechender Merkmalslisten (Listenmodelle) nahezu durchgängig aufgeführt werden in diesem Zusammenhang z.B. „Fremdsprachenkenntnisse", „Aufgeschlossenheit", „Flexibilität", „Empathie", „Anpassungsfähigkeit", „Optimismus", „Ambiguitätstoleranz", „Kontaktfähigkeit" und „Rollendistanz" (vgl. BOLTEN 2006, S.1). BOL-

TEN (2006, S.1) bemerkt, dass die prinzipielle Unabschließbarkeit der Auflistung derartiger Teilkompetenzen im Additionsergebnis notgedrungen auch zu sehr unterschiedlichen Definitionen der Summe „interkulturelle Kompetenz" führt.

3.4.2 Strukturmodelle

Strukturmodelle verstehen interkulturelle Kompetenz eher systemisch-prozessual und ordnen Einzelfähigkeiten bestimmten Dimensionen zu. So umfasst ein häufig zitiertes Modell beispielsweise affektive, kognitive und verhaltensbezogene Aspekte (**Abb. 22**) interkultureller Kompetenz (GERTSEN 1990). Strukturmodelle ermöglichen zur Beschreibung interkultureller Kompetenz aufgrund ihrer Systematik eine größere begriffliche Verbindlichkeit (BOTEN 2006, S.1). Sie stammen überwiegend aus der Sozialpsychologie und nehmen beispielsweise Zuordnungen von interkulturellen Teilkompetenzen zu Strukturdimensionen (kognitiv, affektiv, verhaltensbezogen) oder zu Teilbereichen allgemeiner Handlungskompetenz (individuell, sozial, fachlich, strategisch) vor. Der Vorteil solcher Modelle besteht darin, dass sie interkulturelle Kompetenz nicht additiv sondern systemisch-prozessual verstehen (GERTSEN 1990, STÜDLEIN 1997).

Abb. 22: Modell der Strukturdimensionen nach GERTSEN (1990)

Affektive Dimension	Kognitive Dimension	Verhaltensbezogene Dimension
• Ambiguitätstoleranz • Frustrationstoleranz • Fähigkeit zur Stressbewältigung • Selbstvertrauen • Flexibilität • Empathie, Rollendistanz • Vorurteilsfreiheit, Offenheit, Toleranz • Geringer Ethnozentrismus • Akzeptanz/Respekt gegenüber anderen Kulturen • Interkulturelle Lernbereitschaft	• Verständnis des Kulturphänomens in Bezug auf Wahrnehmung, Denken, Einstellungen sowie Verhaltens- und Handlungsweisen • Verständnis fremdkultureller und eigenkultureller Handlungszusammenhänge • Verständnis der Kulturunterschiede der Interaktionspartner • Metakommunikationsfähigkeit	• Kommunikationswille und -bereitschaft i.S. der initiierenden Praxis der Teilmerkmale der affektiven Dimension • Kommunikationsfähigkeit • Soziale Kompetenz (Beziehungen und Vertrauen zu fremdkulturellen Interaktionspartnern aufbauen können)

Quelle: VOGLER, Petra: Imaginationsreflexifität als Aspekt interkultureller Kompetenz – das Stiefkind interkurtureller Kompetenzdiskussion. In: Interculture Journal 2010/12, S.9. Online im Internet unter http://www.interculture-journal.com/download/issues/2010_12.pdf, S.9. (Zugriff am 20.03.2012).

BOLTEN (2006, S.1) merkt an, dass bei Strukturmodellen vielfach der Unterschied zwischen allgemeiner (eigenkultureller) und interkultureller „Handlungskompetenz" ungeklärt bleibt. „So werden bei Beschreibungen von interkulturellen Teilkompetenzen ähnlich wie in den Listenmodellen Merkmale wie „Toleranz", „Teamfähigkeit", „Rollendistanz", „Empathie" usw. genannt, die für sich genommen noch keine Gelingensbedingung für erfolgreiches interkulturelles Handeln darstellen: So wäre beispielsweise ein Projektleiter auch in eigenkulturellen Zusammenhängen vermutlich wenig erfolgreich, wenn er nicht über Teilkompetenzen wie Einfühlungsvermögen, Toleranz oder Teamfähigkeit verfügen würde. Für sich genommen handelt es sich hierbei folglich garnicht um interkulturelle, sondern um **allgemeine Handlungskompetenzen**" (zit. n. BOLTEN 2006, S.1). „Zwischen diesen Kompetenzen besteht jedoch in der alltäglichen Handlungswirklichkeit ein Interdependenzverhältnis. Interkulturelle Kompetenz sei demzufolge „nicht als Synthese, sondern als synergetisches Produkt des permanenten Wechselspiels der genannten Teilkompetenzen zu beschreiben. Dann handelt es sich freilich nicht mehr um einen strukturellen, sondern um einen prozessualen Begriff von interkultureller Kompetenz" (BOLTEN 2007, S.24, In: VOGLER 2010, S.9).

3.4.3 Prozessmodell

Nach BOLTEN (2006, S.164ff.) werden fachliche und strategische Kompetenzbereiche in der interkulturellen Kompetenzforschung gegenüber individuellen und sozialen Teilkompetenzen bislang eher stiefmütterlich behandelt: „Dabei wird übersehen, dass erfolgreiches interkulturelles Handeln auf dem gelungenen ganzheitlichen Zusammenspiel von individuellem, sozialem, fachlichem und strategischem Handeln in interkulturellen Kontexten beruht. Jemand, der aufgrund seiner Fachkenntnisse und seiner fremdkulturellen Vermittlungsfähigkeit prinzipiell in der Lage ist, im Rahmen z.B. eines Projekts der internationalen Entwicklungszusammenarbeit den Nutzen und die Funktionsweise einer Maschine plausibel zu erklären, kann seinen Handlungserfolg dadurch gefährden, dass er bestimmte soziale Regeln der Zielgruppe (Hierarchiestrukturen o.ä.) nicht erkennt oder berücksichtigt. „In diesem Fall kann es passieren, dass Animositäten auf der Beziehungsebene Akzeptanzen auf der Inhaltsebene dominieren und auf diese Weise ein Projekt zum Scheitern verurteilen. Das Scheitern selbst wäre Resultat mangelnder interkultureller Kompetenz in dem Sinn, dass sie nicht als ganzheitliche realisiert worden ist. Umgekehrt wäre jemand vermutlich ebenfalls wenig erfolgreich, wenn er zwar über ausgeprägte interkulturelle soziale Kompetenzen verfügen würde, dabei aber nicht auf fundiertes Fachwissen zurückgreifen könnte. Eine Berücksichtigung der Interdependenz der Teilbereiche leisten nach Bolten integrative Prozessmodelle interkultureller Kompetenz" (ebd.).

Abb. 23: Prozessmodell interkultureller Kompetenz nach BOLTEN (2001)

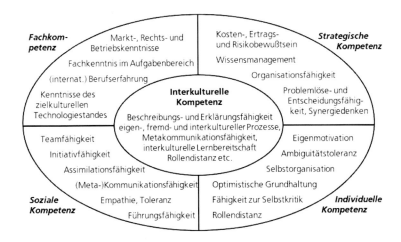

Quelle: VOGLER 2010, S.10

Bolten hat also hier den Versuch unternommen den affektiven, kognitiven und verhaltensbezogenen Dimensionen des beschriebenen Strukturmodells die vier Teilkompetenzbereiche (individuell, sozial, fachlich und strategisch) des Prozessmodells zuzuordnen (vgl. BOLTEN 2007, S.24ff.) (Abb. 23). Interkulturelle Kompetenz könne daher nicht als eigenständiger Bereich angesehen werden. Neben den vier eben genannten Teilkompetenzfähigkeiten, müsse „Interkulturelle Kompetenz" als eine Bezugsdimension gesehen werden, die im Sinne einer Folie den vier anderen Teilkompetenzen beruflichen Handelns unterliegen. „Interkulturelle Kompetenz schließt eigen-und fremdkulturelle Kompetenz ein. Während fremdkulturelle Kompetenz das Verstehen der Besonderheiten des jeweiligen "anderen" strategischen Vorgehens ermöglicht, besteht interkulturelle Kompetenz darin, handlungsfähige Synergien zwischen eigen- und fremdkulturellen Ansprüchen bzw. Gewohnheiten "aushandeln" und realisieren zu können. Folglich handelt es sich bei "interkultureller Kompetenz" auch nicht um einen eigenständigen, fünften Kompetenzbereich neben den vier genannten" (BOLTEN 2007, S.24). „Interkulturelle Kompetenz stellt keinen eigenständigen Kompetenzbereich dar, sondern ist im Sinne. von lat. competere: „zusammenbringen" am besten als Fähigkeit zu verstehen, individuelle, soziale, fachliche und strategische Teilkompetenzen in ihrer bestmöglichen Verknüpfung auf interkulturelle Handlungskontexte beziehen zu können. Interkulturelle Kompetenz ist dementsprechend keine Schlüsselqualifikation, sondern eine Querschnittsaufgabe, deren Gelingen das Zusammenspiel verschiedener Schlüsselqualifikationen voraussetzt" (BOLTEN 2007, S.112).

Zusammenfassend definiert BOLTEN (2007, S.87) interkulturelle Kompetenz *„als das erfolgreiche ganzheitliche Zusammenspiel von individuellem, sozialem, fachlichem und strategischem Handeln in interkulturellen Kontexten."*

Abb. 24: Interkulturelle Kompetenz nach BOLTEN (2007)

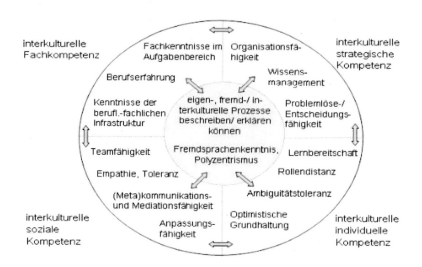

Quelle: BOLTEN 2007, S.86

Bei genauerer Betrachtung der für erfolgreichen interkulturellen Bausteine wichtigen Teilkompetenzen fällt auf, dass sie teilweise in einem direkten Verweisungszusammenhang stehen (Rollendistanz mit Empathie, Synergiebewusstsein mit Flexibilität usw.). Weiterhin ist offensichtlich, dass nahezu alle Teilkompetenzen auch auf den Handlungserfolg in der eigenkulturellen Lebenswelt Einfluss haben und insofern zumindest nicht als spezifisch interkulturelle Teilkompetenzen bezeichnet werden können. So wäre ein erfolgreiches Handeln in der „eigenen" Lebenswelt ohne Einfühlungsvermögen, Rollendistanz oder Flexibilität kaum vorstellbar. Zu Recht stellt sich damit die Frage, ob es überhaupt eine eigenständige „interkulturelle Kompetenz" geben kann. Vor diesem Hintergrund erscheint es nach BOLTEN (2007) sinnvoll, interkulturelle Kompetenz nicht als einen eigenständigen Kompetenzbereich zu verstehen, sondern in der Bedeutung von lat. competere: „zusammenbringen"– als Fähigkeit, individuelle, soziale, fachliche und strategische Teilkompetenzen in ihrer bestmöglichen Verknüpfung auf interkulturelle Handlungskontexte beziehen zu können (**Abb. 24**). Unterschiedlich gegenüber eigenkultureller Handlungskompetenz ist dementsprechend die Realisation der einzelnen Teilkompetenzen in dem jeweiligen interkulturellen Umfeld." (BOLTEN 2007, S.87).

3.4.4 Situative und interaktionistische Modelle

„Neben diesen, auf das Individuum bezogenen Ansätzen lassen sich darüber hinaus situative und interaktionistische Modelle unterscheiden, die neben der Kompetenz des Einzelnen, vor allem die Rahmenbedingungen der Interaktion oder Aspekte der Wechselwirkung zwischen den Interagierenden und der Situation in den Vordergrund rücken" (THOMAS 2003, S.142f.; zit. n. RAHTJE 2006, S.2).

3.4.5 Anforderungen an das Konzept interkultureller Kompetenz nach RATHJE (2006)

Aus der Analyse der unterschiedlichsten Standpunkte der deutschsprachigen Debatte lassen sich nach RATHJE (2006, S.11) folgende Anforderungen an ein Konzept interkultureller Kompetenz ableiten:

„**Ziel interkultureller Kompetenz**

- Berücksichtigung der Handlungsziele der Interaktionsteilnehmer in einer Zieldefinition interkultureller Kompetenz

- Verengung der Zieldefinition von interkultureller Kompetenz zur Erhaltung der Abgrenzbarkeit von anderen Rahmenbedingungen, denen der (wie auch immer definierte) Erfolg einer interkulturellen Interaktion unterliegt

Generik/Spezifik interkultureller Kompetenz

- Betrachtung interkultureller Kompetenz als kulturübergreifende Kompetenz (jeweils erweiterbar um kulturspezifische Erfahrungs- und Wissenskompetenzen)

- Einschränkung der Definitionsbreite auf ein Maß, das eine Untersuchung der Besonderheit interkultureller Kompetenz im Gegensatz zu allgemeiner Handlungskompetenz ermöglicht

Anwendungsgebiet interkultureller Kompetenz

- Erweiterung der Betrachtung auf Interaktionen zwischen Individuen aus unterschiedlichen Kollektiven mit einer jeweils eigenen Kultur, die von den Interaktionspartnern selbst als interkulturell (als durch Fremdheit gekennzeichnet) interpretiert werden

Kulturbegriff

- Berücksichtigung der Differenzen und Widersprüche innerhalb von Kulturen

- Erklärung des Zusammenhalts von Kulturen trotz inhärenter Differenzen" (ebd.)

3.4.6 Zusammenfassung

BOLTEN (2005) konstatiert angesichts der Fülle unterschiedlicher Ansätze, dass „sich bislang kein Modell als unisono akzeptiertes" hat durchsetzen können. Die Gründe hierfür liegen zum einen sicherlich in der beschriebenen „Multidisziplinarität" der Debatte, zum anderen jedoch auch in fundamentalen Definitionsunterschieden des Konzepts interkultureller Kompetenz. So führen Differenzen im grundsätzlichen Verständnis davon, wozu interkulturelle Kompetenz eigentlich gut ist und in welchen Situationen sie relevant wird, zwangsläufig zu unterschiedlichen Antworten in Bezug auf die Frage, aus welchen Teilkompetenzen sie sich zusammensetzt bzw. ob und wie sie erlernt oder vermittelt werden kann (vgl. RATHJE 2006, S.2). Folglich gibt es derzeit kein einheitliches Konzept interkultureller Kompetenz, es ist vielmehr umstritten (vgl. RATHJE 2006) und kann daher als ein auf einer „mehrwertigen Logik" bzw. „fuzzy logics" (BOLTEN 2010:2) basierendes Modell beschrieben werden:

„[...], dass es sich bei „Interkultureller Kompetenz" um ein polyvalentes, inhaltlich nicht eindeutig festlegbares Konstrukt handelt – wie sich zeigen wird, nicht zuletzt deshalb, weil die zugrunde liegenden Begriffe „Kultur", „Interkulturalität" und „Kompetenz" ebenfalls unscharf und mehrwertig sind, eben ‚fuzzy'" (Bolten 2010:2).

„Inhaltlich geht es vor allem darum zu klären, inwieweit „interkulturelle Kompetenz" als kulturspezifische oder als weitgehend universale betrachtet werden muss, ob es sich um eine Schlüsselqualifikation handelt oder nicht und inwiefern es sich bei dem Konstrukt letztlich nicht um ein ethnozentrisch geprägtes handelt, das außerhalb der westlichen Welt ohnehin nur eingeschränkt verwendbar ist" (BOLTEN 2006, S.165).

3.5 Beschreibung denkbarer Modelle für die Modulkonstruktion

Für die Modulkonstruktion wurden verschiedene theoretische Modelle aus der interkulturellen Kompetenzforschung und der Pflegepädagogik ausgewählt. Die Beschreibungen der Modelle bilden die theoretischen Bausteine für die Modulkonstruktion in Moduleinheiten. Erkenntnisse aus den bisherigen Ausführungen fließen in die Modulkonstruktion mit ein bzw. haben die Auswahl der theoretischen Modelle und den schrittweisen Aufbau der Moduleinheiten mit beeinflusst. Hier sei insbesondere die Förderung der Interkulturellen Kompetenz nach ERLL et.al. (2007, S.11ff.) aus den drei Teilkompetenzen (affektive, kognitive, pragmatisch-kommunikative Kompetenz) zu erwähnen. Sie gibt den schwerpunktmäßigen Modulaufbau in 3 Moduleinheiten wieder[66].

3.5.1 Moduleinheit 1: Imaginationsreflexivität als Aspekt interkultureller Kompetenz nach VOGLER (2010)

„Bilder der anderen und Selbstbilder haben eine wichtige Funktion, wenn wir die Welt um uns herum und die jeweils eigene Position darin erfassen wollen" (KALPAKA 19, S.38).

VOGLER (2010) betrachtet in Ihrem Beitrag „Imaginationsreflexivität als Aspekt interkultureller Kompetenz – das Stiefkind interkultureller Kompetenzdiskussion", die Bezie-

---

[66] Schwerpunkt der Moduleinheiten : 1= affektive Kompetenz, 2= kognitive Kompetenz, 3= pragmatisch-affektive Kompetenz.

hung der Begriffe Imagination, der Imaginationsreflexivität und der interkulturellen Kompetenz, mit dem Ziel „jenes dieser Verbindung innenwohnende Potential zum einen zu betonen, zum anderen seine Bedeutung für das Feld der interkulturellen Wirtschaftskooperation aufzuzeigen" (vgl. Vogler 2010, S.7).

Sie versucht die Komplexität der Fähigkeit zur Imaginationsreflexivität aufzuzeigen, indem sie ihre Wirkung auf interkulturell relevante Aspekte im Kontext der vier Prinzipien der Relationalität, der Korrespondenz, der Komplementarität und der Rezeprozität beschreibt (siehe ebd.).

„Die Welt ist meine Vorstellung." (Arthur Schoppenhauer)

„Unsere Seele ist ein bewegtes Bild, nach dem wir unaufhörlich ein zweites malen: wir verwenden sehr viel Zeit darauf, es getreu wiederzugeben; aber es existiert im Ganzen und gleichzeitig. Der Geist geht nämlich nicht Schritt für Schritt vor wie der Ausdruck. Der Pinsel führt das, was das Auge des Malers mit einem Blick erfasst, nur im Laufe der Zeit aus. Die Bildung der Sprachen erfordert die Zerlegung; aber einen Gegenstand sehen, ihn schön finden, eine angenehme Empfindung verspüren, den Besitz des Gegenstandes begehren. Das alles ist ein Zustand der Seele in ein und demselben Augenblick (…) (ECKERT 2005, S.126; zit. n. VOGLER 2010, S.7ff.).

Der Erschließung einer Fähigkeit zur Imaginationsreflexivität als Aspekt interkultureller Kompetenz geht die Klärung der Begriffsfelder Interkulturelle Kompetenz und Imagination voraus.

Der Begriff der Imagination

Der Begriff der Imagination „hat viele Gesichter und Namen" – so sprechen wir ebenso von „Einbildungskraft", „Einbildungsvermögen", „Seelenvermögen" oder auch „ästhetischem Vermögen" (vgl. VOGLER 2010 S.11).

Die Imagination bewegt sich dabei begrifflich in der „Verständniswelt des Abgebildeten und des Eingebildeten und wird daher häufig mit Vorstellungskraft und Einbildungskraft übersetzt. Nun wird der „neuere" Begriff der Imagination auch als „Einbildung, bildhaftes, konkretes Vorstellen und Denken, Erzeugung von Bildern der Objekte nach der Wahrnehmung dieser (EISLER 1904)[67] definiert. Imagination gehörte seit jeher zur Gestaltung gesellschaftlicher Realität und manifestierte sich in Form verschiedener Ausdrucksformen wie Erzählungen, Mythen und Liedern" (ebd., S.11). Imagination hat die Funktion des Sammelbegriffes für alles „Bildhafte" und ist eng verbunden „mit dem Begriff des mentalen oder materiellen Bildes und damit mit dem Begriff der Repräsentation von Welt" (ebd.).

Wenn wir (zit. n. VOGLER 2010, S.12) den „Beziehungsbegriff der zwischenmenschlichen Begegnung als Beispiel nehmen, so fällt auf, dass sich dieser in erster Linie über physisch-materielle Termini bestimmt, wie beispielsweise über das „Sehen", das „(Aufeinandertreffen)Treffen", das „Sich-Konfrontieren" oder das „körperliche Annähern".

---

[67] Eisler, R. (1904): Wörterbuch der philosophischen Begriffe. Online im Internet unter http://www.zeno.org/Eisler-1904/K/eisler-1904-001-0498. (Zugriff am 01.03.2012) zit. n. VOGLER (2010, S.11).

Insofern zeichnet sich Begegnung zunächst durch ihre raumzeitliche Gebundenheit und Beschaffenheit aus. Doch gibt es ebenso Begegnungsformen, die nicht an physische Repräsentation gebunden sind, sondern sich vielmehr auf einer anderen Ebene vollziehen, wie zum Beispiel Begegnungen seelischer, künstlerischer, spiritueller oder virtueller Natur. Eine Vorstellung bzw. eine Imagination von Beziehung und/oder Begegnung kann demzufolge auch abstrakte Idee (eidos – bildhafte Vorstellung) sein und somit ohne zeitlichen oder anderen Bezug zur Realität. Sie kann sich dabei auf das Gewesene beziehen und in gewissem Sinne als eine Art innerliche Imitation ehemals realer Wahrnehmungen, also Erinnerungen, beschrieben werden, die dann wie eine Art Gedankenspiel vor einem „inneren Auge" ablaufen. Ebenso kann eine Vorstellung aber auch auf (sic) das noch Kommende beschreiben und somit als Erwartung oder Befürchtung zum Ausdruck kommen. Beispielsweise kann man gedankliche Situationen, die einem wichtig sind oder die sich kritisch bis bedrohlich entwickeln könnten, simulieren oder durchspielen, sich also etwas „ausmalen" "(ebd.).

Imagination basiert nach VOGLER (2010, S.13) „auf und produziert Wissen folglich gleichermaßen. Sie bezieht sich in ihren Ausführungen auf das erste Kapitel SCHOPENHAUERS (1997, S.33) Buches „Die Welt als Wille und Vorstellung" und folgert, dass man annehmen kann, „dass unsere Objekte als solche Vorstellungen sind, d.h. unsere Vorstellungen selbst die Objekte, nicht Bilder dieser sind" (vgl. VOGLER 2010, S.14).

Diese imaginative Kraft ist stets am Werk und begleitet und beeinflusst unsere täglichen Handlungen, Gedanken und Meinungen. Sie folgert daraus, dass „die Beschäftigung mit der eigenen Imagination in interkulturellen Situationen ebenso entscheidend wie die kritische Auseinandersetzung und Reflexion des eigenen Verhaltens zu den hier stattfinden Imaginationsprozessen" ist. „Diese Fähigkeit der Reflexivität von Imaginationsverhalten in interkulturellen Handlungskontexten stellt daher eine Grundkomponente interkultureller Kompetenz dar und begleitet daher alle Handlungen der im Boltenschen Prozessmodell genannten Dimensionen. Imaginationsreflexivität gilt somit auch als Bezugsebene für die vier Teilkompetenzen beruflichen Handelns (vgl. Abb. 25). Erfolgreiches interkulturelles Handeln beruht demzufolge einerseits „auf dem gelungenen ganzheitlichen Zusammenspiel von individuellem, sozialem, fachlichem und strategischem Handeln in interkulturellen Kontexten" (BOLTEN 2007, S.24; zit. n. VOGLER 2010, S.15), andererseits auf der besonderen Berücksichtigung imaginationsreflexiver Prozesse" (ebd.).

Zusammenfassung: Die Imaginationsreflexivität könnte als erster Konstruktionsschritt im Modul dienen. Die Teilnehmer des Moduls bringen auf verschiedenen imaginativen Ebenen (gemeint sind methodische Möglichkeiten) ihre Struktur des Gefühls in unterschiedlicher Differenzierung zum Ausdruck. Ziel ist es die imaginationsreflexiven Prozesse vergleichbar den nicht sichtbaren Prozessen im Eisbergmodell zu heben und durch die Teilnehmer zu Tage zu fördern. Dies könnte die affektive Dimension – Interkulturelle Sensibilität fördern: Durch die Entwicklung des Bewusstseins für die kulturelle Bedingtheit von – fremdem und eigenem – menschlichen Verhalten und die Schärfung der Wahrnehmung für kulturelle Differenzen, aber zugleich für Gemeinsamkeiten, aus denen sich Möglichkeiten wechselseitigen Lernens und produktiver Kooperation ergeben (vgl. VOGLER 2010, S.27). Die affektive Teilkompetenz Interkultureller Kompetenz (vgl. ERLL 2010, S.16ff.) wird in dieser Moduleinheit durch die Imaginationsreflexivität schwerpunktmäßig gefördert.

3.5.2 Moduleinheit 2: Kohäsionsansatz zum Kulturbegriff nach RATHJE (2006)

Bevor der für die Moduleinheit 2 als theoretisches Modell gewählte Kohäsionsansatz erläutert wird, wird zunächst die Kohärenz- und die Differenzorientierung kurz beschrieben und zeitlich zugeordnet. Bolten (2011, S.25ff.) ordnet die „Kohärenz- bzw. Homogensierungsphase" den frühen 90er Jahren als dominierend zu, eine „Differenzierungs- bzw. Fragmentierungsphase" mit den Schwerpunkten 90er/00er Jahre und eine Phase der Modularisierung und kohäsiver Vernetzung (vgl. RATHJE 2004, In: ebd.) den 00er/10er Jahren (siehe Abb.).

Abb. 25: Umgang mit „Diversity" in den Phasen des aktuellen Globalisierungsprozesses nach BOLTEN (2011)

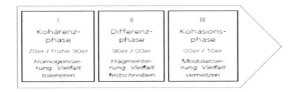

Quelle: Bolten, Jürgen (2011): Diversity Management als interkulturelle Prozessmoderation. In: Interculture Journal 2011 Ausgabe 13, S.25ff.

Kohärenzorientierung

„Unter dem Stichwort Kohärenzorientierung lassen sich traditionelle Ansätze im Kulturverständnis zusammenfassen, die von Kultur im weitesten Sinn als etwas Einigendem ausgehen, das aus Gemeinsamkeiten entsteht, die von einer signifikanten Anzahl ihrer Mitglieder geteilt werden. Obwohl diese Ansätze Widersprüche und Abweichungen innerhalb von Kulturen im Allgemeinen nicht leugnen, dominiert doch die Vorstellung, dass Kultur selbst eher als das Widerspruchsfreie, also das Kohärente innerhalb einer menschlichen Gruppe gedacht werden sollte" (zit. n. RATHJE 2004, S.52ff, In: RATHJE 2006, S.12). Exemplarisch ordnet sie THOMAS mit seiner Definition von Kultur als „universelles, für eine Gesellschaft, Organisation und Gruppe aber sehr typisches Orientierungssystem" (THOMAS 2003a, S.138, In: RATHJE 2006, S.12) diesem Ansatz zu. Bei der Erforschung des „Orientierungssystems" identifiziert er sogenannte Kulturstandards, „die von der Mehrzahl der Mitglieder einer bestimmten Kultur für sich persönlich und andere als normal, selbstverständlich, typisch und verbindlich angesehen werden" (THOMAS 1996, S.112). RATHJE (ebd.) kritisiert an diesem Ansatz: „Obwohl ein kohärenzorientiertes Verständnis von Kultur zunächst sympathisch erscheint, da es die subjektive Wahrnehmung von Kulturunterschieden zwischen Ländern bestätigt, lässt sich die Vorstellung der kohärenten Einbindung des Individuums in eine Kultur im Zeitalter von Globalisierung und Ausdifferenzierung von Gesellschaften auch im Sinne einer zulässigen Vereinfachung kaum aufrechterhalten [...]. Im Hinblick auf das Konzept interkultureller Kompetenz empfiehlt sich daher ein Kulturbegriff, der die Widersprüchlichkeit von Kulturen explizit berücksichtigt und in das Verständnis interkultureller Interaktion integriert" (ebd.).

Differenzorientierung

RATHJE (2006, ebd.) beschreibt ein differenzorientiertes Verständnis von Kultur:

„Im Gegensatz zu einem kohärenzorientierten Verständnis von Kultur stehen Ansätze, die sich, ausgehend von der Diagnose fundamentaler Widersprüche innerhalb von den Einheiten, die gemeinhin als Kultur bezeichnet werden, gegen die Vorstellung struktureller Einheitlichkeit und Homogenität von Kulturen wenden und stattdessen Differenzdiagnosen in den Vordergrund rücken". RATHJE (2006, S.13) kritisiert an diesem Ansatz: „Obwohl diese Differenzdiagnosen als Ausdruck einer wahrgenommenen Realität innerhalb von Gesellschaften nicht von der Hand zu weisen sind, bieten sie jedoch wiederum keine schlüssige Erklärung für den ebenso offensichtlichen Zusammenhalt von Kulturen, der gerade für die Untersuchung interkultureller Kompetenz wichtig ist. Wenn die alltägliche Interaktion fundamental durch die Verarbeitung von Differenzen geprägt ist, warum besteht dann überhaupt die Vorstellung einer Sondersituation der Interkulturalität, also einer Situation, in der die Individuen sich selbst sowie den Interaktionspartner der Einheit einer Kultur zurechnen? [...] Es wird deutlich, dass ein für die Erforschung interkultureller Kompetenz tragfähiger Kulturbegriff die Erklärung des offensichtlichen Zusammenhalts der durch Differenzen gekennzeichneten Kulturen nicht außer Acht lassen kann"(ebd.)

Kohäsionsansatz als Konstruktionsschritt 2 für die Moduleinheit 2

Ausgehend von den von RATHJE (2006) formulierten Anforderungen an das Verständnis interkultureller Kompetenz (siehe 3.4.5) gibt sie einen Ausblick auf eine mögliche Weiterentwicklung des Konzepts: Sie schlägt vor sich dem Kulturbegriff zu widmen und nach einem Modell zu suchen, dass der Forderung nach Differenzorientierung Rechnung trägt und gleichzeitig eine überzeugende Erklärung des Zusammenhalts von Kulturen trotz Differenz liefert. Als Basis für die Weiterentwicklung des Konzepts interkultureller Kompetenz bezieht sie sich auf das Kulturmodell von HANSEN (2000), da es „der Forderung nach Differenzorientierung Rechnung trägt und gleichzeitig eine überzeugende Erklärung des Zusammenhalts von Kulturen trotz Differenz liefert" (RATHJE 2006, S.15). Weiter beschreibt RATHJE das Modell von HANSEN durch folgende Punkte (ebd.):

- Kulturen existieren danach, analog zur Anforderung hinsichtlich des Anwendungsbereichs interkultureller Kompetenz, ganz allgemein innerhalb menschlicher Kollektive.

- Kernstück des Ansatzes ist eine grundsätzliche Diagnose von Differenz innerhalb von Kulturen (ebd., S.15).

- In allen komplexeren Kollektiven herrscht „nicht nur Vielfalt, sondern Diversität, Heterogenität, Divergenzen und Widersprüche" (HANSEN 2000, S.182, In: RATHJE 2006, S.15).

- Differenz wird so zur Grundlage für die Erzeugung des Individuellen. Kultur lässt sich in diesem Sinne als Vorrat divergenter Angebote verstehen, die ähnlich wie Substanzen eines Chemielabors, die im Reagenzglas zusammengemischt ihr dynamisches Potential entwickeln, im Kontakt mit der Innenwelt der Individuen seine individuelle Ausprägung erfährt (HANSEN 2000, S.185, In: RATHJE 2006, S.15).

- „Der Vorrat divergenter Angebote innerhalb von Kulturen, man könnte auch sagen, der jeweilige Bedeutungsvorrat innerhalb des kulturellen Gedächtnisses, muss jedoch als endlich gedacht werden und unterscheidet sich daher notwendigerweise von Kultur zu Kultur, so dass seine einzigartige Ausprägung innerhalb eines Individuums wiederum auf dessen kulturelle Zugehörigkeit verweist" (ebd. S.15).

- „Die Leistung dieses Modells liegt in einer plausiblen Erklärung des Zusammenhalts von Kulturen, ihrer Kohäsion, nicht aus Kohärenz, sondern aus der Bekanntheit von Differenzen" (ebd. S.17).

In **Abb. 26** veranschaulicht RATHJE (2006) Unterschiede des Kohärenz-Ansatz im Gegensatz zum Kohäsions-Ansatz in einem Schaubild.

Abb. 26: Kohärenz-Ansatz vs. Kohäsions-Ansatz zum Kulturbegriff nach RATHJE (2006)

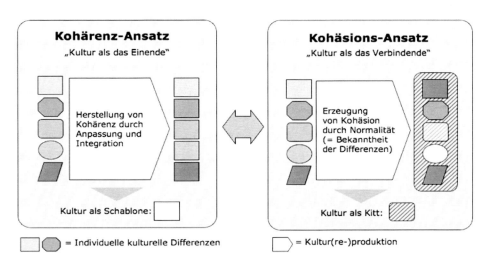

Quelle: RATHJE, Stefanie (2006, S.16)

Nach RATHJE lebt jeder Mensch in Kollektiven bzw. Kollektivitätsvorstellungen, welche aus Differenzen bestehen. Die Zugehörigkeit zu bestimmten Gruppen erzeugt eine Absonderung, „die jedoch durch die Mehrfach-Verortung der Individuen in zahlreichen Kollektiven wieder entschärft wird und auf diese Weise netzwerkartig Stabilität erzeugt" (vgl. RATHJE 2006, S.16).

Kulturelle Stabilität entsteht nach RATHJE weniger aufgrund allgemeinverbindlicher Werte oder Normen, sondern vielmehr durch die Erzeugung von Normalität (ebd.). „Eine Kultur, das ist ihr wesentlichstes Kriterium und ihre wirkungsvollste und tiefste Leistung, definiert Normalität, und diese Normalität wirkt auf ihre Art ebenso bindend und verbindlich wie soziale und politische Strukturen" (HANSEN 2000, S.233, In: RATHJE 2006, S.16). RATHJE schlussfolgert, dass der evidente Zusammenhalt von Kulturen sich dann nicht aus ihrer Kohärenz, sondern gerade aus der Bekanntheit und Normalität ihrer Differenzen ergibt (ebd.).

Daraus ergeben sich folgende Definitionen (RATHJE 2006):

Kultur kann als Kohäsion zwischen Individuen aus beispielsweise unterschiedlichen Nationalkulturen gedacht werden, die in interkultureller Interaktion mit Hilfe interkultureller Kompetenz Normalität erzeugen, dadurch ihre Zugehörigkeit zu bestimmten National-Kollektiven jedoch nicht aufgeben, sondern ihrer jeweiligen Multikollektivität modular-additiv ein weiteres, ein gemeinsames Kollektiv hinzufügen (vgl. ebd., S.17ff.) (Abb. 27).

Kulturalität ist nicht von Homogenität sondern vor allem durch Bekanntheit von Differenzen gekennzeichnet (vgl. ebd., S.17).

Interkulturalität ist demgegenüber durch Unbekanntheit bzw. durch Fremdheit von Differenzen gekennzeichnet (vgl. ebd., S.17).

„**Interkulturelle Interaktion** als Anwendungsgebiet interkultureller Kompetenz muss dann als Interaktion zwischen Individuen aus unterschiedlichen Kollektiven aufgefasst werden, die aufgrund mangelnder Bekanntheit des jeweiligen Differenzspektrums Fremdheitserfahrungen machen" (ebd., S.17).

„**Interkulturelle Kompetenz** kann dementsprechend als die Fähigkeit betrachtet werden, die in interkultureller Interaktion zunächst fehlende Normalität zu stiften und damit Kohäsion zu erzeugen. Nach dieser Vorstellung führt interkulturelle Kompetenz dazu, dass aus unbekannten Differenzen bekannte werden. Im Sinne des vorgestellten Kulturbegriffs entspricht dies dem Entstehen von Kultur! **Interkulturelle Kompetenz kann also als Fähigkeit betrachtet werden, die durch Fremdheit gekennzeichnete ‚flüchtige' Interkultur in Kultur umzuwandeln, indem über Normalität Kohäsion erzeugt wird**" (Hervorhebung – Küpper) (ebd. S.17).

Abb. 27: Kohärenz- versus kohäsionsorientiertes Verständnis von Interkulturalität nach RATHJE (2006)

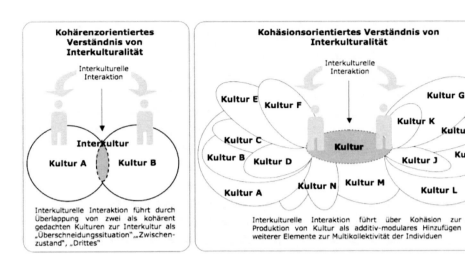

Quelle: RATHJE, Stefanie (2006, S.18)

> „Interkulturelle Kompetenz zeichnet sich dann vor allem dadurch aus, dass sie Interkulturalität in Kulturalität umwandelt und damit, je nach Handlungsziel der Interaktionspartner durch Normalitätserzeugung eine Grundlage für Kommunikationsfortschreibung, weitere Interaktionen, weitere Zusammenarbeit oder weiteres Zusammenleben schafft" (ebd., S.18) (Abb. 17).

RATHJE (2010) formuliert **3 neue interkulturelle Herausforderungen**, die sich im Vergleich zu den traditionellen interkulturellen Herausforderungen ergeben (**Abb. 28**):

1) Die Erste neue interkulturelle Herausforderung ist nach RATHJE das **„Fehlen von Vertrautheit"**: „Die Situation wird als unbekannt erfahren" in der kognitiven Dimension (die traditionelle interkulturelle Herausforderung bezeichnet sie hier als **„Unwissen"**). Als interkulturelle Kompetenz in der kognitiven Dimension formuliert RATHJE: Die „Fähigkeit Vertrautheit zu fördern (Herstellung von Normalität)".

2) Als Zweite neue interkulturelle Herausforderung formuliert sie ein **„Fehlendes Zusammengehörigkeitsgefühl"**: „Man empfindet sich nicht als Mitglied der gleichen Gruppe" in der affektiven Dimension (die traditionelle interkulturelle Herausforderung bezeichnet sie als **„Identitätsbedrohung"**. Als interkulturelle Kompetenz in der affektiven Dimension formuliert RATHJE: „Bereitschaft, Macht und Ressourcen zu teilen **(Inklusion)**".

3) Als Dritte neue interkulturelle Herausforderung sieht sie die **„Fehlenden gemeinsamen Gewohnheiten"**: „Es gibt noch keine bekannten Verhaltens- oder Denkroutinen" in der konativen Dimension (die traditionelle interkulturelle Herausforderung bezeichnet sie als **„Dissens"**). Als interkulturelle Kompetenz in

der konativen Dimension formuliert RATHJE: „Fähigkeiten, gemeinsame Gewohnheiten zu gestalten (**Kulturproduktion**)".

Zusammenfassend formuliert sie ein „neues Verständnis interkultureller Kompetenz als die Fähigkeit, in Situationen fehlender kollektiver Zugehörigkeit Normalität herzustellen, Inklusion zu ermöglichen und Kultur zu produzieren". Diese benötigen ihrer Ansicht nach neue Formen der Kompetenzentwicklung, die „derzeit in der Entwicklung sind" und stellt potentielle Trainingsansätze vor.

Abb. 28: Interkulturelle Kompetenz als Kulturproduktion nach RATHJE (2010)

	Kognitive Dimension	Affektive Dimension	Konative Dimension
Interkulturelle Herausforderungen	Fehlende Vertrautheit	Fehlendes Zusammengehörigkeitsgefühl	Fehlende gemeinsame Gewohnheiten
Traditionelle Herausforderungen	Unwissen	Identitätsbedrohung	Dissens
Interkulturelle Kompetenzen	Fähigkeit Vertrautheit zu fördern (Herstellung von Normalität)	Bereitschaft, Macht und Ressourcen zu teilen (Inklusion)	Fähigkeit, gemeinsame Gewohnheiten zu gestalten (Kulturproduktion)

> Interkulturelle Kompetenz als die Fähigkeit, in Situationen fehlender kollektiver Zugehörigkeit Normalität herzustellen, Inklusion zu ermöglichen und Kultur zu produzieren.

Quelle: Rathje, Stefanie (2010): „Was ist eigentlich interkulturelle Kompetenz". 2. Netzwerktreffen - Forschungs-Praxis-Projekt Integrationspotenziale in Städten und Landkreisen, Schader-Stiftung, Coburg verändert Küpper.

Was bedeutet das für die Moduleinheit?

Die **Moduleinheit 2** soll sich theoretisch an dem Kohäsionsansatz orientieren. Das schließt neue aktuelle wissenschaftliche Erkenntnisse in diesem Bereich mit ein.

Die von RATHJE (2010) formulierten Herausforderungen finden sich vermutlich teils in der Moduleinheit 1 „Imaginationsreflexivität" durch die von RATHJE formulierte affektive Dimension und Moduleinheit 3 „Fallarbeit" in der konativen Dimension wieder.

Der Schwerpunkt soll aus diesem Grund in der Moduleinheit 2, in der von RATHJE formulierten interkulturellen Kompetenz: „Fähigkeit Vertrautheit zu fördern" (Herstellung von Normalität) liegen. Basierend auf dem von RATHJE formulierten Kulturbegriff.

3.5.3 Moduleinheit 3: Fallbezogene Lehr- Lernprozesse

Zentral ist das Unterrichtsgeschehen selbst mit der Bedingung, den konkreten Fallbezug in der Lehr-Lern-Interaktion als Bezugspunkt für interkulturelles Handeln auszuweisen. „Wie von OEVERMANN (1996) und REMMERS (1997) professionstheoretisch begründet zeichnet sich für die Gesundheitsberufe eine Handlungslogik aus, die gleichermaßen die Beherrschung wissenschaftlich fundierten Wissens und die hermeneutische Kompetenz des Verstehens des Einzelfalls fordert" (zit. n. SIEGER et. al. 2009). Es bedarf der Kompetenz den Einzelfall zu verstehen, disziplinär zu reflektieren und sich über unterschiedliche professionelle Perspektiven auszutauschen. Das in den interkulturellen Dialog treten fordert eine systemische Betrachtungsweise neben der Sicht einer disziplinären Perspektive, insbesondere die Klientenperspektive in allen Phasen des professionellen Handlungsprozesses (vgl. ebd.).

Der pflegeprozessbezogene Interaktionsprozess als Bezugspunkt für „kultursensible Pflege"

Welcher analytische Bezugspunkt könnte für das „Verstehen" in der Pflege für das Masterclass Modul relevant sein? Grundlegend ist die analytische Betrachtung der konstitutiven Elemente der Pflege nach dem systemischen Ansatz von Pflege (vgl. HUNDENBORN 2007). Ein konstitutives Element ist der Pflegeprozess mit der Beschäftigung eines konkreten Falles.

Sieger konkretisiert die Anforderungen an die interprofessionelle Fallarbeit: „Für diesen Austausch benötigen die Berufsangehörigen jedoch weit mehr als kommunikative Kompetenzen. Das `in den Dialog treten´ fordert neben einer Aktivierung der disziplinären Perspektive die Kompetenzen zur Erschließung weiterer Perspektiven, insbesondere der Klientenperspektive, und das in allen Phasen des professionellen Handlungsprozesses" (vgl. SIEGER 2008, S. 56-57).

Dieser verweist auf das Pflegeprozessmodell der WHO (Abb. 29), das im Rahmen der Studie „People`s needs for nursing care" bereits 1987 die Bedeutung und Ausgestaltung der Pflegekraft – Patient – Beziehung über die Prozessschritte stellt. Dieses Modell unterscheidet sich deutlich von den lange in Deutschland verwendeten Pflegeprozessmodellen, die die interaktionstheoretische Lenkung des Pflegeprozesses weitgehend ausblendeten.[68]

Abb. 29: Pflegeprozessmodell der Weltgesundheitsorganisation (WHO)

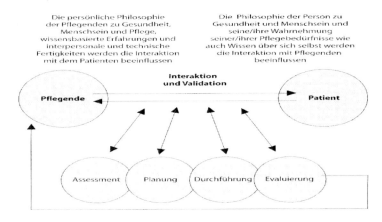

Quelle: Koch-Straube, Ursula: Beratung in der Pflege. Bern 2008, S.136.

Professionelles Pflegehandeln (**Abb. 30**) basiert auf Begründungskompetenzen, die einem erhöhten Begründungszwang gegenüberstehen und situativ bedingten Entscheidungszwängen. Dies erfordert Entscheidungs- und Handlungskompetenzen, die in den Pflegeprozess resultierend mit einfließen und in pflegerische Kompetenzen münden (vgl. WEIDNER 2004, S.124ff.). „Weidner beschreibt den professionellen Handlungstypus und klärt den Professionsbegriff in seiner doppelten Handlungslogik aus der wissenschaftlichen und praktisch-technischen Kompetenz sowie der hermeneutischen Kompetenz des Verstehens des Einzelfalls: Er bezeichnet die wissenschaftliche Kompetenz als (Pflege-)wissenschaftliche Begründungskompetenz. Unter der Entscheidungs- und Handlungskompetenz subsumiert er die praktisch-technische Kompetenz, die klinisch-pragmatische Kompetenz (inkl. der hermeneutischen Fähigkeit zur stellvertretenden Deutung des Falls) sowie zusätzlich die ethisch-moralische Kompetenz zur Regelung von Rechten und Pflichten im Rahmen der Pflegekraft-Patienten-Interaktion und zur ethischen Gewichtung und Begründung pflegerischer Maßnahmen" (vgl. WEIDNER 2004, S.125-125; zit. n. KLEINE VENNEKATE 2009, S.101).

Abb. 30: Konstitutive Elemente des professionellen Pflegehandelns nach WEIDNER (2004)

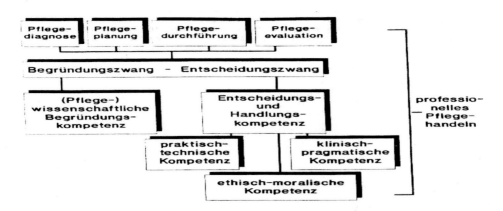

Quelle: WEIDNER 2004, S.125.

Die professionellen Handlungen auf der Basis der beschriebenen Kompetenzen „verabfolgen auf der Grundalge der Diagnostizierung des individuellen Pflegebedarfes und der (gemeinsamen) Festlegung von realistischen Pflegezielen, der Planung der angemessenen Pflegemaßnahmen, der Durchführung der selbigen sowie der Überprüfung des Pflegeerfolges und etwaiger, wiederholter, modifizierter pflegeprozessualer Durchläufe" (ebd., S.126). „Heffels sieht seine Dissertation zum `verantwortlichen Pflegehandeln´ als nähere Bestimmung der Kategorie der Handlungsentschließung und Spezifizierung des ethisch-moralischen Handelns im Weidnerschen Ansatz" (HEFFELS 2003, S.12-13; zit. n. KLEINE-VENNEKATE 2009, S.102-103).

WEIDNER (2004, S. 126) definiert professionelles Pflegehandeln als „ein personenbezogenes, kommunikativem Handeln verpflichtetes, stellvertretendes und begleitendes Agieren auf der Basis und unter Anwendung eines relativ abstrakten, dem `Mann auf der Straße` nicht verfügbaren Sonderwissensbestandes sowie einer praktisch erworbenen hermeneutischen Fähigkeit der Rekonstruktion von Problemen defizitären Handlungssinns in aktuellen und potentiellen Gesundheitsfragen betroffener Individuen."

Um eine Multiperspektivität didaktisch zu unterstützen, den interkulturellen Dialog zu fördern und zu strukturieren bedarf es geeigneter Modelle für das Modul.

Folgende Modelle wurden ausgewählt:

1) Der **Systemische Ansatz von Pflege** nach HUNDENBORN (2007) als Analyseinstrument.

2) Das **Modell des verantwortlichen Pflegehandelns** nach HEFFELS zur ethischen Fallbearbeitung.

3) Die **Heuristische Fallmatrix** zur Analyse und Identifikation beruflicher (interkultureller) Anforderungen.

3.5.3.1 Der systemische Ansatz von Pflege (HUNDENBORN, KREIENBAUM 1994; HUNDENBORN, KREIENBAUM, KNIGGE-DEMAL 1996; In: HUNDENBORN 2007) als Bezugsrahmen für fallbezogene Lehr- und Lernprozesse [69]

„Der von HUNDENBORN/KREIENBAUM entwickelte systemische Ansatz geht davon aus, dass sich pflegeberufliches Handeln – verstanden als eine besondere Form sozialen Beziehungshandelns – in Pflegesituationen vollzieht. Dabei wird das Handeln nicht nur durch die Einstellungen, Beweggründe und Interessen der beteiligten Personen bestimmt, sondern auch durch die Situation selbst sowie durch ihre kontextuelle Einbettung, etwas in die Bedingungen des Arbeitsplatzes oder der Institution. [...] Sie ermöglichen oder fördern somit pflegerische Handlungsalternativen in Pflegesituationen, können diese aber auch erschweren, behindern oder unmöglich machen" (zit. n. HUNDENBORN 2007, S.43). Interkulturelle Kompetenzentwicklung ist abhängig von den situativen Kontextbedingungen.

Institutionen sind im Kontext gesamtgesellschaftlicher Ereignisse und Prozesse zu betrachten. „Als Einrichtungen der Gesellschaft erfüllen sie in deren Auftrag dauerhaft als bedeutsam erachtete Aufgaben. Auch die Gesellschaft vermittelt so ihre Ansprüche indirekt über die Institutionen an die Pflegenden weiter. Entscheidungen in der Gesellschaft sind wiederum abhängig von dem für diese Gesellschaft geltenden Wertsystem bzw. den gleichzeitig in einer Gesellschaft zur Geltung kommenden unterschiedlichen Wertsystemen" (ebd.).

---

[69] Vgl. HUNDENBORN 2007, S.42ff.

„Dem systemischen Ansatz liegt ein Situationsverständnis zugrunde, wonach eine Gesamtsituation immer aus objektiven (Situationsfaktoren oder –bedingungen) und subjektiven (Wahrnehmungen, Situationsdeutungen, Zuschreibungen) Anteilen besteht, die in die Situationsdefinition einfließen. Das Handeln von Menschen in Situationen ist in hohem Maße davon abhängig, wie sie die Situation deuten" (vgl. ebd.).

Das Situationsverständnis geht zurück auf KAISER (1985, S. 29 ff.; zit. n. HUNDENBORN ebd.). Nach KAISER handeln Menschen immer in einmaligen konkreten Situationen, ihr Handeln ist gebunden an die Situation und abhängig von deren Besonderheit, von ihren Anforderungen (vgl. HUNDENBORN/KNIGGE-DEMAL ebd.).

Die zeigt den systemischen Ansatz von Pflege von HUNDENBORN/KREIENBAUM (1994).

Abb. 31: Systemischer Ansatz von Pflege von HUNDENBORN/KREIENBAUM (1994).

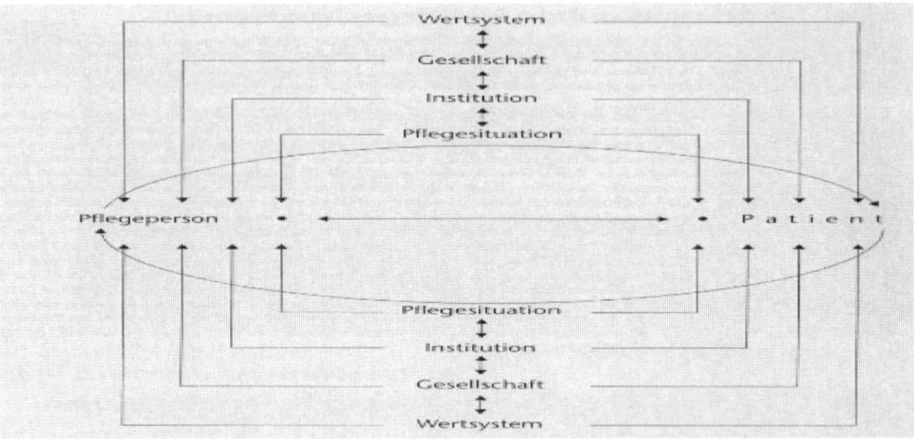

Quelle: HUNDENBORN 2007, S. 44

In Anlehnung an KAISER lassen sich folgende fünf Merkmale als konstitutiv für eine Pflegesituation ausmachen: Der Pflegeanlass, das Erleben und Verarbeiten, die Interaktionsstrukturen, die Institution und der Pflegeprozess. Diese kommen in jeder Pflegesituation zur Geltung und sind Einflussgrößen auf das pflegerische Handeln, die entsprechende Handlungsmöglichkeiten erst eröffnen oder fördern, die sie aber auch einschränken oder behindern können **(Abb. 32)**.

Abb. 32: Konstitutive Merkmale einer Pflegesituation nach HUNDENBORN/ KREIENBAUM/KNIGGE-DEMAL (1996).

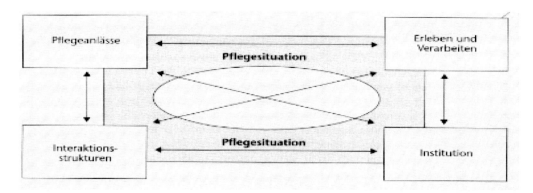

Quelle: HUNDENBORN 2007, S.46

Pflegeanlässe im Masterclass Modul sind Krebserkrankungen und Erkrankungen, die nicht mehr heilbar sind und mit einem palliativen Therapieziel verbunden sind.

Über das konstitutive Element „Erleben und Verarbeiten" wird die subjektive Perspektive angesprochen. Hier spielen subjektive Deutungen, die Erlebnisweisen und Zuschreibungen, die Prozesse des Erlebens und Verarbeitens sowie der Krankheits- und Krisenbewältigung eine bedeutsame Rolle. Um diese subjektive Sicht der Menschen nachempfinden zu können benötigen Pflegende vor allem hermeneutische Kompetenz.

Nicht nur die subjektiven Situationsdeutungen durch die Menschen mit Pflegebedarf und ihre Bezugspersonen sind für das Handeln der Pflegepersonen von Bedeutung, sondern ebenso die Situationsdeutungen durch die professionellen Akteure.

Die pflegerische Beziehung bleibt hinsichtlich der **Interaktionsstruktur** in der Regel nicht auf die Zweierinteraktion beschränkt. Vielmehr sind sowohl die Pflegepersonen als auch die Menschen mit Pflegebedarf in vielfältige Interaktionsgefüge eingebunden (Abb. 33).

Abb. 33: Interaktionskonstellationen in Pflegesituationen nach HUNDENBORN (2007).

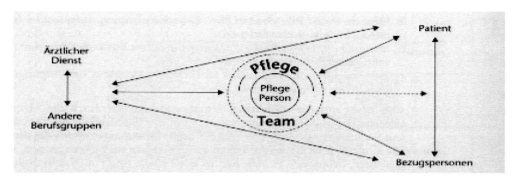

Quelle: HUNDENBORN 2007, S.48.

Pflegehandeln ist ebenso abhängig **vom institutionellen Kontext.** So gibt es z.B. auf einer Palliativstation andere Rahmenbedingungen als im ambulanten Bereich.

Neben den vier Elementen einer Pflegesituation – dem Pflegeanlass, dem Erleben und Verarbeiten, den Interaktionsstrukturen und der Institution – kommt ein fünftes, nicht in der Abb. 35 dargestelltes – Element als formales Element dazu: der Pflegeprozess.

Die spezifische Schritt- bzw. Phasenfolge von Einschätzung, Planung, Durchführung und Beurteilung im Sinne eines situativen Vorgehens erfordert von der Pflegeperson nach HUNDENBORN (2007, S.48-49) folgende Kompetenzen:

- „Die Pflegediagnostik auf objektive und subjektive Situationsfaktoren stützen
- Im Dialog mit dem zu pflegenden Menschen und seinen Bezugspersonen ein pflegerisches Angebot entwickeln, das sowohl (pflege) wissenschaftlichen Erkenntnissen als auch den Bedürfnissen des zu Pflegenden entspricht
- Das pflegerische Angebot realisieren und dabei an situative Veränderungen anpassen
- Die Wirksamkeit pflegerischer Interventionen vor dem Hintergrund ausgewiesener Bewertungskriterien gemeinsam mit den Betroffenen evaluieren und notwendige Veränderungen vornehmen" (vgl. ebd.).

Der von HUNDENBORN (2007) beschriebene systemische Ansatz fördert die interkulturelle Kompetenz durch eine multiperspektivische Sichtweise. Das Modell kann als Analyseinstrument für die Moduleinheit 3 hilfreich sein.

3.5.3.2 Das Modell des verantwortlichen Handelns nach HEFFELS (2003)

Grundlage für die Auswahl des Modells des verantwortlichen Handelns (HEFFELS 2003) als bedeutsames Element für die Moduleinheit 3 ist zunächst die These von KIESEL und VOLZ (2008), dass die ethische-moralische Dimension der Kompetenz als komplementäre Dimension interkultureller Kompetenz gesehen werden kann[70]:

Ethische Fragen werden nie kontextlos gestellt, sondern nach KIESEL und VOLZ (2008, S.71) immer in Lebens- und Handlungszusammenhängen. „Dieser jeweilige Kontext oder die Situation können selbst durchaus undeutlich und mehrdeutlich sein und bedürfen ihrerseits noch der Klärung und Deutung. Meist sind es die Deutungsbedürftigkeit und die Uneindeutigkeit eines Handlungskontextes, die genau die ethischen Fragen hervorrufen. Antworten darauf enthalten also immer auch Situationsdeutungen oder bestehen hauptsächlich aus ihnen." Einen anderen Menschen in der Perspektive der „ethischen Anerkennung" zu respektieren und ernst zu nehmen bedeutet, im Interaktionsprozess mit ihm gemeinsam herauszufinden, wie er sich selbst und seine Lage sieht (vgl. ebd. S.76); d.h. z.B. wie er selbst seine Situation sieht, auf welche Ressourcen und Kompetenzen er zur Bewältigung der Situation zurückgreifen kann, welches sind die kontextuellen Irritationen und Barrieren die als veränderungsbedürftig erlebt werden (ebda.). Das Wissen über fremde Kulturen reicht dabei nicht aus, sondern es tritt an die Stelle des gemeinsam mit dem Klienten (oder Patienten) erzeugten Wis-

---

[70] Vgl. Olbrich (2010) Ausführungen in Bezug auf die moralisch-ethische Kompetenz

sens. „Ein „Immer-schon-Bescheid-Wissen-über" tritt dann an die Stelle des methodisch kontrollierten Einzelfallverstehens" (ebd. S.76). Wenn wir (nach KIESEL und VOLZ) die **Interkulturelle Kompetenz im Kern als „Lebenshermeneutik"** verstehen wollen, „dann nötigt uns dies dazu die entsprechenden Fähigkeiten, Kenntnisse und Wissensbestände zu erwerben, die dazu erforderlich sind, mit Angehörigen (mit allen Betroffenen – Küpper) unterschiedlicher ethnischer, kultureller und religiöser Traditionen so umzugehen, dass wir ihre Sichtweisen und Erklärungsmuster zu rekonstruieren vermögen und behutsame Vorschläge entwickeln können, wie im Falle konkurrierender Deutungen zu verfahren sein soll [...]. Dazu gehört dann freilich auch ein relativierendes, selbst-distanziertes und selbstkritisches Verhältnis zur eigenen Lebensführungspraxis und zu manchen bewährten, gewohnten und liebgewonnenen Sichtweisen und Basisannahmen der Profession" (ebd. S.79).

„Qualifikationen, Fähigkeiten und Fertigkeiten, Reflexivität und Urteilsvermögen sind Voraussetzungen Kompetenz zu erwerben, reichen aber alleine nicht aus. Es geht vielmehr darum, diese zur Entscheidungsfindung vor dem Hintergrund eigener Werte und Haltungen sowie gesellschaftlichen Normen einzusetzen, um die bestmögliche Handlungsoption zur Bewältigung einer komplexen Situation umzusetzen" (ebd.).

Unter Beachtung des Prinzips „Lebensgestaltung/-erhaltung des zu Pflegenden" und im Spannungsfeld der Anforderungen von Patienten-/Bewohnerschaft, Organisation, Rechtsprechung, Fachwissenschaft und Sittlichkeit haben Pflegende tagtäglich selbstverantwortlich Entscheidungen zu treffen. Im Sinne des Verantwortlichen Handelns (Abb. 34) sollen sie ein besonnenes, bedenkendes Für und Wider abwägen. Sie müssen Antwort geben und Gründe anführen können (vgl. HEFFELS 2003).

Abb. 34: Das Modell des verantwortlichen Handelns nach HEFFELS (2011b)

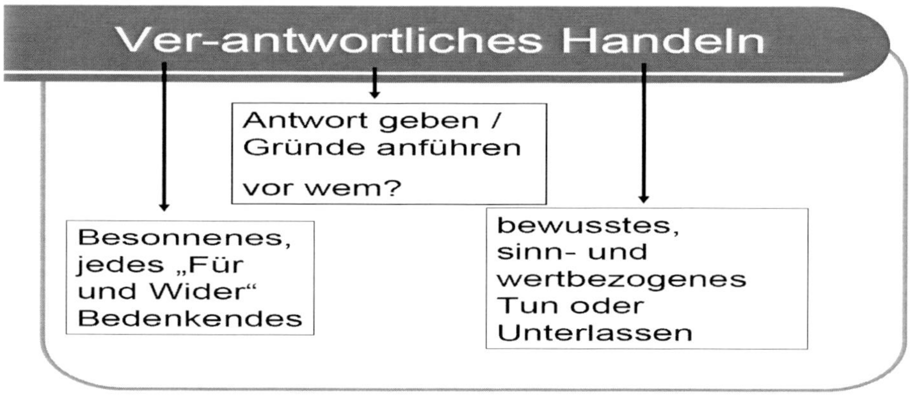

Quelle: HEFFELS, Wolfgang M. (2011b): Seminarunterlagen Katholische Hochschule NRW, Köln. SS 2011.

Wenn die Annahme besteht, dass interkulturelle Kompetenz gleichwohl mit einer aktivethischen Kompetenz einhergeht und gleichsam bedeutsam ist für die Qualität des Pflegehandelns, so stellt sich die Frage, welches Lösungsverfahren bei ethischen Fragestellungen für ein verantwortliches Handeln zu durchlaufen ist. HEFFELS (2011, S.9ff.) stellt das Modell des verantwortlichen Handelns als Entscheidungsmodell vor:

„Das verantwortliche Handeln stellt eine Art Suchbewegung dar. Man will herausfinden, was im Sinne einer qualitativ guten Pflege in einer Entscheidungssituation als das Bestmögliche zu rechtfertigen ist. Verantwortliches Handeln heißt, eine begründete Antwort für ein Tun oder lassen zu finden, die sich unter Abwägung vielfältiger Aspekte argumentativ rechtfertigen lässt" (ebd.).

Abb.35: Bausteine des verantwortlichen Handelns nach HEFFELS (2011b)

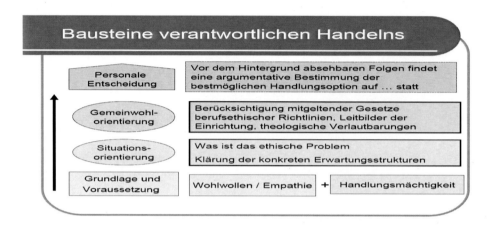

Quelle: HEFFELS, Wolfgang M. (2011b): Seminarunterlagen Katholische Hochschule NRW, Köln. SS 2011.

Dazu bedarf es folgendem Lösungsverfahren (zit. n. HEFFELS 2011, S.13ff.) (Abb. 35):

„Der erste Fragebereich bildet die **Voraussetzung und Grundlage** des verantwortlichen Handelns ab. Hier wird davon ausgegangen, dass die Handlungsmächtigkeit und das Verstehen des Anderen vorhanden sind, weil ansonsten kein verantwortliches Handeln entstehen kann:

(1) Die Handlungsmächtigkeit bezieht sich auf die Befähigung des Entscheider, dem ethischen Problem sach – und fachgerecht begegnen zu können, d.h., der Handelnde besitzt als Voraussetzung und Grundlage bestimmte Kenntnisse und Fertigkeiten in Bezug auf das, was verantwortungsethisch zu befinden und umzusetzen ist. Verfüge ich über die notwendigen Kenntnisse und Fertigkeiten zur Situationsbearbeitung?" Wenn nicht, ist eine Delegation notwendig.

(2) Die Frage nach dem Verstehen des Anderen bezieht sich auf alle Situationen, in denen andere Menschen am Prozess des Miteinanders beteiligt sind. Hier geht es v.a. darum, dass die Wirklichkeit des anderen bzw. der anderen Menschen in einem selbst präsent wird. Was denkt, empfindet, fühlt der Andere? Welche Lebensperspektive nimmt er ein? Warum argumentiert er so und nicht anders? [...] Weiß ich, mit wem ich es konkret zu tun habe, wie der Andere denkt und fühlt? Wenn nicht, ist ein Nachfragen erforderlich.

Situationsklärung

Im Bereich der Situationsklärung geht es im Kern um die schrittweise Herausbildung der ethischen Problemstellung.

(3) Das Wort Situation verweist auf die gegebenen Rahmenbedingungen und erfasst den kontextuellen Rahmen sowie die darin befindlichen Personen mit ihren Interessen und Bedürfnissen. In einer Pflegesituation begegnen sich Personen in unterschiedlichen Rollen: Pflegender – Arzt – Patient – Angehöriger – Betreuer. Sie treffen in einem kulturellen Kontext (Station im Krankenhaus) mit je eigenen Erwartungen aufeinander. Treffen unterschiedliche Interessen aufeinander oder besteht bei einem der Beteiligten das Bedürfnis, ein bestimmtes Anliegen zu erörtern, dann bedarf es einer Situationsklärung. Wer erwartet was von wem? Das ist die zentrale Frage zur Klärung der Situation.

(4) Was ist das ethische Problem?

Unter Berücksichtigung der unterschiedlichen Erwartungsanforderungen können Werte, Normen und Moralvorstellungen miteinander kollidieren.

Gemeinwohlorientierung

(5) Auf der Ebene der Gemeinwohlorientierung wird das konkrete Problem bzw. die konkrete Fragestellung auf allgemeine ethische Aussagen bezogen. Wer verantwortungsethisch entscheiden will, muss sich zunächst vergegenwärtigen, welche allgemein-ethischen Aussagen (beispielsweise ICN-Kodex, Leitbild der Einrichtung, gesetzliche Normen usw.) in der konkreten ethischen Problemstellung zu berücksichtigen sind. Diese Abstraktion von der konkreten Situation auf eine allgemeine Ebene führt zu einer Art Besonnenheit, um sich klar zu machen, welche einschlägigen Gesetze, ethischen Prinzipien, Normen, Werte, Leitbilder, ethischen Leitsätze usw. in der Entscheidung zu berücksichtigen sind. Da die Gemeinwohlorientierung aber nur orientierungsgebende Funktion hat, ist auf dieser Ebene noch keine Lösung möglich.

Personale Entscheidung

(6) Auf der Basis der Vergegenwärtigung allgemeinethischer Aussagen gilt es nun auf der personalen Entscheidungsebene zu klären, woraufhin das verantwortliche Handeln auszurichten ist. Welche Faktoren innerhalb der Situation werden von der Pflegekraft wie gewichtet und gewertet? Werden die Anliegen gleichermaßen gewichtet oder erhält ein Anliegen einen höheren Stellenwert? Auf diese Entscheidung der Pflegekraft richten sich die Handlungsoptionen in den weiteren Schritten aus.

(7) Ist die Ausrichtung des angestrebten Handelns (Sinndimension) geklärt, sind die grundsätzlich möglichen Handlungsoptionen zu überlegen. Sind beispielsweise die Anliegen gleichermaßen wichtig, dann ist ein Kompromiss zu suchen.

(8) Erst wenn alle denkbar möglichen Handlungsoptionen erfasst sind beginnt die Phase der Auswahl der Maßnahmen – auch unter Berücksichtigung möglicher

Konsequenzen. Diese Auseinandersetzung über die Vor – und Nachteile der einzelnen Maßnahmen führt zu einer Abwägung von Nutzen und Wirkung. Das Ergebnis eines solchen Abwägungsvorganges stellt dann diejenige Handlungsoption dar, die als bestmögliche Maßnahme gewählt und gewürdigt werden kann" (ebd.).

In der ist der Leitfaden zum verantwortlichen Handeln abgebildet.

Abb. 36: Leitfaden zum verantwortlichen Handeln nach HEFFELS (2011b)

Leitfaden zum verantwortlichen Handeln

- Person- und Sachorientierung
  - 1.1 Mit wem haben wir es zu tun?
  - 1.2. Welche Fakten liegen vor?
  - 1.3. Welche Prognosen bestehen?
- Funktionsorientierung
  - 2.1 Was ist das eigentliche (ethische) Problem?
- Gemeinwohlorientierung
  - 3.1. Welche Gesetze werden berührt?
  - 3.2. Welche allgemeinen ethischen Grundsätze werden tangiert?
  - 3.3. Welche einrichtungsbezogenen Richtlinien, Leitsätze, Empfehlungen werden betroffen?
- Personale Handlungsentscheidung
  - 4.1 Wie erkläre … ich mir /wir uns … sein Verhalten? / Was sagt er hierzu?
  - 4.2 Welches Ziel ist anstrebungswürdig?
  - 4.3 Welche Handlungsoptionen sind auf der Basis des Anstrebungswürdigen denkbar ergreifbar? Was kann ich tun?
  - 4.4 Welche Handlungsoption lässt sich als die beste Möglichkeit begründen?

Quelle: HEFFELS, Wolfgang M. (2011b): Seminarunterlagen Katholische Hochschule NRW, Köln. SS 2011.

HEFFELS unterscheidet drei Formen der Entscheidungsfindung, die nach dem oben aufgeführten Lösungsschema stattfinden können (vgl. ebd.):

Individuelle Lösungen: Die Pflegekraft ist aufgefordert eine Entscheidung zu treffen.

Dialoglösung: Der Fragesteller wählt einen Dialogpartner mit der Erwartung: „Hilf mit, dass ich eine gute Antwort auf meine Frage finde."

Diskurslösung: Die Entscheidungsfindung findet in einer Gruppe nach einem festgelegten Verfahren (ethische Fallbesprechung) statt.

Das Modell des verantwortlichen Handelns fördert die Entscheidungsfindung in Bezug auf ethische Fragestellungen und eine multiperspektivische Sichtweise.

Hier wird insbesondere das aktiv-ethische Handeln durch Reflexion und die Einschätzung der Situation gefördert. An dieser Stelle sei auf die Ausführungen des Pflegekompetenzmodells von OLBRICH (2010) verwiesen.

Grundlage für die Anwendung des Modells ist die Frage, ob ein ethisches Problem vorliegt. Das Modell kann als Analyseinstrument in Bezug auf ethische Fragestellungen hilfreich sein.

3.5.3.3 Die Heuristische Fallmatrix zur Analyse und Identifikation beruflicher (interkultureller) Anforderungen nach SIEGER et. al. (2008)

Die Heuristische Fallmatrix wurde im Rahmen des AQiG Projektes [71] von 2006-2008 entwickelt. Das Projekt verfolgte das Ziel „überberufliches Denken und Handeln als zentrales Element der Berufsqualifikation in den Bildungsgängen der Gesundheitsberufe zu etablieren!" (vgl. SIEGER et. al., 2008).

Hierzu wurden Qualitätskriterien als Rahmen für interprofessionelles Handeln im Gesundheitswesen entwickelt.

Da die veränderten Bedingungen im Gesundheitswesen sowie der derzeitige Wandel im Versorgungsbedarf der zukünftigen Klientel zunehmend komplexe Anforderungen an die Health Professionals nach professionellen Problembearbeitungsprozessen verlangen, wurde eine Heuristische Fallmatrix entwickelt (vgl. ebd.).

Die Heuristische Fallmatrix zur Analyse und Identifizierung beruflicher Anforderungen versteht sich als Strukturierungshilfe sowohl für den modularisierten Rahmen als auch in der Lern-Lehr-Interaktion selber. Sie soll Hilfestellung geben um:

- Unterschiedliche Perspektiven zu erfassen
- Schnittstellen zu identifizieren und
- die konstitutiven Elemente des Falls in den Handlungsprozess einzuordnen (vgl. ebd.).

Die Expertinnen und Experten entwickelten diese Matrix, um auf Strukturebene Ziele und Inhalte des Lern-Lehr-Prozess zu gewinnen, im Lern-Lehr-Prozess eine strukturierte Bearbeitung und Reflexion von bzw. über Fälle zu unterstützen und auf der Ebene der Evaluation das konkrete Lernergebnis zu bewerten.

Die Matrix setzt an der Möglichkeit an, durch eine Strukturierung unterschiedliche Perspektiven, Schnittstellen und Probleme sichtbar zu machen.

Die entwickelte Matrix legt hierbei vertikal die konstitutiven Elemente des professionellen Handlungsprozesses mit den Prozessschritten: Einschätzen der aktuellen Situation, Aushandeln der Ziele, abgestimmtes Handeln und Evaluation zugrunde. Auf der horizontalen Ebene bestimmen das Individuum - hier der Klient - die Interaktion zwischen Klient und Health-Professional und der interdisziplinäre Dialog alle Schritte des Handlungsprozesses. Die dritte Größe auf der horizontalen Ebene bilden die Institutionellen und gesellschaftlichen Bedingungen, die ebenfalls mit ihren ökonomischen und gesundheitspolitischen Prämissen auf den Handlungsprozess wirken.

Die **Abb. 37** zeigt eine beispielhaft gefüllte Matrix von Themen, die die Expertinnen und Experten aus den unterschiedlichen Gesundheitsberufen zusammengetragen ha-

---

[71] Kooperationsprojekt von (2006-2008) an dem die wichtigsten Berufsverbände und wissenschaftliche Organisationen der Gesundheitsberufe, ohne Medizin und Experten beteiligt waren.

ben, um den Umgang mit der Matrix und ihre Reichweite zu verdeutlichen. Zudem soll sie den Lehrenden bei der Gestaltung des modularisierten Rahmens und des Lern-Lehr-Prozesses Anregungen und Orientierung geben.

Somit wird eine übergeordnete Denk- und Abstraktionsebene geschaffen, die es erlaubt, unabhängig von unterschiedlichen nationalen Bildungsgängen, Kriterien zu bestimmen, die überberufliches Denken und Handeln und somit auch interkulturelles Denken und Handeln zu kennzeichnen (Küpper).

Abb. 37: Heuristische Fallmatrix nach SIEGER et. al. (2008)

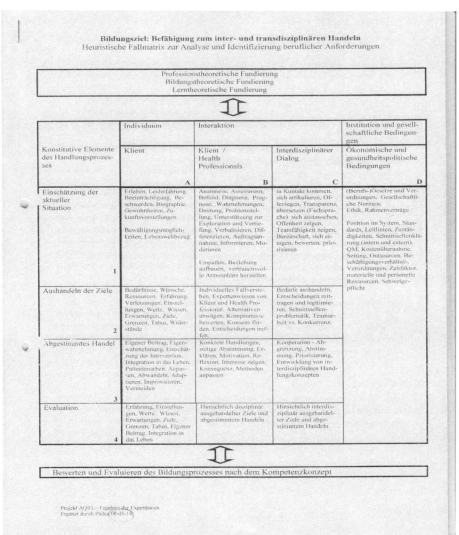

Quelle: Projekt AQiG – Ergebnis der ExpertInnen – Ergänzt durch Pädea 08-05-14, unveröffentlicht.

Die Heuristische Fallmatrix kann als exemplarisches Analyseinstrument zur Anwendung des WHO Pflegeprozesses gesehen werden. Es kann ein Bezug sowohl zur Prozessebene als auch zum systemischen Ansatz auf der Strukturebene und der konstitutiven Elemente des Handlungsprozesses der Pflege geschaffen werden.

Im Modulhandbuch werden zur Orientierung exemplarisch Kompetenzen und Aufgaben den konstitutiven Elementen der Pflege zugeordnet.

Spezieller Teil

4 Best Practice: „Euregiokompetenz" in der beruflichen Bildung in der Euregio Maas-Rhein (EMR)

Für den Ausbildungsbereich wird seit 2002 an vielen berufsbildenden Einrichtungen in den Partnerregionen Regio Aachen, Provinz Lüttich, Belgisch Limburg, Deutschsprachige Gemeinschaft und Niederländisch Limburg (Online im Internet unter http://www.euregiokompetenz.eu. Zugriff am 04.02.2012) die berufliche Zusatzqualifikation „Euregiokompetenz" angeboten. Sie soll Auszubildenden nach ihrer Ausbildung ermöglichen in den Nachbarländern der EUREGIO Maas-Rhein (EMR) zu arbeiten und zu leben. Neben dem Erlernen einer zusätzlichen Fremdsprache aus der EMR (Deutsch, Französisch oder Niederländisch) und dem Thematisieren der einzelstaatlichen Systeme werden auch kulturelle Kenntnisse über die verschiedenen EMR-Länder vermittelt. Die Teilnehmer lernen des Weiteren die wichtigsten Vorschriften und Verfahren der Teilregionen der EMR zu den Themen Arbeit, Arbeitsrecht, Arbeitsmarkt, Versicherungswesen und Rechtslage. Darüber hinaus wird ihnen auch vermittelt mit unbekannten Situationen umzugehen und offen für Veränderungen zu sein.

Abschließend findet ein mindestens zweiwöchiges Euregiokompetenz-Praktikum statt.

Das Euregiokompetenz-Zertifikat, welches mit dieser Zusatzqualifikation erworben werden kann, wird unter der Schirmherrschaft der EUREGIO Maas-Rhein von der eigenen Partnerregion ausgestellt und von den anderen vier Partnerregionen anerkannt

Die Qualifikationsmaßnahme setzt sich aus folgenden vier Teilkompetenzen zusammen:

- Fremdsprachenkompetenz
- Informationskompetenz
- Interkulturelle Kompetenz
- Praktikum

Fremdsprachenkompetenz

„Im Rahmen von „Euregiokompetenz" werden die euregionalen Sprachen in einem Umfang von 160 Wochenstunden (bei fortgeführter Fremdsprache) bis 320 Wochenstunden (bei neueinsetzender Fremdsprache) á 45 Minuten auf dem Niveau A2 - B1 des CEF (Common European Framework) innerhalb von zwei Schuljahren erlernt. Der Fremdsprachenunterricht hat einen starken beruflichen Bezug und richtet sich nach den speziellen Bedürfnissen der Teilnehmer.

Die Vorbereitung auf das Praktikum ist im 2. Jahr der Qualifikation ein Schwerpunkt des Sprachunterrichts."

Informationskompetenz

Im Fach Informationskompetenz erwerben die Teilnehmer Kenntnisse über das Arbeitsrecht, die Sozialversicherung und das Steuersystem der Nachbarländer. „Die Ausbildungs-und Prüfungsordnung sieht vor, dass für die Vermittlung der Teilkompetenz Informationskompetenz ein zeitlicher Rahmen von 40 Unterrichtsstunden zur Verfügung steht. Die Prüfungsordnung besagt, dass am Ende der Unterrichtsreihe zu erwarten ist, dass „die Kandidatin/der Kandidat ausgehend von einer Handlungssituation zeigt, dass sie / er fähig ist, sich die zur Lösung des Problems notwendigen Informationen durch Einsatz traditioneller oder elektronischer Medien zu beschaffen und diese zielgerichtet auszuwerten."

Interkulturelle Kompetenz

Die interkulturelle Kompetenz, die die Teilnehmer im Rahmen der Zusatzqualifikation Euregiokompetenz erwerben, soll als „Klammer" die beiden anderen Kompetenzen verbinden. Ohne interkulturelle Kompetenz nützen die besten Sprachkenntnisse nichts und auch die Informationskompetenz kann nur vor diesem Hintergrund gewinnbringend genutzt werden. Im Bereich der interkulturellen Kompetenz, die als „schwierig zu vermitteln" beschrieben wird, sollen die Teilnehmer auf die „deutlich zu Tage tretenden Unterschiede in den Nachbarregionen" aufmerksam gemacht werden: „Interkulturelle Kompetenz ist mehr eine Sache des Gefühls als des Wissens. Das Hauptziel bei der Vermittlung liegt daher eher darauf, die Teilnehmer aufmerksam darauf zu machen, dass die Nachbarn, die man zum Teil mit dem Fahrrad erreichen kann, doch in einer anderen Kultur leben." Im Vorfeld wurde ein „Audit bei den Wirtschaftsunternehmen in allen Partnerregionen durchgeführt, und dabei wurden ihre Ansprüche und Erwartungen an die sprachliche und interkulturelle Kompetenz möglicher Praktikanten und Mitarbeiter erfragt. Aus dieser Umfrage ergab sich eine Auflistung, die Sprachniveau und interkulturelle Kompetenzen verbindet."

Nachdem durch die Euregiokompetenz ein Fundament gelegt worden war, beschloss man, noch einen Schritt weiter zu gehen und – ganz im Sinne eines weiteren Zusammenwachsens des Wirtschaftsraumes Euregio Maas-Rhein – die Berufsabschlüsse in den drei Ländern selbst zu harmonisieren.

Man ging in zwei Schritten vor:

10 Ausbildungsberufe wurden ausgewählt, bei denen eine erhöhte grenzüberschreitende Nachfrage erkennbar war, u.a. Koch, Berufskraftfahrer, Elektroinstallateur, Industriemechaniker, Chemielaborant, Fachkraft für Schutz und Sicherheit, Fachkraft für Lager und Logistik. Bei diesen Berufen wurden die Lehr- und Ausbildungspläne aller fünf Partnerregionen verglichen und die evtl. fehlenden Inhalte als Brückenqualifikationen deklariert.

In den beteiligten Berufsbildungsinstitutionen können nun diese sogenannten Brückenqualifikationen erworben werden: es handelt sich um Module, die die jeweiligen Differenzen zu der Ausbildung im Nachbarland ausgleichen und eben überbrücken.

Zusammen mit den Inhalten von „Euregiokompetenz" ist ein Arbeitnehmer so für den euregionalen Arbeitsmarkt bestens gerüstet. Da die Qualifikation an berufsbildenden Schulen im tertiären Bildungsbereich verortet ist sind pflegerische Berufe nicht mit einbezogen.

Best-Practice Beispiel – Studienwoche von Krankenpflegestudenten und Gesundheits- und Krankenpflegeschüler in der Euregio Maas-Rhein

Seit über 20 Jahren gibt es das Projekt „Pflege in der Euregio Maas-Rhein". Hauptziel ist die Durchführung einer Studienwoche einmal pro Jahr, um 50 Schüler und Studenten, sowie Dozenten aus den verschiedenen Regionen der Euregio Maas-Rhein den Austausch von Informationen über ihre Ausbildung, ihre Berufsausübung und über ihre Region zu ermöglichen. So sollen die Teilnehmer sich gegenseitig intensiv kennenlernen, um möglichst viel über die verschiedenen Kulturen, die berufliche Situation und die verschiedenen Sprachen zu erfahren. Es findet ein Austausch über das Gesundheitswesen, die Ausbildung sowie die Studienmöglichkeiten in den Pflegeberufen statt. Durch die Arbeit in fünf Arbeitsgruppen, in denen die Studenten möglichst selbständig z. B. über Gruppenarbeiten ihr Wissen austauschen, soll das Erreichen des Ziels unterstützt werden. Jede Gruppe besteht aus 10 Studenten (je 2 aus jeder Region) und mindestens einem Dozenten als Tutor. Durch Besichtigungen der verschiedenen Pflegeinstitutionen wird den Studenten die Möglichkeit gegeben, möglichst viel von der Pflegepraxis und von den in der Pflege arbeitenden Personen zu erfahren bzw. Informationen auszutauschen. „Die so erworbenen Erfahrungen sollen dazu beitragen, die Euregio Maas-Rhein mit ihren Bewohnern besser kennenzulernen und eventuell eher in Betracht zu ziehen, in einer der anderen Regionen zu arbeiten" (vgl. Online im Internet unter http://www.ahs-dg.be/DesktopDefault.aspx/tabid-1470/2424_read-28671/usetemplate-print. Zugriff am 20.04.2012).

Best-Practice Beispiel – Basiskurs Interkulturelle Kompetenz als Blended learning Kurs[72]

Als Best-Practice Beispiel sei zuletzt hier noch ein Basiskurs „Interkulturelle Kompetenz" von der Diakonie Bayern erwähnt (Online im Internet unter http://www.interkulturell-kompetent.de/de/info.html. Zugriff am 20.04.2012). Es ist ein Beispiel dafür, wie ein Kurs als Blended-learning Kurs angelegt werden kann.

Blended Learning oder Integriertes Lernen bezeichnet eine Lernform, die eine didaktisch sinnvolle Verknüpfung von traditionellen Präsenzveranstaltungen und modernen Formen von E-Learning anstrebt. Das Konzept verbindet die Effektivität und Flexibilität von elektronischen Lernformen mit den sozialen Aspekten der *Face-to-Face*-Kommunikation sowie ggf. dem praktischen Lernen von Tätigkeiten. Bei dieser Lern-

---

[72] „(Auch: Hybrides Lernen); ein Lehr-/Lernkonzept, das eine didaktisch sinnvolle Verknüpfung von Präsenzveranstaltungen und virtuellem Lernen auf der Basis neuer Informations- und Kommunikationsmedien vorsieht". Online im Internet unter http://www.e-teaching.org/glossar/blended-learning (Zugriff am 23.04.2012).

form werden verschiedene Lernmethoden, Medien sowie lerntheoretische Ausrichtungen miteinander kombiniert (ebd.).

Der Kurs ist für eine spezielle berufliche Zielgruppe - z.B. Pflege - konzipiert. „Jeder, der sich persönlich weiterentwickeln möchte und seine eigene interkulturelle und interreligiöse Kompetenz ausbauen möchte, kann am Kurs teilnehmen" (vgl. ebd.).

Zusammenfassung

Das Best Practice Beispiel zeigt, dass es bereits „Brückenqualifikationen" für Ausbildungsberufe in der Euregio Maas-Rhein gibt, in denen „Informationskompetenz", „Fremdsprachenkompetenz" und „Interkulturelle Kompetenz" in einer euregionalen grenzübschreitenden Zusammenarbeit gefördert wird. Die Lehr- und Ausbildungspläne aller fünf Partnerregionen wurden verglichen und die evtl. fehlenden Inhalte als Brückenqualifikationen deklariert.

Kritisch anzumerken ist, dass die Pflegefachberufe wie die Gesundheits-und Krankenpflege, die Gesundheits- und Kinderkrankenpflege, Hebammen und die Altenpflege in dem vorgestellten Best-Practice Beispiel „Euregiokompetenz" in der beruflichen Bildung nicht berücksichtigt werden. Es ist zu vermuten[73], dass es nur wenig gemeinsame Bildungsangebote zur Förderung der interkulturellen Kompetenzbildung für diese Zielgruppe, mit einer onkologischen und palliativen Ausrichtung in der Euregio Maas-Rhein gibt. Die empirischen Befunde könnten darauf schließen, dass ein zunehmender Bildungsbedarf, sowohl im Bereich der Ausbildung „interkultureller Kompetenzentwicklung" als auch im Bereich der Fortbildungen besteht.[74] So liefert das „Euregiokompetenz-Zertifikat" als Best-Practice Modell Hinweise, wie eine Zusammenarbeit organisatorisch und inhaltlich auch für eine Modulkonstruktion im Fortbildungsbereich für den pflegerischen Bereich gestaltet werden kann. Exemplarisch dargestellt wurde die grenzüberschreitende fachliche Zusammenarbeit sowohl im onkologischen Bereich (z.B. onkologisches Masterclass Modul der EONS) als auch im palliativen Bereich die Weiterbildungsakademie Palliative Care – Luxemburg – Saarland.

Im Bereich der beruflichen Ausbildung wurde die seit über 20 Jahren durchgeführte **Studienwoche von Krankenpflegestudenten und Gesundheits- und Krankenpflegeschüler in der Euregio Maas-Rhein** beschrieben (vgl. Online im Internet unter http://www.ahs-dg.be/DesktopDefault.aspx/tabid-1470/2424_read-28671/usetemplate-print. Zugriff am 20.04.2012). Vergleichbare Angebote für Pflegefachkräfte für spezielle Fachgebiete (so z.B. im onkologischen und palliativen Bereich) fehlen vermutlich.

Als Best-Practice Beispiel, wie ein Kurs als Blended-learning Kurs angelegt werden kann, wurde exemplarisch der Basiskurs „Interkulturelle Kompetenz" von der Diakonie Bayern abschließend erwähnt.

---

[73] Dazu wären Erkenntnisse z.B. aus einer angebotsorientierten Bildungsbedarfsanalyse in der EMR erforderlich.
[74] Dies ist eine Vermutung aufgrund der empirischen Befunde. Dazu fehlen bisher ausreichende Erknnntnisse z.B. aufgrund einer nachfrageorientierten Bildungsbedarfsanalyse in der EMR.

MODULHANDBUCH

Masterclass Modul

Interkulturelle Euregiokompetenz

- Euregio Maas-Rhein (EMR) -

Pflege in der Onkologie und Palliative Care

Vorwort

Das vorliegende Modulhandbuch „Interkulturelle Euregiokompetenz Euregio Maas-Rhein (EMR) - Pflege in der Onkologie und Palliative Care" gliedert sich als zentrales Planungs- und Steuerungsinstrument des modularen Bildungsprozesses in zwei Hauptabschnitte.

Der **erste Teil des Handbuchs (Teil A) bildet den Begründungsrahmen**. In diesem erfolgen ein kurzer theoretischer Aufriss zur Modularisierung, die Ausweisung eines Kompetenzprofils sowie die Konsequenzen, die sich für den Entwicklungsprozess eines modularisierten Konzepts ergeben.

Teil B beinhaltet den Kern des Handbuchs und dient der Darstellung des modularisierten Konzeptes. Ausgehend von den Leitzielen für den Bildungsgang wird die inhaltliche Ausgestaltung des Moduls und deren zugehörige Moduleinheiten vorgestellt.

Übersichts- und Begleitdokumente zum modularisierten Fortbildungskonzept finden sich in den Anlagen wieder. Neben einem ersten Einblick in die Inhalte des vorliegenden Handbuchs verdeutlicht dessen Aufbau auch zugleich die konzeptionellen Arbeitsschritte des Autors, die letztlich zur Entwicklung des modularisierten Konzepts für den **Bildungsgang** „Interkulturelle Euregiokompetenz Euregio Maas-Rhein (EMR) - Pflege in der Onkologie und Palliative Care" geführt haben.

Teil A: Begründungsrahmen

5 Anforderungen an die Modulkonstruktion

5.1 Begriffliche Grundlagen

„Unter Modularisierung und Modulen wird vielfach sehr Unterschiedliches verstanden. Eine einheitliche, konsensualisierte Definition existiert bisher nicht" (vgl. KNIGGE-DEMAL et. al., 2011, S.4).

Modul und modulares System

„Module bezeichnen ein Cluster bzw. einen Verbund von Lehrveranstaltungen, die sich einem bestimmten thematischen oder inhaltlichen Schwerpunkt widmen. Ein Modul ist damit eine inhaltlich und zeitlich abgeschlossene Lehr- und Lerneinheit, die sich aus verschiedenen Lehrveranstaltungen zusammensetzen kann. Es ist qualitativ (Inhalte) und quantitativ (Anrechnungspunkte) beschreibbar und muss bewertbar (Prüfung) sein" (Bund-Länder- Kommission für Bildungsplanung und Forschungsförderung 2002, S.4).

Die Zusammenstellung einzelner Module zu einem Gesamtkonzept wird als modulares System bezeichnet. „Ein Modul stellt damit eine Einheit bzw. ein Bauelement dar, welches Bestandteil eines größeren Ganzen ist, innerhalb dessen jedes Modul eine definierte Funktion hat. Einzelne Module können durch andere ersetzt werden. So ergibt sich eine Vielzahl möglicher Kombinationen. Ein modulares System ist flexibel, denn während des Zusammenbaus und nach dessen Fertigstellung sind Umbau und neue Modulkombinationen leicht möglich" (ebd.).

5.2 Hintergrund und Zielsetzung der Modularisierung

Seit dem Brügge-Kopenhagen-Prozess [75] wird von der EU die Modularisierung der beruflichen Bildung favorisiert. Der von der Europäischen Kommission 2002 aufgestellte Aktionsrahmen intendiert u. a. die Stärkung der europäischen Dimension der Berufsbildung, die Förderung der Mobilität, die Stärkung der interkulturellen Kompetenz und die Öffnung von Ausbildungsprogrammen und Lehrplänen (vgl. Bundesministerium für Bildung und Forschung 2005).

---

[75] Die Bezeichnung "Kopenhagen-Prozess" geht auf eine Konferenz der Europäischen Bildungsminister 2002 in Kopenhagen zurück, auf der der Beschluss zu einer verstärkten europäischen Zusammenarbeit auf dem Sektor der beruflichen Bildung gefasst wurde und in der Kopenhagen-Deklaration seinen Ausdruck fand.
Aspekte sind etwa Transparenz im Hinblick auf berufsqualifizierende Abschlüsse in nationalen Systemen, gemeinsame Instrumente zur Qualitätssicherung, Validierung informeller Qualifikationen, ein europäischer Qualifikationsrahmen (EQF), ein Leistungspunktesystem (ECVET). Online im Internet unter http://www.bildungsserver.de/Europaeische-Zusammenarbeit-in-der-Berufsbildung-Kopenhagen-Prozess-3157.html. (Zugriff am 20.05.2012).

„Modulare Bildungs- und Lernangebote versprechen die Flexibilität, die für eine rasche Anpassung an sich verändernde berufliche Erfordernisse und für eine individuell biografische Lern- und Berufsentwicklung gleichermaßen gewünscht ist. Mit der Modularisierung von Bildungsgängen werden insbesondere folgende Ziele in Verbindung gebracht:

• die Förderung vertikaler und horizontaler Durchlässigkeit

• die Vergleichbarkeit erworbener Qualifikationen und Kompetenzen auf nationaler und europäischer Ebene

• der Erwerb von Teilqualifikationen bei gleichzeitiger Ausrichtung der einzelnen Qualifizierungsgänge auf einen Berufsabschluss

• die Entwicklung beruflicher Handlungskompetenzen und die Persönlichkeitsentwicklung

• die Erleichterung einer Anrechnung formaler, non-formaler und informell erworbener Kompetenzen

• die schnellere und leichtere curriculare Anpassung an Veränderungen in den beruflichen Handlungsfeldern

• die Unterstützung institutioneller Profilbildung über das Angebot von Wahlmöglichkeiten

• die Unterstützung persönlicher Profilbildung durch Wahlmöglichkeiten" (HUNDENBORN et. al. 2011, S.5ff.).

Planung und Konzeption von Modulen

Das **Kompetenzprofil eines Berufes ist der Ausgangspunkt einer Modulentwicklung** (vgl. HUNDENBORN/KÜHN-HEMPE 2011, S.8). „Module sind abschlussorientierte bzw. outcomeorientierte curriculare Bausteine, die auf zertifizierbare Teil-Qualifikationen bzw. Kompetenzen eines Berufsbildes ausgerichtet sind. Die Entwicklung von Modulen erfolgt deshalb nicht ausgehend von Fächern oder Inhalten. Vielmehr stellt das Kompetenzprofil des dem Bildungsgang zugrunde liegenden Berufsbildes den Ausgangspunkt für die Modulentwicklung dar" (ebd.).

In einem modularisierten Konzept stehen weniger die Lehrinhalte (Input-Orientierung) im Mittelpunkt, sondern es geht um die Frage „Welche Kompetenzen sollen das Ergebnis von Lern- und Bildungsprozessen sein?" (vgl. Bund-Länder- Kommission für Bildungsplanung und Forschungsförderung 2002, S.4). „Was sollen die Lernenden nach Abschluss des Moduls wissen und können? Was ist innerhalb modularer Konzepte von besonderer Bedeutung?" (KNIGGE-DEMAL et.al 2011, S.5). „**Didaktisch sind Module auf den Erwerb von Handlungskompetenz ausgerichtet**" (HUNDENBORN/KNIGGE DEMAL 2010, S.14). Diese ist nach REETZ (2005; zit. n. HUNDENBORN/KNIGGE DEMAL 2010, S.14) „Ausdruck eines modernen ganzheitlichen, flexiblen und individualisierten sowie zukunftsoffenen Zielkonzeptes der Berufsbildung, das sowohl den veränderten Anforderungen des Beschäftigungssystems, als auch dem Gestaltungsbedürfnis der Menschen Rechnung trägt. Module sind damit nicht nur auf den Erwerb von Fähigkeiten, die vom Arbeitsmarkt bzw. Berufsfeld als optimal zu verwerten sind ausgerichtet, sondern intendieren auch die Persönlichkeitsbildung und weisen einen Subjektbezug auf" (ebd.). In Modulen wird die berufliche Handlungskompetenz in ihrer Komplexität beschrieben (ebd.).

Module weisen Lernergebnisse aus

Neben den Handlungskompetenzen weisen Module als abgeschlossene Lehr- und Lerneinheiten die **Lernergebnisse** aus, über welches Wissen und Können und über welche Einstellungen die Lernenden nach Abschluss des Lernprozesses verfügen (vgl. Europäisches Parlament und Rat 2009). Die Lernergebnisse konkretisieren die mit dem Modul verbundenen Handlungskompetenzen und liefern darüber hinaus „deutliche Hinweise auf die methodische Gestaltung von Lehr- und Lernprozessen sowie auf Form und Anspruchsniveau der Modulprüfung [...]" (vgl. HUNDENBORN/KÜHN-HEMPE et. al. 2011, S. 9).

Was sind Lernergebnisse?[76]

Das europäische Leistungspunktesystem für die Berufsbildung (**E**uropean **C**redit System for **V**ocational **E**ducation and **T**raining, ECVET) beruht – ebenso wie der Europäische Qualifikationsrahmen für Lebenslanges Lernen (EQR) (siehe Empfehlung zum EQR) – auf einem lernergebnisorientierten Ansatz. Während der EQR als Übersetzungsinstrument dient, um zertifizierte Lernergebnisse in Form von Qualifikationen (Abschlüssen) miteinander in Beziehung zu setzen, geht es bei ECVET vor allem um die Bewertung und Ansammlung von individuell erworbenen Lernergebnissen. Diese Lernergebnisse werden in Einheiten (Units) zusammengefasst. Lernergebnisse sind Aussagen darüber, was Lernende nach Abschluss eines Lernprozesses wissen, verstehen und in der Lage sind zu tun. Lernergebnisse werden definiert als Kenntnisse, Fertigkeiten und Kompetenzen (vgl. Empfehlung des Europäischen und des Rates zur Einrichtung eines Europäischen Qualifikationsrahmens für lebenslanges Lernen, 2008).

- **Kenntnisse** bezeichnen die Gesamtheit der Fakten, Grundsätze, Theorien und Praxis in einem Arbeits- oder Lernbereich; sie werden als Theorie- und/oder Faktenwissen beschrieben;

- **Fertigkeiten** umfassen die Fähigkeit, Kenntnisse anzuwenden und Know-how einzusetzen, um Aufgaben auszuführen und Probleme zu lösen; sie werden als kognitive Fertigkeiten (logisches, intuitives und kreatives Denken) und prakti-

---

[76] Bundesministerium für Bildung und Forschung. Online im Internet unter http://www.ecvet-info.de/de/237.php (Zugriff am 20.04.2012).

sche Fertigkeiten (Geschicklichkeit und Verwendung von Methoden, Materialien, Werkzeugen und Instrumenten) beschrieben;

- **Kompetenz** bezeichnet die nachgewiesene Fähigkeit, Kenntnisse, Fertigkeiten sowie persönliche, soziale und methodische Fähigkeiten in Arbeits- oder Lernsituationen und für die berufliche und persönliche Entwicklung zu nutzen; sie wird im Sinne der Übernahme von Verantwortung und Selbstständigkeit beschrieben.

Charakteristika von Lernergebnissen in Modulen (vgl. GRÜN et. al. 2009)

Lernergebnisse weisen eine Reihe von wichtigen **Charakteristika** auf, die bei der Formulierung zu beachten sind:

- Lernergebnisse beziehen sich grundsätzlich auf Abschlüsse, ausgehend von einer/einem durchschnittlich Lernenden.

- Lernergebnisse beziehen sich auf den **Tag der Prüfung**, d.h. darauf, was der/die AbsolventIn an diesem Tag weiß, kann und in der Lage ist zu tun.

- Basis der Beschreibung der Lernergebnisse bildet das geltende Curriculum des Lernprogramms sowie normative Vorgaben.

- Lernergebnisse werden immer aus Sicht der **Lernenden** beschrieben (Outcome) und nicht aus der Sicht des **Lehrenden**.

- Die optimale Anzahl von Lernergebnissen ist abhängig von der **Komplexität des Lernprogramms**. Es empfiehlt sich, weder zu viele Lernergebnisse zu formulieren, noch zu wenige. Zu viele Lernergebnisse könnten Intransparenz verursachen, zu wenige wären wiederum der Transparenz nicht förderlich.

- Lernergebnisse sollten **extern überprüfbar** sein. Die Formulierungen sind dabei so zu wählen, dass im Rahmen eines Evaluierungsverfahrens festgestellt werden kann, ob die/der Lernende die Lernergebnisse erreicht hat.

- Die **Art**, wie die Lernergebnisse angeeignet werden, ist für die Lernergebnisbeschreibung unwesentlich. D. h. es ist nicht wichtig, ob die Inhalte im Rahmen von Präsenzunterricht, Praktikum oder Selbststudium erworben wurden.

Was bedeutet die Lernergebnisorientierung in Modulen?[77]

Die Orientierung an Lernergebnissen bedeutet einen Paradigmenwechsel für die berufliche Bildung. Die Beschreibung und Bewertung eines Lernabschnittes oder eines Bildungsprogramms orientiert sich dabei künftig nicht am Input sondern vor allem am sog. Outcome, d.h. den erworbenen beruflichen Kompetenzen. Lernergebnisse

---

[77] Bundesministerium für Bildung und Forschung. Online im Internet unter http://www.ecvet-info.de/de/237.php (Zugriff am 20.04.2012).

können an unterschiedlichen Lernorten, mit unterschiedlicher Lerndauer sowie über verschiedene Lernwege, Unterrichtsmethoden (in Schulen, Firmen, am Arbeitsplatz usw.) und in verschiedenen Lernkontexten (formal, nicht formal, informell) erzielt werden. Wenn in Zukunft Qualifikationen und Lernergebniseinheiten in dieser Form dargestellt werden, trägt das zu mehr Transparenz bei und erleichtert das Verständnis und die Vergleichbarkeit von Qualifikationen sowohl zwischen unterschiedlichen Bildungsbereichen als auch über Ländergrenzen hinweg (ebd.).

Wie beschreibt man Lernergebnisse in Modulen?[78]

Um Qualifikationen und berufliche Kompetenzen, die in unterschiedlichen Lern- und Arbeitskontexten erworben wurden, europaweit verständlich darzustellen und anrechenbar zu machen, ist es erforderlich, diese nach einheitlichen Kriterien zu beschreiben und zu bewerten. Die Nutzung des EQR als „Übersetzungsinstrument" zwischen den nationalen Qualifikationssystemen ermöglicht es den Bildungsakteuren, Lernergebniseinheiten so zu beschreiben, dass sie länder- und systemübergreifend verständlich und in den jeweils nationalen Berufsbildungskontext integrierbar sind. Eine weitere Bezugsgröße für die Beschreibung von Lernergebnissen stellt das Niveau einer Qualifikation dar. Der EQR definiert für die Klassifikation von Qualifikationen 8 Niveaus. Auf jeder Stufe werden die zur Erreichung des Niveaus erforderlichen Kenntnisse, Fähigkeiten und Kompetenzen beschrieben. Damit gibt der EQR auch eine taxonomische Orientierung für die Beschreibung von Lernergebnissen, die diesem Niveau zugeordnet werden.

Im März 2011 hat der Arbeitskreis (AK DQR) einen Deutschen Qualifikationsrahmen für lebenslanges Lernen vorgelegt, der es ermöglichen soll, eine angemessene Zuordnung von in Deutschland erworbenen Qualifikationen in der EU zu erreichen. Ein **Vergleich der Systematik und Terminologie von EQR- und DQR** (Online im Internet unter http://www.ecvet-info.de/de/237.php. Zugriff am 20.04.2012) veranschaulicht Gemeinsamkeiten und Unterschiede. Das a.a.O. veröffentlichte Dokument kann im Rahmen der Modulkonstruktion, Hinweise für die Beschreibung von Lernergebniseinheiten im Rahmen transnationaler Mobilitätsmaßnahmen geben.

Lernergebnisse werden in Einheiten geordnet und dargestellt und aus Sicht der Lernenden beschrieben. Die Einheiten von Lernergebnissen sollten lesbar und verständlich, schlüssig aufgebaut und bewertbar sein. Für die Formulierung von Lernergebnissen ist folgendes zu berücksichtigen:

- Verwendung aktiver Verben
- Spezifizierung und Kontextualisierung des aktiven Verbs
- Vermeidung vager Formulierungen

---

[78] Ebd.

Wie beschreibt man Lerneinheiten in Modulen?[79]

Eine Lerneinheit (Unit) wird als ein Bündel von Kenntnissen, Fertigkeiten und Kompetenzen festgelegt. Zur Bildung von Einheiten werden Lernergebnisse verbunden, die einen bestimmten Zusammenhang aufweisen. Sie bilden einen Teil einer Qualifikation ab, die als formaler Standard verstanden werden kann und als Abschluss eines Lernprozesses definiert wird. Qualifikationen können unterschiedlich viele Einheiten umfassen. Die Anzahl hängt von der Komplexität einer Qualifikation ab. Die zu einer Lerneinheit verbundenen Lernergebnisse stehen für sich und werden getrennt von anderen Einheiten bewertet.

Die Beschreibung einer Lerneinheit enthält folgende Informationen[80]:

- allgemeine Bezeichnung der Einheit
- ggf. Bezeichnung der Qualifikation, auf die sich die Einheit bezieht
- die Referenz der Qualifikation nach dem Niveau des Europäischen Referenzrahmens
- die in der Einheit enthaltenen Lernergebnisse und die zugewiesenen ECVET-Leistungspunkte für eine Einheit

> Einen **Leitfaden zur Beschreibung von Lernergebniseinheiten**, der sich auf praktische Erfahrungen aus Mobilitäts- und Innovationstransferprojekten zur Umsetzung von EQR und ECVET stützt ist Online im Internet verfügbar unter http://www.ecvet-info.de/de/237.php (Zugriff am 20.04.2012). Er soll Berufsbildungsakteure bei der Anwendung des lernergebnisorientierten ECVET-Ansatzes im Rahmen von transnationalen Mobilitätsmaßnahmen unterstützen.

Leistungspunkte als Zertifizierungsgrundlage von Modulen

Mit der 2009 vom Europäischen Parlament und Rat verabschiedeten Empfehlung zur Entwicklung eines Leistungspunktesystems für die Berufsbildung (ECVET) will die EU die Mitgliedstaaten bei der Förderung von Transparenz, Vergleichbarkeit, Transferierbarkeit und Anerkennung beruflicher Qualifikationen und Kompetenzen unterstützen. Der ECVET-Ansatz beruht auf dem Konzept von Lernergebnissen. Lernergebnisse werden definiert als Kenntnisse, Fertigkeiten und Kompetenz. Im Rahmen von ECVET sollen diese zu Einheiten von Lernergebnissen (Units) gebündelt und mit Leistungspunkten belegt werden (Bundesministerium für Bildung und Forschung. Online verfügbar unter http://www.ecvet. Zugriff am 25.05.2012).

Module enden mit einer Modulabschlussprüfung

Module enden mit einer Abschlussprüfung und führen zur Vergabe von Leistungspunkten. Sie beschreiben das Ergebnis von (Teil-) Qualifizierungsprozessen (vgl. HUNDENBORN/KNIGGE DEMAL 2010). „Hierzu nehmen sie unter besonderer Berücksich-

---

[79] Ebd.
[80] Ebd.

tigung des Zusammenhangs zwischen Fachsystematik und Handlungssystematik Bezug auf konkrete berufliche Arbeitsprozesse und Handlungsabläufe" (ebd., S.16).

Lernaufwand von Lehrenden in Modulen bestimmen

Der erbrachte Workload ist durch die Angabe von Leistungspunkten ausgewiesen. Darüber hinaus bestätigt die Note der Modulabschlussprüfung den Leistungsstand der Lernenden. Damit sind die strukturellen Voraussetzungen für eine leichtere Anrechnung und Anerkennung von Modulen als Teilqualifikationen gegeben.

Verbindlichkeitsgrad von Modulen festlegen

Module können verschiedene Verbindlichkeitsgrade[81] aufweisen. Es wird zwischen Pflicht,- Wahlpflicht,- und Wahlmodulen unterschieden (vgl. Arbeitsstelle für Hochschuldidaktik und Fachstelle Studienreformen der Universität Zürich 2008). Pflichtmodule sind für alle Studierenden obligatorisch. Wahlpflichtmodule sind aus einer Auswahl zu treffen. Es handelt sich dabei um Elemente, die für ein ausgewogenes Abschlussprofil wichtig, aber nicht unerlässlich sind. Wahlmodule sind aus einem Angebot frei wählbar und dienen der individuellen Profilbildung/und oder der interdisziplinären Ausrichtung.

5.2.1 Beschreibung des Moduls anhand einer einheitlichen Darlegungsform

Die Darlegung des Modul orientiert sich nach KNIGGE-DEMAL und KREMER (2011, S. 24ff.) und wurde nur leicht modifiziert. Auf der <u>ersten Ebene</u> (Abb. 38) wird das Modul in seiner Komplexität beschrieben.

---

[81] Bei der Modulentwicklung handelt es sich um ein Pflichtmodul. Verpflichtungsgrade wären bei zusätzlichen Modulen zu bestimmen bzw. zu berücksichtigen. Ebenfalls kann auf in der Literatur beschrieben Modultypologien z.B. Lisop und Huisinga (2000) zurückgegriffen werden (vgl. Hundenborn/Knigge-Demal 2010, S.16ff.).

Abb.38: Erste Ebene des Moduls

BILDUNGSGANG – Bezeichnung des Bildungsganges, für den die Module gelten	
Verpflichtungsgrad Nummerierung Modulbezeichnung	
Aus der Modulbezeichnung geht hervor, welche Teilqualifikation mit dem jeweiligen Modul erworben wird. Die Abkürzung PM (Pflichtmodul) kennzeichnet den Verpflichtungsgrad in numerischer Reihenfolge. Eine farbliche Codierung weist auf den entsprechenden Modultypus hin.	
Präsenzzeit in Stunden	**Workload in Stunden**
Theoretischer und praktischer Unterricht im Lernort Schule	Arbeitsaufwand für die Bearbeitung des Moduls
Modulbeschreibung	
Das Modul wird in seiner Gesamtheit didaktisch kommentiert. Es wird dargestellt, was Gegenstand des Moduls ist bzw. in welcher Perspektive die Moduleinheiten zum Modul stehen. Auch Zusammenhänge mit anderen Modulen und deren Lernergebnisse werden herausgestellt.	
Daran schließen sich in unterschiedlicher Anzahl, je nach Modulgröße, die Moduleinheiten in numerischer Reihenfolge an. Die Bezeichnungen der Moduleinheiten weisen die Perspektive zum Modul aus.	
Moduleinheiten	
ME 1	Stunden
ME 2	Stunden

Dieses Element weist den **Bildungsgang** aus, in dessen Kontext das Modul entwickelt wurde.

Die **Modulbezeichnung** beschreibt die zu erwerbende Teilqualifikation des Moduls für den Bildungsgang. Das Modul führt nach bestandener Modulabschlussprüfung zu einer Qualifikation. Zur Modulbezeichnung gehören der **Verpflichtungsgrad** des Moduls sowie dessen fortlaufende **Nummerierung**.

Die ausgewiesene **Präsenzzeit** bezieht sich auf die Soll-Stundenzeit für den theoretischen und praktischen Unterricht.

Die **Credits** weisen den **Workload** des Moduls aus und variieren je nach Stundenzahl. Die Zertifizierung eines Moduls erfolgt nach bestandener Modulabschlussprüfung. Dabei werden Credits und Note getrennt ausgewiesen.

Die **Modulbeschreibung** und die darunter aufgeführten **Moduleinheiten** geben einen Gesamtüberblick über das Modul und zeigen damit die Komplexität sowie die unterschiedlichen Perspektiven der Moduleinheiten auf. Das Modul und die Moduleinheiten bilden die Grundlage für die Verteilung der Module im Rahmen des Masterclass Moduls. Die zweite Ebene (Abb. 39) des Moduls stellt sich wie folgt dar:

Abb.39: Zweite Ebene des Moduls

Modulbezeichnung	Bezeichnung des Moduls
Codenummer	PM 1
Modulverantwortliche	Verantwortliche(r) Dozent(in) zur Koordination und Organisation Modulverlauf Dokumentation Inhalte Modulabschlussprüfung Dokumentation der Evaluation des Moduls
Stunden/Credits	Stunden: Verbindliche Soll Stunden Zahl Credits: Referenzpunktezahl, die das tatsächliche Arbeitspensum der Lernenden darstellt
Curricularer Bezug	Bezug zu einem Curriculum
Zugangsvoraussetzungen	Module, die vorab abgeschlossen sein sollten
Anschlussmöglichkeiten	Module, die angeschlossen werden können
Modulbeschreibung	Erläuterungen des Modulgegenstandes und der inhaltlichen Schwerpunkte
Handlungskompetenzen	Handlungskompetenzen – „Kernstück" des Moduls im Sinne von Weiterbildungszielen
Lernergebnisse	Lernergebnisse sind Aussagen darüber, was Lernende nach Abschluss eines Lernprozesses wissen, verstehen und in der Lage sind zu tun. Lernergebnisse werden definiert als Kenntnisse, Fertigkeiten und Kompetenzen

Die Moduleinheiten (Abb. 40) sollten wie folgt dargelegt werden:

Abb. 40: Elemente einer Moduleinheit im Bildungsgang

Die nachfolgende Übersicht <wird fortgesetzt> gibt einen Überblick über die Elemente der Module im Bildungsgang:

Bezeichnung der Moduleinheit	Ausweisung der Moduleinheit
Codenummer	Codenummer, z.B. LB 1 – PM – ME PM: Pflichtmodule (fortlaufend nummeriert) ME: Moduleinheit (fortlaufend nummeriert)
Verantwortliche(r) Dozent(in)	Verantwortliche(r) Dozent(in) zur Gestaltung der Moduleinheit
Stunden	Präsenszeiten
Handlungskompetenzen	Auf das konkrete Thema der Moduleinheit bezogene Handlungskompetenzen
Lernergebnisse	ECVET beruht – ebenso wie der Europäische Qualifikationsrahmen für Lebenslanges Lernen EQR (siehe Empfehlung zum EQR) – auf einem lernergebnisorientierten Ansatz. Während der EQR als Übersetzungsinstrument dient, um zertifizierte Lernergebnisse in Form von Qualifikationen (Abschlüssen) miteinander in Beziehung zu setzen, geht es bei ECVET

	vor allem um die Bewertung und Ansammlung von individuell erworbenen Lernergebnissen. Diese Lernergebnisse werden in Einheiten (Units) zusammengefasst. Lernergebnisse sind Aussagen darüber, was Lernende nach Abschluss eines Lernprozesses wissen, verstehen und in der Lage sind zu tun. Lernergebnisse werden definiert als Kenntnisse, Fertigkeiten und Kompetenzen. • Kenntnisse bezeichnen die Gesamtheit der Fakten, Grundsätze, Theorien und Praxis in einem Arbeits- oder Lernbereich; sie werden als Theorie- und/oder Faktenwissen beschrieben; • Fertigkeiten umfassen die Fähigkeit, Kenntnisse anzuwenden und Know-how einzusetzen, um Aufgaben auszuführen und Probleme zu lösen; sie werden als kognitive Fertigkeiten (logisches, intuitives und kreatives Denken) und praktische Fertigkeiten (Geschicklichkeit und Verwendung von Methoden, Materialien, Werkzeugen und Instrumenten) beschrieben; • Kompetenz bezeichnet die nachgewiesene Fähigkeit, Kenntnisse, Fertigkeiten sowie persönliche, soziale und methodische Fähigkeiten in Arbeits- oder Lernsituationen und für die berufliche und persönliche Entwicklung zu nutzen; sie wird im Sinne der Übernahme von Verantwortung und Selbstständigkeit beschrieben. [82]
Referenz der Qualifikation nach dem Niveau des Europäischen Referenzrahmens	Niveaustufe des EQR
Empfehlungen zur Unterrichtsgestaltung	Für die methodische Ausgestaltung liegen in den Moduleinheiten Empfehlungen vor. Diese sind unverbindlich, machen aber deutlich, welche Unterrichtsmethoden besonders gut geeignet sind, um die mit dem Modul verbundenen Handlungskompetenzen zu entwickeln.
Bildungsverständnis	Bildungskategorien nach HEFFELS B1, B2, B3 oder B4
Literaturempfehlungen	Literaturempfehlungen als Ergänzung zu Standardwerken der onkologischen und palliativen Pflege. U.a. auch Literatur aus den Bereichen Pflegemanagement und Pflegewissenschaften.

<Fortsetzung der Übersicht S.137>

---

[82] Online im Internet unter http://www.ecvet-info.de/de/249.php (Zugriff am 23.04.2012).

6 Kompetenzprofil von onkologisch und palliativ tätigen Pflegefachkräften

Im Mittelpunkt der modularisierten Konzeptentwicklung steht die Frage, welches Kompetenzprofil für eine onkologische und palliative Pflegefachkraft durch den Bildungsgang der Fortbildung angestrebt wird bzw. welche Handlungskompetenzen nach erfolgreicher Absolvierung erworben werden sollen. Ausgehend davon ist das entsprechende Modul so zu gestalten.

Von entscheidender Bedeutung bei der Entwicklung modularisierter Konzepte ist daher die Definition bzw. die Annäherung an ein Kompetenzprofil, das im Folgenden theoriegeleitet sowie empirisch aus den beruflichen Anforderungen heraus generiert wird. Denn aus dem zugrunde liegenden Kompetenzprofil ergeben sich wiederum Teilqualifikationen, die im Rahmen des Moduls von Bedeutung sind.

6.1 Berufliche Anforderungen und resultierende Handlungserfordernisse

KAISER (1985; zit. n. HUNDENBORN & KNIGGE-DEMAL, 1996) geht davon aus, dass das Handeln eines Menschen immer in konkreten Situationen stattfindet. Situationen werden in diesem Fall als Orte verstanden, an denen menschliche Handlungsfähigkeit, in diesem Fall das Handeln einer onkologisch und oder palliativ tätigen Pflegefachkraft (in der Euregio Maas-Rhein) im beruflichen Kontext, eingefordert ist (KAISER 1985; zit. n. HUNDENBORN & KNIGGE-DEMAL 1996). Die Teilnehmer und -teilnehmerinnen müssen daher im Bildungsgang auf Situationen vorbereitet werden, in denen später ihr Handeln erforderlich ist bzw. eingefordert wird. Insofern wird im nächsten Schritt das Handeln der onkologischen und palliativen Pflegekraft in den Kontext einer Berufssituation gestellt, um berufliche Anforderungen an diese Personen zu identifizieren. Eine weitere Möglichkeit besteht in der Generierung entsprechender Handlungserfordernisse aus beruflichen Situationen heraus. Zur Analyse des Handlungsfeldes einer onkologischen und palliativen Pflegefachkraft und im Folgenden zur Annäherung an deren Kompetenzprofil wird zunächst der situationsorientierte Ansatz nach KAISER (1985), modifiziert und erweitert nach HUNDENBORN & KNIGGE-DEMAL (1996) genutzt, um die beruflichen Anforderungen und resultierenden Handlungserfordernisse in Bezug auf die interkulturelle Kompetenzentwicklung zu extrahieren, in denen die Handlungsfähigkeit einer onkologischen und palliativen Pflegefachkraft eingefordert ist. Als Datengrundlage werden exemplarisch drei Informationsquellen verwendet und in die Analyse mit einbezogen:

1. Das Basiscurriculum Palliative Care – eine Fortbildung für Pflegende in Palliative Care (Kern et. al. 2010)[83]
2. Der „Aufbau-Lehrplan für Pflegekräfte in der Onkologie von EONS, 2005" (European Oncology Nursing Society 2005b)
3. Das Qualifikationsanforderungsprofil einer onkologischen Pflegefachkraft (Bundesarbeitsgemeinschaft der Leitungen der Weiterbildungsstätten für die Fachkrankenpflege in der Onkologie 2005)[84]

In der Abb. 41 sind die Aufgaben „spezialisierter Pflegender in der Onkologie"[85] mit dem dazugehörigen Kompetenzprofil aufgelistet:

Abb.41: Aufgabenprofil Pflegender mit Kompetenzprofil in der Pflege krebskranker Menschen der Bundesarbeitsgemeinschaft der Leitungen der Weiterbildungsstätten für die Fachkrankenpflege in der Onkologie (2005)

Aufgaben in der Pflege krebskranker Menschen	Kompetenzprofil Die/der Pflegende verfügt über…
fachpraktisch handeln	fachtheoretische und fachpraktische Kompetenz, Grundlagen im Bereich Forschungskompetenz und pflegetechnische Kompetenz
anleiten und beraten	pädagogisch-didaktische Kompetenz, Beratungskompetenz
sich für den Patienten einsetzen	rechtliche und ethische Kompetenz
koordinieren	organisatorische Kompetenz und Führungskompetenz
organisieren	betriebswirtschaftliche Kompetenz, Führungskompetenz, organisatorische Kompetenz, rechtliche Kompetenz
bei der Forschung mitwirken	Grundlagen im Bereich Forschungskompetenz, fachtheoretische und fachpraktische Kompetenz
berufs- und gesellschaftspolitisch aktiv sein	berufspolitische Kompetenz, interdisziplinäre Kompetenz, Selbstkompetenz

Quelle: Bundesarbeitsgemeinschaft der Leitungen der Weiterbildungsstätten für die Fachkrankenpflege in der Onkologie 2005, (Modifizierte Darstellung, Küpper).

---

[83] Hier beschränken sich die Informationen lediglich auf die Hauptthemengebiete, die im Curriculum angegeben sind.
[84] Die Bundesarbeitsgemeinschaft skizzierte Aufgaben und ordnete diese Aufgaben einem Kompetenzprofil zu.
[85] "Gemeint sind Krankenschwestern/-pfleger/Gesundheits- und Krankenpflegerinnen/-pfleger, Kinderkrankenschwestern/-pfleger/Gesundheits- und Kinderkrankenpflegerinnen/- pfleger, Altenpfleger/-innen mit einer abgeschlossenen Weiterbildung in der Pflege Krebskranker (gemäß länderrechtlicher Regelungen oder Empfehlungsrichtlinien der Deutschen Krankenhausgesellschaft). Sie arbeiten in Krankenhäusern, Rehabilitationseinrichtungen, Praxen niedergelassener Onkologen, Palliativeinrichtungen, Hospizen, ambulanten Pflegediensten und zunehmend auch in anderen Bereichen, z.B. in Einrichtungen der Krebsprävention" (Bundesarbeitsgemeinschaft der Leitungen der Weiterbildungsstätten für die Fachkrankenpflege in der Onkologie 2005).

Die Einordnungen dienen lediglich exemplarisch zur Orientierung und möglichen Einordnung in Einflussgrößen auf das Handeln von Personen. Die Wiederholungen deuten an, dass die Einflussgrößen in Beziehung zueinander stehen und inhaltlich bestimmt werden müssen. **Die Lernschwerpunkte und Wissensbedarfe der Teilnehmer sollen die punktuelle Gewichtung der (Fach)themen in der Durchführung des Moduls bestimmen.**

Zur Beschreibung der beruflichen Anforderungen werden die aus den 3 Informationsquellen gewonnenen Erkenntnisse in eine Synthese überführt und schließlich anhand der folgenden Merkmale, die als Einflussgrößen auf das Handeln einer Person anzusehen sind (HUNDENBORN & KNIGGE-DEMAL 1996), beschrieben:

- Handlungsanlass
- Interaktionsstrukturen
- Erleben und Verarbeiten
- Institutioneller Kontext
- Gesellschaftliche Einflussfaktoren

HUNDENBORN und KNIGGE-DEMAL (1996) halten fest, dass die Situationsmerkmale nur zum Zwecke der Analyse getrennt betrachtet werden können. In den konkreten Situationen sind sie in vernetzter Beziehung und wechselseitiger Abhängigkeit voneinander zu sehen.

6.1.1 Handlungsanlass

Als Pflegende steht eine onkologische Pflegefachkraft insbesondere klientenorientierten Handlungsanlässen gegenüber, die eine professionelle und individualisierte Pflege erforderlich machen und nach HUNDNEBORN und KNIGGE-DEMAL (1996) aus akuten und chronischen Krankheitsprozessen resultieren. Der akute Anlass ist eine lebensbedrohliche Erkrankung. Hier könnte es beispielsweise um kulturelle Aspekte der Pflege in der EMR inhaltlich gehen. Ggf. auch um den interkulturellen Dialog von fachpraktischen Themen.

HANDLUNGSANLASS		
Themengebiete aus dem Basiscurriculum Palliative Care – eine Fortbildung für Pflegende in Palliative Care (Kern et. al. 2010) (Beispiele)	**Einheit aus dem Lehrplan für Pflegekräfte in der Onkologie EONS, 2005.**	**Aufgaben einer onkologischen Pflegefachkraft**
Anwendungsbereiche von Palliative Care	Die Rolle des Pflegerpersonals im Umgang mit Krebserkrankungen	Fachpraktisch handeln
Körperliche Aspekte der Pflege		Anleiten und beraten
Psychosoziale Aspekte der Pflege	Auswirkungen von Krebs auf die Person und dessen Familie	
Spirituelle und kulturelle Aspekte der Pflege	Rahmenbedingungen der Onkologischen Pflege	

6.1.2 Interaktionsstrukturen

Die pflegerische Beziehung bleibt hinsichtlich der **Interaktionsstruktur** in der Regel nicht auf die Zweierinteraktion beschränkt. Vielmehr sind sowohl die Pflegepersonen als auch die Menschen mit Pflegebedarf in vielfältige Interaktionsgefüge eingebunden (HUNDENBORN 2007). In Bezug auf interkulturelle Kompetenzbildung könnte es inhaltlich beispielsweise um das Verständnis von Palliative Care und Hospizarbeit in der EMR, um palliative und onkologische Versorgungsstrukturen in der EMR, um mögliche Formen oder Beispiele von grenzüberschreitender Teamarbeit, oder um das berufs- und gesellschaftspolitische Selbstverständnis von Pflegefachkräften in der EMR gehen.

INTERAKTIONSSTRUKTUREN		
Themengebiete aus dem Basiscurriculum Palliative Care – eine Fortbildung für Pflegende in Palliative Care (Kern et. al. 2010)	Einheit aus dem Lehrplan für Pflegekräfte in der Onkologie EONS, 2005	Qualifikationsanforderungsprofil einer onkologischen Pflegefachkraft
Grundlagen von Palliative Care und Hospizarbeit Teamarbeit und Selbstpflege	Entscheidungsfindung und Kommunikation Rahmenbedingungen der Onkologischen Pflege Grundwissenschaft und Krebsbehandlung Basiswissenschaft und onkologische Therapie Die Rolle des Pflegerpersonals im Umgang mit Krebserkrankungen Auswirkungen von Krebs auf die Person und dessen Familie	Koordinieren Organisieren Berufs- und gesellschaftspolitisch aktiv sein

6.1.3 Erleben und Verarbeiten

„Es geht darum, Spannung im Kontext des Berufsalltags aushalten zu können sowie Mehrdeutigkeiten und Widersprüche in Situationen und Handlungsanweisungen zu ertragen. Wichtig in diesem Zusammenhang sind ferner die Gefühle, Sichtweisen und Meinungen anderer Menschen wahrzunehmen, sich auf andere einzustellen und sich in sie einzufühlen"[86] (KNIGGE-DEMAL et. al. 2011, S. 10). Um die subjektive Sicht der Menschen mit Pflegebedarf nachempfinden zu können, benötigen Pflegende vor allem

---

[86] In Differenz zum Begriff „einzufühlen" steht die „Empathische Fürsorge" als Wohlwollen. Der Fürsorgehandelnde, hier die Pflegefachkraft, „ist hier für seine empathische Anteilnahme, die Reflexionsfähigkeit, zur Ermittlung eines begründbaren Wohls als auch für die Gestaltung des Dialogs zur Befähigung des Fürsorgeempfängers von seinem Selbstbestimmungsrecht Gebrauch zu machen, verantwortlich" (vgl. HEFFELS 2003, S. 162).

hermeneutische Kompetenz[87] (vgl. HUNDENBORN/KNIGGE-DEMAL 1998 In: HUNDENBORN 2007, S. 46f.).

„Aber nicht nur die subjektiven Situationsdeutungen durch die Menschen mit Pflegebedarf und ihre Bezugspersonen sind für das Handeln in Pflegesituationen von Bedeutung, sondern ebenso die Situationsdeutungen durch die professionellen Akteure" (ebd., S. 47).

Hier könnte es beispielsweise um den interkulturellen Dialog in Bezug auf psychosoziale Aspekte der Pflege oder ethische und rechtliche Aspekte in der EMR in der onkologischen und palliativen Pflege thematisch gehen. Ein Bearbeitungsmodell im Modul ist das Modell des verantwortlichen Pflegehandelns nach HEFFELS (2003):

„Betrachtet man die Prinzipien in der Pflege(literatur)> Achtung vor dem Wert des Lebens, Schutz des Lebens, Autonomie des Patienten im Sinne der Selbstbestimmung, Fürsorge verstanden als ein Tätigwerden der Pflegenden aus der wohlwollenden Haltung heraus, Gerechtigkeit im Sinne, dass jeder zu Pflegende einen Anspruch auf Pflege hat, Fairness als ein unvoreingenommenes Agieren der Pflegenden gegenüber den zu Pflegenden, Hilfe zur Selbsthilfe als Vermeidung einer Überversorgung/-betreuung eines zu Pflegenden, und Wahrhaftigkeit, verstanden als die Voraussetzung zur Schaffung von Verbindlichkeit zwischen den Beteiligten <(vgl. ARNDT 1998 nach HEFFELS 2003, S. 183), dann stehen diese unvermittelt nebeneinander und haben einen allgemeinen ethischen Anspruch, ohne direkten pflegerischen Handlungsbezug. Sie bedürfen mithin einer Konkretisierung auf einer mittleren Ebene mit einer pflegespezifischen Bestimmung" (HEFFELS 2003, S. 183).

ERLEBEN UND VERARBEITEN		
Basiscurriculum Palliative Care – eine Fortbildung für Pflegende in Palliative Care (Kern et. al. 2010)	**Einheit aus dem Lehrplan für Pflegekräfte in der Onkologie EONS, 2005**	Qualifikationsanforderungsprofil einer onkologischen Pflegefachkraft
Psycho-soziale Aspekte der Pflege Ethische und rechtliche Aspekte der Pflege	Die Rolle des Pflegerpersonals im Umgang mit Krebserkrankungen Auswirkungen von Krebs auf die Person und dessen Familie Entscheidungsfindung und Kommunikation Die Rolle des Pflegepersonals im Umgang mit Krebspatienten	Fachpraktisch handeln Anleiten und beraten Sich für den Patienten einsetzen

---

[87] D.h. (nach HUNDENBRON, KNIGGE-DEMAL 1998, In: HUNDENBORN 2007, S.47) Menschen mit Pflegebedarf ihre Situationsdeutung aussprechen lassen, ihnen eine Deutung ihres Zustandes anbieten und Interventionen erklären und Gefühl- bzw. Emotionsarbeit in Verarbeitungs- und Bewältigungsprozessen sensibel einsetzen.

6.1.4 Institutioneller Kontext

In Bezug auf den institutionellen Kontext könnte es beispielsweise inhaltlich um das bekannt machen unterschiedlicher Versorgungsstrukturen in der EMR gehen. Unterschiedliche ethische und rechtliche Aspekte und Formen der Qualitätssicherung können in der EMR betrachtet werden.

INSTITUTIONELLER KONTEXT		
Basiscurriculum Palliative Care – eine Fortbildung für Pflegende in Palliative Care (Kern et. al. 2010)	Einheit aus dem Lehrplan für Pflegekräfte in der Onkologie EONS, 2005	Qualifikationsanforderungsprofil einer onkologischen Pflegefachkraft
Grundlagen von Palliative Care und Hospizarbeit Qualitätssicherung Ethische und rechtliche Aspekte der Pflege Spirituelle und kulturelle Aspekte der Pflege	Rahmenbedingungen der Onkologischen Pflege Grundwissenschaft und Krebsbehandlung Basiswissenschaft und onkologische Therapie Entscheidungsfindung und Kommunikation	Koordinieren Organisieren Sich für den Patienten einsetzen

6.1.5 Gesellschaftliche Einflussfaktoren

Es könnte hier beispielsweise um Einfluss des Wertesystems in Bezug auf ethische und rechtliche Aspekte oder um Fragen der unterschiedlichen Ausbildungssysteme in der Pflege in der EMR gehen.

GESELLSCHAFTLICHE EINFLUSSFAKTOREN		
Basiscurriculum Palliative Care – eine Fortbildung für Pflegende in Palliative Care (Kern et. al. 2010)	Einheit aus dem Lehrplan für Pflegekräfte in der Onkologie EONS, 2005	Qualifikationsanforderungsprofil einer onkologischen Pflegefachkraft
Qualitätssicherung Ethische und rechtliche Aspekte der Pflege	Rahmenbedingungen der onkologischen Pflege	Berufs- und gesellschaftspolitisch aktiv sein Sich für den Patienten einsetzen

Zusammenfassung:

Die Synthese aus den 3 Informationsquellen ergibt eine mögliche Zuordnung[88] von Aufgaben zu Inhalten onkologisch und palliativ tätiger Pflegefachkräfte. Diese wurden in Bezug auf die Einflussgrößen auf das Handeln einer Person (nach HUNDENBORN & KNIGGE-DEMAL 1996) gesetzt. Die zum Zwecke der Analyse getrennte Betrachtung ergibt eine vernetzte Beziehung und eine wechselseitige Abhängigkeit. Mit Hilfe des systemischen Ansatzes von Pflege (HUNDENBORN 2007) gibt es im Modul (insbe-

---

[88] Die Zuordnung ist lediglich exemplarisch und nicht vollständig.

sondere Moduleinheit 3) Anschlussmöglichkeiten in Bezug auf bestehende Lehrpläne und Aufgaben onkologisch und palliativ tätiger Pflegekräfte. Der systemische Ansatz von Pflege kann als Analyseinstrument im Modul zur multiperspektivischen Betrachtung hilfreich sein.

Im Zentrum des Moduls steht die Interkulturelle Kompetenzentwicklung als learning Outcome. Somit steht nicht der Lehrinhalt, sondern das Lernergebnis der interkulturellen Kompetenzentwicklung im Vordergrund.

7 Konsequenzen für die Modularisierung

Im **Bereich Wissen** kennen die Teilnehmer Kulturbegriffsdefinitionen, zentrale und bereichsspezifische Kulturstandards im onkologischen und palliativen Bereich. Sie kennen Möglichkeiten einer systemischen Betrachtungsweise und ein ethisches Entscheidungsmodell.

Im Bereich Fähigkeiten können die Teilnehmer unterschiedliche Sichtweisen und Handlungslogiken der professionellen Akteure verstehen und im interkulturellen Kontext und in der Gestaltung des Pflegeprozesses aufeinander abstimmen. Die Teilnehmer haben durch das Modul die Fähigkeit professionell interkulturelle Beziehungen aufzubauen, zu erhalten und zu beenden.

Im Bereich Einstellungen können die Teilnehmer durch das reflexive Betrachten des eigenen Erlebens und dessen Konsequenzen die Konflikt- und Dilemmasituationen ethisch reflektieren und Verantwortung übernehmen.

Die Teilnehmer erlangen durch das Modul das Eintreten für Gleichheit Aller ungeachtet der Herkunft,

- die Haltung des Respekts für Andersheit,
- die Befähigung zum interkulturellen Verstehen,
- die Befähigung zum interkulturellen Dialog.

Die Teilnehmer werden in ihrer sozialen und personalen Kompetenz gefördert. Die **Abb. 42** zeigt eine Folie von Stefanie RATHJE, Hochschule für Wirtschaft und Technik Berlin, aus einem Vortrag in Coburg am 16. April 2010 mit dem Titel „Was ist eigentlich interkulturelle Kompetenz?". Die Aussagen decken sich mit Lernergebnissen, die das Masterclass Modul erreichen möchte bzw. die sowohl formell als auch informell ablaufen. Die Lernziele sind in den Moduleinheiten bereits grob enthalten und müssten für die Unterrichtsplanung entsprechend konkretisiert werden. D.h. sie sollen sich an aktuellen methodisch didaktischen interkulturellen Trainingsmöglichkeiten des Kohäsionsansatzes orientieren.

Abb. 42: Formen der Kompetenzentwicklung für das Modul nach RATHJE (2010)

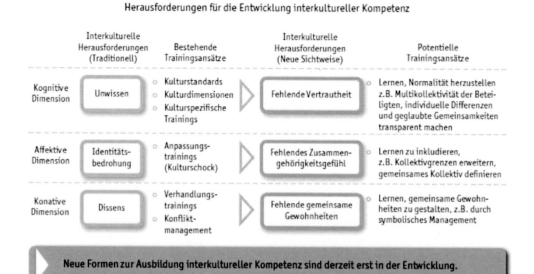

Quelle: Stefanie RATHJE, Hochschule für Wirtschaft und Technik Berlin. Wirtschaftskommunikation. Aus einem Vortrag in Coburg am 16. April 2010 mit dem Titel „Was ist eigentlich interkulturelle Kompetenz?" Online im Internet unter http://www.stefanie-rathje.com (Zugriff am 20.04.2012).

Welche Konsequenzen ergeben sich für das Modul daraus?

⇨ **Vertrautheit schaffen**

Die Teilnehmer lernen Normalität herzustellen, z.B. durch Multikollektivität der Beteiligten, individuelle Differenzen und geglaubte Gemeinsamkeiten transparent zu machen. Die Interkulturelle Herausforderung liegt in der „Fehlenden Vertrautheit". Das Modul erzeugt nicht nur Wissen, sondern durch das Wissen kann es auch Vertrautheit erzeugen.

⇨ **Zusammengehörigkeitsgefühl fördern**

Die Teilnehmer lernen zu inkludieren, z.B. Kollektivgrenzen zu erweitern und ein gemeinsames Kollektiv zu definieren. Im Modul beispielsweise durch die Gestaltung von Begegnungen zu einem gemeinsamen Fachthema. Gewissermaßen besteht hier die Möglichkeit nach dem Kohäsionsansatz von RATHJE (2006) Kultur zu produzieren und so Normalität zu schaffen. Die Interkulturelle Herausforderung liegt in dem „Fehlenden Zusammengehörigkeitsgefühl.

⇨ **Gemeinsame Gewohnheiten fördern**

Die Teilnehmer lernen gemeinsame Gewohnheiten zu gestalten. In einen interkulturellen Dialog einzutreten. Z.B. in Form von sozialen Netzwerken und gemeinsamen Lernmöglichkeiten.

7.1 Das Modulhandbuch als Grundlage und Produkt zur Förderung modularer Konzepte

Ein Modulhandbuch ist das zentrale Planungs- und Steuerungsinstrument modularisierter Bildungsgänge für alle Beteiligten am Lernort Bildungsanbieter wie am Lernort Praxis. Analog zu anderen modularen Bildungsprozessen liegt auch dem Bildungsgang des Masterclass Moduls ein ausführliches Modulhandbuch zugrunde.

7.2 Konzeptionelle Grundlagen der Modulentwicklung

Das vorliegende Modulhandbuch gilt in der pädagogischen Arbeit als Grundlage für die stattfindenden Lehr- und Lernprozesse im Bildungsgang der Fortbildung. Es gibt Lernenden und Lehrenden einen Überblick über die Konzeptionalisierung der Fortbildung und bietet für den Verlauf der Fortbildung die notwendige Orientierung und Handreichung. Durch die zeitliche und inhaltliche Überschaubarkeit der Fortbildung und die Ausweisung näherer Informationen zur modularen Struktur sorgt dieses Handbuch zugleich für die notwendige Transparenz des Fortbildungsganges. In der pädagogischen Arbeit erweist sich das Modulhandbuch darüber hinaus bei der Aufgabe des Modulmanagements als ein wichtiges Planungs- und Steuerungsinstrument, wie z.B. bei der Planung der zeitlichen Modulanordnungen, Stundenplanungen, Prüfungsgestaltungen. Zudem liefert die einheitliche Darlegungsform der Module u.a. didaktisch-methodische Hinweise. Damit das Modulhandbuch als ein hilfreicher Begleiter erlebt und die Möglichkeiten eines Modulhandbuchs optimal ausgeschöpft werden, sollte ein Handbuch zu Beginn einer Bildungsmaßnahme sorgfältig gelesen werden.

Bildungstheoretische Grundlagen

Die folgenden Skizzierungen verdeutlichen die konzeptionellen Grundlagen der Modulentwicklung im Masterclass Modul für die onkologische und palliative Pflege in der Euregio Maas-Rhein. Im Bildungsgang des Masterclass Moduls dienen die drei folgenden curricularen Ansätze als die bildungstheoretische Grundlage:

- der Curriculumsansatz nach SIEBERT
- der pflegesituationsorientierte Ansatz von HUNDENBORN und KNIGGE-DEMAL
- der Curriculumsansatz nach HANSRUEDI KAISER

SIEBERTS Curriculumsansatz (1974) beschreibt einen Ansatz für die Erwachsenenbildung, aus dem sich nach HUNDENBORN und KNIGGE-DEMAL ableiten lässt, „dass die Auswahl und Analyse von Berufssituationen immer vor dem Hintergrund der jeweiligen Berufsideologie und des jeweiligen Berufsverständnisses geschieht" (1996, S.8). Die Klärung des Situationsbegriffes erfolgte in Anlehnung an das Situationsverständnis von KAISER (1985) sowie über den systemischen Ansatz von Pflege nach HUNDENBORN und KNIGGE-DEMAL. Dieser Ansatz stellt eine weitere zentrale Grundlage des Modularisierungskonzeptes dar und wird zur Deutung der Perspektiven und Schwerpunkte in der Moduleinheit 3 herangezogen, um das Modul entsprechend dieser Perspektive zu entwickeln. Zudem kann der systemische Ansatz von Pflege als Hintergrundmatrix dienen für die fallbezogene Aufarbeitung in Moduleinheit 3. So weist die interkulturelle Kompetenz unterschiedliche Bezüge zu den konstitutiven Elementen einer Pflegesituation auf.

Der lernpsychologisch fundierte Curriculumansatz nach KAISER stellt die dritte zentrale Grundlage der Modulentwicklung dar. Hansruedi KAISER (2005) folgt den Ansätzen situierten Lernens, wonach Wissen nicht abstrakt und kontextfrei erworben, gespeichert und in anderen Situationen einfach wieder abgerufen und angewendet werden kann. Vielmehr resultiert Wissen aus den bereits erlebten konkreten Handlungserfahrungen. Neue Situationen werden bewältigt, indem sich ein Mensch erinnert, indem die neue Situation mit der bereits bewältigten Situation verglichen wird. Demgemäß werden die Anforderungen, die zur Bewältigung beruflicher Situationen notwendig sind, als Lernergebnisse in Form von Wissen, Können und Einstellungen umschrieben. Sie spiegeln die unterschiedlichen Kompetenzfacetten wider und machen deutlich, was die Teilnehmer wissen und können und welche Einstellungen sie entwickeln sollen, um leitungsrelevante Situationen zu bewältigen. Sie verdeutlichen zudem, welche Komponenten im Rahmen der anvisierten Kompetenzen von Bedeutung sind und geben den Lehrenden Anhaltspunkte für die Planung und Konkretisierung der Lehr-Lern-Prozesse.

Module und Moduleinheiten als curriculare Strukturierungsform

Das Masterclass Modul für die onkologische und palliative Pflege in der Euregio Maas-Rhein besteht aus einem Modul. Zur Unterstützung der unterrichtlichen Bearbeitung und Umsetzung ist das Modul in 3 kleinere Moduleinheiten ausdifferenziert. Die Moduleinheiten greifen spezifische Perspektiven des Moduls auf. Sie sind in ihrer Komplexität reduziert und auf unterrichtlicher Ebene besser handhabbar. Die Moduleinheiten werden zwar einzeln beschrieben, aber nicht einzeln zertifiziert. Die Ebene des Moduls ist Gegenstand der Modulabschlussprüfung und damit Grundlage zur Zertifizierbarkeit. Eine Übersicht über das Modul mit den abzuleistenden Moduleinheiten ist in Teil B dargestellt.

7.2.1 Grundlagen der Modulkonstruktion durch die Implikation der Interkulturellen Kompetenzforschung

Lernen in diesem Modul wird verstanden als höchst individueller Vorgang, der nur eigenaktiv und selbst gesteuert stattfinden kann. „Lehrende können Wissen nicht transferieren, sie können die Bedingungen zum Wissenserwerb bereitstellten. Die Aneignung von Wissen knüpft immer an vorhergehende Denkstrukturen, an Wissensgrundlagen, erlebte Erfahrungen, Motivation und Einstellungen an. Dieses neue Verständnis von Lehren und Lernen wird auf der Grundlage von Konstruktivismus und Systemtheorie formuliert" (OLBRICH 2009, In: OLBRICH 2012, 1, S.9).

Interkulturelle Kompetenz entwickelt sich als ein Prozess, der sich in drei Phasen einteilen lässt (Abb. 43). Interkulturelle Kompetenz setzt sich nach ERLL et.al. (2007, S.11ff.) aus **drei Teilkompetenzen** zusammen, die in enger Wechselwirkung miteinander stehen und die auch in sich wieder komplex sind:

- o Die affektive Kompetenz
- o Die kognitive Kompetenz
- o Die pragmatisch-kommunikative Kompetenz

(vgl. Abschnitt 3.3.1/Studie). Die Teilkompetenzen sind lediglich aus analytischen Gründen den jeweiligen Moduleinheiten zugeordnet und sollen in ihrem Aufbau den Erwerb interkultureller Kompetenz schwerpunktmäßig darstellen.

Abb. 43: Interkulturelles Lernen im Masterclass Modul „Interkulturelle Euregiokompetenz (EMR) Pflege in der Onkologie und Palliative Care"

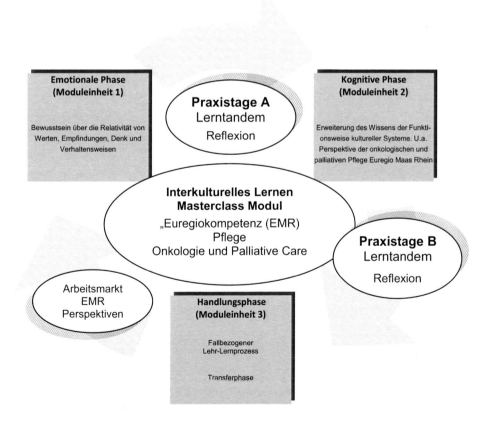

Quelle: Modifiziertes Modell. Online im Internet unter http://www.phil.uni-passau.de/die-fakultaet/lehrstuehle-professuren/barmeyer/lehrstuhl-fuer-interkulturelle-kommunikation/lehrstuhlprofil.html (Zugriff am 20.03.2012).

In einem 3-schrittigen Moduleinheitenaufbau soll die interkulturelle Kompetenzbildung der Teilnehmer gefördert werden :

Kurzbeschreibung:[89]

Moduleinheit 1 (Emotionale Phase):

Hier geht es darum Bewusstsein über die Relativität von Werten, Empfindungen, Denk und- Verhaltensweisen zu schaffen. Die Imaginationsreflexivität (Vogler 2009) ist die theoretische Grundlage für dieses Modul.

Imagination heißt, welche Zuschreibung habe ich, mit welcher Zuschreibung trete ich an den anderen heran? Das konstruktivistische Bild, was ich mir aufgebaut habe, versuche ich auf den anderen zu übertragen. Welche Zuschreibung habe ich von der onkologischen und palliativen Pflege in einem Land der Euregio Maas-Rhein? Die Zuschreibung kann dazu führen, wie ich den anderen verstehen kann.

Es ist wichtig in dieser Moduleinheit, dass sich die Teilnehmer über ihre Vorstellung von den anderen Kulturen und spezifisch der onkologischen und palliativen Pflege Gedanken machen und sich diese vergegenwärtigen. Das wäre ein wichtiger erster Schritt.

Moduleinheit 2 (Kognitive Phase):

Im zweiten Schritt geht es darum, dass die Teilnehmer die empirische Differenzbildung zur Moduleinheit 1 erfahren. Die Lernenden sollen zur Erweiterung ihres Wissens über die Funktionsweise kultureller Systeme befähigt werden und Grundlagen zur interkulturellen Kompetenzentwicklung erfahren. Das gemeinsame Fachthema ist die onkologische und palliative Pflege in der Euregio Maas-Rhein. Die theoretische Grundlage für dieses Modul bildet der Kohäsionsansatz nach RATHJE (2006).

Moduleinheit 3 Handlungsphase (pragmatisch-kommunikative Phase):

In dieser Moduleinheit geht es um die Anbahnung eines erfahrungsbezogenen hermeneutischen Lehr-Lernprozesses durch einen onkologischen und/oder palliativen Fallbezug. Eine multiperspektivische Betrachtungsweise und die Förderung eines verantwortlichen Pflegehandelns können durch folgende theoretischen Grundlagen und Analyseinstrumente ermöglicht werden:

1) Den systemischen Ansatz von Pflege (vgl. HUNDENBORN 2007)

2) Die heuristische Fallmatrix (SIEGER 2009)

3) Das Modell des verantwortlichen Pflegehandelns (HEFFELS 2008)

Die neu gewonnen Perspektiven „interkultureller Kompetenzentwicklung" können für das pflegeberufliche Handeln in der Praxis genutzt werden. Es entstehen neue multiperspektivische Betrachtungsmöglichkeiten und Anschlussmöglichkeiten mit möglichen Auswirkungen auf den Arbeitsmarkt (im Schaubild mit „Arbeitsmarkt EMR/Perspektiven" dargestellt). Der zirkuläre Kreis soll andeuten, dass die interkulturelle Kompetenz dabei ein lebenslanger Lernprozess ist.

Praxisbesuche zu Beginn der Moduleinheit 2 und Moduleinheit 3:

Zwischen der Moduleinheit 1 und 2 (Bezeichnung Praxistage A) bzw. Moduleinheit 2 und 3 (Bezeichnung Praxistage B) finden in einem Lerntandem Praxisbesuche in dem jeweiligen Gastland statt. Die Praxisaufgabe wird unter einer bestimmten Beobachtungsperspektive fokussiert werden. Die in der Ausbildungsrichtlinie für die staatlich anerkannten Kranken- und Kinderkrankenpflegeschulen in NRW (Anpassung) (vgl. HUNDENBORN/KÜHN 2003, S.13) (Anlage 4, Auszug) formulierten Lernbereiche dienen dazu als Referenzrahmen für die Perspektivenwahl in der Praxis[90].. Es findet eine Reflexion über den Praxisbesuch statt. Die erfahrungsbezogenen Inhalte des Praxisbesuches der Lernenden dienen als Inhalt für die nachfolgende Moduleinheit 3.

Aufbau der Modulkonstruktion

Aufgrund der theoretischen Grundlagen „interkultureller Kompetenz" wurden 3 Moduleinheiten konstruiert. Jede Moduleinheit umfasst Lernergebnisse. Lernergebnisse sind Aussagen darüber was Lernende wissen, verstehen und in der Lage sind zu tun, nachdem ein Lernprozess abgeschlossen ist. Lernergebnisse werden als **Kenntnisse, Fertigkeiten und Kompetenzen** definiert (vgl. Empfehlung des Europäischen Parlaments und des Rates zur Einrichtung eines Europäischen Qualifikationsrahmens für lebenslanges Lernen, 2008).

Zusammen ergeben die 3 Moduleinheiten eine **Einheit von Lernergebnissen (synonym Modul):**

„Als Einheit von Lernergebnissen (synonym verwendete Begriffe sind Lernergebniseinheit, Unit oder Modul) wird ein Teil einer Qualifikation, bestehend aus einem kohärenten Satz (Bündel) von Kenntnissen, Fertigkeiten und Komptenz verstanden, der bewertet und anerkannt werden kann…" (vgl. Bundesminsterium für Bildung und Forschung. Online im Internet unter http://www.ecvet-info.de. Zugriff am 10.05.2012).

Bei einem erfolgreichen Abschluß des Moduls können die Teilnehmer die **Qualifikation** „Interkulturelle Euregiokompetenz – Pflege in der Onkologie & Palliative Care" erreichen.

Das **Konstruktionsprinzip der Lernergebniseinheit** ist so gestaltet, dass „sich daraus ein möglichst geschlossener, strukturierter Lernprozess mit festgelegten kohärenten Lernergebnissen und eindeutigen Beurteilungskriterien ableiten lässt" (ebd.). So bauen die Moduleinheiten aufeinander auf und ergeben so einen

---

[90] Bedeutsam für die Konstruktion von Praxislernaufgaben

strukturierten Lernprozess. Das Modul (hier Lernergebniseinheit) kann möglichst unabhängig von anderen Lernergebniseinheiten absolviert werden (vgl. ebd.).

Weitere Vorgehensweise

Für das Modul wurde das Lernergebnis nach den Deskriptoren des Deutschen Qualifkationsrahmens beschrieben, bestimmt und einer Niveaustufe zugeordnet.

Danach erfolgte eine Bestimmung der Lernergebnisse zum Europäischen Qualifikationsrahmen anhand der DQR Lernergebnisse und eine Zordnung zu einer Niveaustufe des EQR.

7.2.2 Bestimmung und Zuordnung der Leistungsergebnisse zum Deutschen Qualifikationsrahmen (DQR)

Der Deutsche Qualifikationsrahmen für Lebenslanges Lernen (DQR) legt einen Rahmen vor, der bildungsbereichsübergreifend alle Qualifikationen des deutschen Bildungssystems umfasst (vgl. Deutscher Qualifikationsrahmen für lebenslanges Lernen 2011) (Anlage 1). „Als nationale Umsetzung des Europäischen Qualifikationsrahmens (EQR) berücksichtigt der DQR die Besonderheiten des deutschen Bildungssystems und trägt zur angemessenen Bewertung und zur Vergleichbarkeit deutscher Qualifikationen in Europa bei. Ziel ist es, Gleichwertigkeiten und Unterschiede von Qualifikationen transparenter zu machen und auf diese Weise Durchlässigkeit zu unterstützen. Dabei gilt es, durch Qualitätssicherung und -entwicklung Verlässlichkeit zu erreichen und die Orientierung der Qualifizierungsprozesse an Lernergebnissen („Outcome-Orientierung") zu fördern." Der DQR unterscheidet zwei Kompetenzkategorien: „Fachkompetenz", unterteilt in „Wissen" und „Fertigkeiten" und „Personale Kompetenz", unterteilt in „Sozialkompetenz und Selbständigkeit"(„Vier-Säulen-Struktur") (ebd. S.4).

Für die Beschreibung der acht Niveaus des DQR ist eine einheitliche Struktur vorgegeben (Abb. 44):

Abb. 44: Struktur für die Niveaubeschreibung des DQR (verabschiedet vom DQR am 22.03.2011)

Niveauindikator			
Anforderungsstruktur			
Fachkompetenz		Personale Kompetenz	
Wissen	Fertigkeiten	Sozialkompetenz	Selbstständigkeit
Tiefe und Breite	Instrumentale und systemische Fertigkeiten, Beurteilungsfähigkeit	Team/Führungsfähigkeit, Mitgestaltung und Kommunikation	Eigenständigkeit/Verantwortung, Reflexivität und Lernkompetenz

Quelle: Deutscher Qualifikationsrahmen für lebenslanges Lernen 2011, S.5

Bei der Anwendung der DQR-Matrix ist zu beachten, dass auf einem Niveau gleichwertige, nicht gleichartige Qualifikationen abgebildet werden. Die Formulierungen folgen grundsätzlich dem Inklusionsprinzip. Das bedeutet, dass Merkmale, die bereits auf einer unteren Stufe beschrieben wurden, auf den folgenden höheren Stufen nicht erneut erwähnt werden, es sei denn, sie erfahren eine Steigerung. Für die Beschreibung der Fachkompetenz bedeutet dies jedoch nicht, dass in jedem Fall das jeweils höhere Niveau Wissen und Fertigkeiten der vorherigen Stufe beinhaltet.

Zuordnungskriterien zum DQR

Bei der Zuordnung von Qualifikationen zum DQR sollen alle formalen Qualifikationen des deutschen Bildungssystems der Allgemeinbildung, der Hochschulbildung und der beruflichen Bildung – jeweils einschließlich der Weiterbildung – einbezogen werden. Darüber hinaus soll die Validierung des non-formalen und des informellen Lernens gefördert werden.

Die Niveaus 6, 7 und 8 des Deutschen Qualifikationsrahmens entsprechen hinsichtlich der beschriebenen Anforderungen und Kompetenzen den Stufen 1 (Bachelor-Ebene), 2 (Master-Ebene) und 3 (Doktoratsebene) des Qualifikationsrahmens für Deutsche Hochschulabschlüsse.

Vorgehensweise der Zuordnung zum DQR

Die Diskriptoren zur Beschreibung des Niveaus in Kompetenzbereichen wurden aufgrund einer Synthese der theoretischen Auseinandersetzung der „Interkulturellen Kompetenz" und möglichen beruflichen Anforderungen gefüllt (**Abb. 45**).

Abb. 45: Beschreibung und Zuordnung des Masterclass Moduls zum DQR <wird fortgesetzt>

Masterclass Modul: Interkulturelle Euregiokompetenz Euregio Maas-Rhein (EMR) - Pflege in der Onkologie und Palliative Care **Qualifikation:** „Interkulturelle Euregiokompetenz (EMR) - Pflege in der Onkologie und Palliative Care"	**ECVET-Punkte 3** **DQR Stufe 5**
Niveau: Die Teilnehmer verfügen über Kompetenzen zur selbstständigen Planung und Bearbeitung umfassender fachlicher Aufgabenstellungen in einem komplexen spezialisierten, sich verändernden beruflichen Tätigkeitsfeld.	
Fachkompetenz:	
Wissen	**Fertigkeiten**
Die Teilnehmer verfügen über vertieftes fachtheoretisches Wissen […]	Die Teilnehmer verfügen anhand von spezialisierter kognitiver und praktischer Fertigkeiten über Instrumente zur […]

Abb.45: Beschreibung und Zuordnung des Masterclass Moduls zum DQR <Fortsetzung>

Masterclass Modul: Interkulturelle Euregiokompetenz Euregio Maas-Rhein (EMR) - Pflege in der Onkologie und Palliative Care **Qualifikation:** „Interkulturelle Euregiokompetenz (EMR) - Pflege in der Onkologie und Palliative Care"	**ECVET-Punkte 3** **DQR Stufe 5**
Wissen	**Fertigkeiten**
[...] im Bereich interkultureller Kompetenzforschung. Dies schließt vertieftes fachtheoretisches (Pflege)Wissen im onkologischen und palliativen Bereich in der Euregio Maas-Rhein mit ein. Sie erlangen spezialisiertes Wissen für (Pflege) wissenschaftliche Begründungskompetenz. Die Teilnehmer kennen Umfang und Grenzen des Bereichs anhand des systemischen Ansatzes in der Pflege im Zusammenhang mit ihrem beruflichen Tätigkeitsfeld.	[...] multiperspektiven Betrachtung und zur Bearbeitung von Problemstellungen. Anhand des Pflegeprozesses der WHO kennen die Teilnehmer Strategien den individuellen Pflegebedarf, die (gemeinsame) Festlegung von realistischen Pflegezielen, die Planung angemessener Pflegemaßnahmen, die Durchführung der selbigen und die Überprüfung des Pflegeerfolgs durch eine multiperspektivische Sichtweise und einen interkulturellen Dialog. Sie erlangen durch eine interkulturelle perspektivische Betrachtung Entscheidungs- und Handlungskompetenz. Dies schließt die praktisch-technische Kompetenz, die klinisch-pragmatische Kompetenz (inklusive Deutung des Falles) sowie zusätzlich die ethisch-moralische Kompetenz im Rahmen der Pflegekraft-Patienten-Interaktion und zur ethischen Gewichtung und Begründung pflegerischer Maßnahmen mit ein.

Abb.45: Beschreibung und Zuordnung des Masterclass Moduls zum DQR < Fortsetzung>

Masterclass Modul: Interkulturelle Euregiokompetenz Euregio Maas-Rhein (EMR) - Pflege in der Onkologie und Palliative Care **Qualifikation:** „Interkulturelle Euregiokompetenz (EMR) - Pflege in der Onkologie und Palliative Care"	**ECVET-Punkte 3** **DQR Stufe 5**
Personale Kompetenz:	
Sozialkompetenz:	Selbstständigkeit:
Die Teilnehmer sind fähig den interkulturellen Dialog zu fördern. Sie können in interdisziplinären Arbeitsprozessen kooperativ nach dem Pflegeprozess zusammenarbeiten. Sie können Interessen und den Bedarf des Klienten im Aushandlungsprozess berücksichtigen.	Sie sind fähig eigene und fremde Kulturbegriffszuschreibungen zu reflektieren, zu bewerten, selbstgesteuert zu verfolgen und zu verantworten im Sinne des verantwortlichen Pflegehandelns. Sie lernen damit Konsequenzen für ihren Arbeitsprozess im Team daraus zu ziehen.

Die formulierten Ergebnisse wurden dem DQR Niveau Stufe 5 zugeordnet.

Abb. 46: DQR Niveau Stufe 5

Niveau 5			
Über Kompetenzen zur selbstständigen Planung und Bearbeitung umfassender fachlicher Aufgabenstellungen in einem komplexen, spezialisierten, sich verändernden Lernbereich oder beruflichen Tätigkeitsfeld verfügen.			
Fachkompetenz		**Personale Kompetenz**	
Wissen	**Fertigkeiten**	**Sozialkompetenz**	**Selbstständigkeit**
Über integriertes Fachwissen in einem Lernbereich oder über integriertes berufliches Wissen in einem Tätigkeitfeld verfügen. Das schließt auch vertieftes fachtheoretisches Wissen ein. Umfang und Grenzen des Lernbereiches oder des beruflichen Tätigkeitsfeldes kennen.	Über ein sehr breites Spektrum spezialisierter kognitiver und praktischer Fähigkeiten verfügen. Arbeitsprozesse übergreifend planen und sie unter umfassender Einbeziehung von Handlungsalternativen und Wechselwirkungen mit benachbarten Bereichen beurteilen. Umfassende Transferleistungen erbringen.	Arbeitsprozess kooperativ, auch in heterogenen Gruppen, planen und gestalten, andere anleiten und mit fundierter Lernberatung unterstützen. Auch fachübergreifend komplexe Sachverhalte strukturiert, zielgerichtet und adressatenbezogen darstellen. Interesse und Bedarf von Adressaten vorausschauend berücksichtigen.	Eigene und fremd gesetzte Lern- und Arbeitsziele reflektieren, bewerten, selbstgesteuert verfolgen und verantworten sowie Konsequenzen für die Arbeitsprozesse im Team ziehen.

Quelle: Deutscher Qualifikationsrahmen für lebenslanges Lernen 2011

7.2.3 Zuordnung der Lernergebnisse zum Europäischen Qualifikationsrahmen (EQR)

Zu den Gemeinsamkeiten zwischen EQR und DQR gehören:

    a) sie sind lernergebnis-/kompetenzorientiert;

    b) sie umfassen alle Bildungsbereiche;

    c) sie basieren auf der Unterscheidung von 8 Niveaus.

Die 8 Niveaus des DQR entsprechen grundsätzlich den 8 Niveaus des EQR.

Für die Zuordnung von Lernergebniseinheiten, die in Deutschland entweder Bestandteil eines formalen Aus- oder Weiterbildungsprogramms sind, oder zur Erweiterung oder Vertiefung entsprechender beruflicher Kompetenzen (i.S. von Zusatzqualifikationen) dienen, zu einem Qualifikationsniveau bedeutet dies, dass sich deutsche Bildungsakteure im Rahmen transnationaler Mobilitätsmaßnahmen grundsätzlich an den Niveaus des EQR orientieren können.

Unterschiede zwischen beiden Qualifikationsrahmen bestehen bezüglich:

a) Struktur der Niveaudiskriptoren/Kompetenzkategorien: Der EQR umfasst die Lernergebniskategorien „Kenntnisse", „Fertigkeiten" und „Kompetenz"; der DQR umfasst die Kompetenzkategorien „Fachkompetenz" und „personale Kompetenz", die in „Wissen" und „Fertigkeiten" sowie „Sozialkompetenz" und „Selbstständigkeit" untergliedert sind (Übersicht x).

b) Definition der Niveaudiskriptoren/Kompetenzkategorien: die Definitionen der Begriffe „Qualifikation"," „Lernergebnisse", „Kenntnisse/Wissen", „Fertigkeiten" und „Kompetenz" sind im EQR und DQR weitegehend identisch (siehe Anlage 3 Vergleich der Begriffsdefinitionen); die Definitionen der Kompetenzen wie „systematische Fertigkeiten", „Sozialkompetenz", „Teamfähigkeit" etc. sind im DQR umfassender und detaillierter (Online im Internet unter http://www.ecvet-info.de. Vergleich EQF-/DQR-Systematik und Terminologie. Zugriff am 20.05.2012).

Die Abb. 47 zeigt die allgemeine Struktur für die Niveaubeschreibung des EQR

Abb. 47: Struktur für die Niveaubeschreibung Europäischer Qualifikationsrahmen (EQR)

Niveau		
Kenntnisse	**Fertigkeiten**	**Kompetenz**
Theorie- und/oder Faktenwissen	Kognitive Fertigkeiten (unter Einsatz logischen, intuitiven und kreativen Denkens) und praktische Fertigkeiten (Geschicklichkeit und Verwendung von Methoden, Materialien, Werkzeugen und Instrumenten)	Übernahme von Verantwortung und Selbstständigkeit

Quelle: Europäisches Parlament (2007). Europäischer Qualifikationsrahmen (Empfehlung des Europäischen Parlamentes und des Rates vom 23.04.2008)

Die Lernergebnisse für das **Masterclass Modul:** Interkulturelle Eurgiokompetenz Euregio Maas-Rhein (EMR) - Pflege in der Onkologie und Palliative Care wurden nachfolgend nach dem EQR aufgrund der Beschreibungen im DQR zugeordnet (Abb. 48). Die

Beschreibungen wurden dem Niveau 5 des EQR zugeordnet. Die Definitionen des Europäischen Qualifikationsrahmens für das Niveau 5 sind in der Abb. 48 dargestellt.

Abb. 48: Lernergebnisse des Masterclass Moduls „Interkulturelle Eurgiokompetenz Euregio Maas-Rhein (EMR) - Pflege in der Onkologie und Palliative Care nach dem EQR"

Niveau 5 <wird fortgesetzt>		
Kenntnisse	**Fertigkeiten**	**Kompetenz**
Er/Sie verfügt über vertieftes fachtheoretisches Wissen im Bereich interkultureller Kompetenzforschung. Dies schließt vertieftes fachtheoretisches (Pflege)Wissen im onkologischen und palliativen Bereich in der Euregio Maas-Rhein mit ein. Er/Sie erlangt spezialisiertes Wissen für (pflege) wissenschaftliche Begründungskompetenz. Er/Sie kennt Umfang und Grenzen des Bereiches anhand des systemischen Ansatzes in der Pflege im Zusammenhang mit dem beruflichen Tätigkeitsfeld.	Er/Sie kann Problemstellungen anhand multiperspektivischer Instrumente analysieren und einer Problemlösung zuführen. Er/Sie kennt anhand des Pflegeprozesses der WHO Strategien, den individuellen Pflegebedarf, die (gemeinsame) Festlegung von realistischen Pflegezielen, die Planung angemessener Pflegemaßnahmen, die Durchführung der selbigen und die Überprüfung des Pflegeerfolgs durch eine multiperspektivische Sichtweise und einen interkulturellen Dialog zu fördern.	Er/Sie ist fähig den interkulturellen Dialog zu fördern. Er/Sie kann in interdisziplinären Arbeitsprozessen kooperativ nach dem Pflegeprozess zusammenarbeiten. Er/Sie kann Interessen und den Bedarf des Klienten im Aushandlungsprozess berücksichtigen. Er/Sie ist fähig eigene und fremde Kulturbegriffszuschreibungen zu reflektieren, zu bewerten, selbstgesteuert zu verfolgen und zu verantworten im Sinne des verantwortlichen Pflegehandelns. Er/Sie lernt daraus Konsequenzen für den Arbeitsprozess im Team zu ziehen.

Niveau 5 <Fortsetzung>		
Kenntnisse	Fertigkeiten	Kompetenz
	Er/Sie kann durch eine interkulturelle perspektivische Betrachtung argumentieren und Entscheidungs- und Handlungskompetenz fördern. Dies schließt die praktisch-technische Kompetenz, die klinisch-pragmatische Kompetenz (inklusive Deutung des Falles) sowie zusätzlich die ethisch-moralische Kompetenz im Rahmen der Pflegekraft-Patienten-Interaktion und zur ethischen Gewichtung und Begründung pflegerischer Maßnahmen mit ein.	

Abb. 49: Definition des Niveaus 5 (Europäischer Qualifikationsrahmen)

Niveau 5	Kenntnisse	Fertigkeiten	Kompetenzen
	Umfassendes, spezialisiertes Faktenwissen in einem Arbeits- oder Lernbereich sowie Bewusstsein über die Grenzen dieser Kenntnisse.	Umfassende kognitive und praktische Fertigkeiten die erforderlich sind, um kreative Lösungen für abstrakte Probleme zu erarbeiten.	Leiten und beaufsichtigen in Arbeits- oder Lernkontexten, in denen nicht vorhersehbare Änderungen auftreten. Überprüfung und Entwicklung der eigenen Leistungen und der Leistung anderer Personen.

Quelle: Europäisches Parlament (2007). Europäischer Qualifikationsrahmen (Empfehlung des Europäischen Parlamentes und des Rates vom 23.04.2008)

Zusammenfassende Begründung für die Einordnung in das Niveau 5 des EQR:

Die kurze zusammenfassende Begründung und Einordnung zur Niveaustufe 5 orientiert sich an OLBRICH 2010, S.161-167) und wird für das Modul entsprechend modifiziert:

Kenntnisse als Lernergebnisse in dem Modul: In dem Modul geht es darum breite theoretische und praktische Kompetenzen zu nutzen, die häufig fachspezifisch sind und Bewusstsein für die Grenzen der Wissensbasis demonstrieren. D.h. für das Modul: Strategische und kreative Antworten bei der Suche nach Lösungen für genau definierte, konkrete und abstrakte Probleme im interkulturellen Bereich zu entwickeln; Übertragung theoretischen und praktischen Wissens beim Finden von Problemlösungen demonstrieren.

Die **fachliche und berufliche Kompetenz in** dem Modul kann als sehr umfassend und differenziert betrachtet werden. Die „Problemlösung" in dem Modul kann als sehr komplex bezeichnet werden, viele Dimensionen sind zu berücksichtigen. Grundlage sind Kenntnisse in fachspezifischem Wissen und Fertigkeiten in der onkologischen und palliativen Pflege im Zusammenhang mit Erkenntnissen aus der interkulturellen Kompetenzforschung, indem diese unter Einbeziehung einer multiperspektivischen Sichtweise vieler Faktoren in Situationen adäquat umgesetzt werden. Es ist eine breite berufliche Erfahrung notenwendig, so dass informelles und nicht-formales Lernen, verbunden mit der Entwicklung von implizitem Wissen und Intuition zur Entfaltung kommen (vgl. OLBRICH 2010, S.165ff.).

Selbstständigkeit und Verantwortung im Sinne der Kompetenz von Wissen und Können, wie im EQR formuliert, ist hier in den Anforderungen an die Pflegefachpersonen in Theorie und Praxis nachweislich vorhanden (vgl. OLBRICH 2010, S.165).

Lernkompetenz in Stufe 5 heißt „Lernende verfügen über ein großes Repertoire von selbstgesteuerter Wissenserschließung. Hierzu liegen in den Lernenden die autonome Entscheidung und das kognitive Vermögen. Dieser qualitative Moment ist das Entscheidende einer Stufe der Assistenz und einer Stufe des Professionellen" (OLBRICH 2010, S.167).

Teil B: Modularisiertes Konzept

8 Masterclass Modul für die onkologische und palliative Pflege

8.1 Leitideen

„Die leitende Perspektive der Interkulturellen Pädagogik ist die Idee einer multikulturellen Gesellschaft, die auf zwei Grundsätzen basiert: dem Prinzip der Gleichheit und dem Prinzip der Anerkennung. Diese beiden Prinzipien gelten auch für die interkulturelle Pädagogik. Die Anerkennung gilt den von Individuen für wertvoll, weil identitätsrelevant gehaltenen kulturellen Formen und Inhalten, m.a. W. den Formen und Inhalten, in denen sich Angehörige einer Minderheit wiedererkennen. Sie bezieht sich nicht auf Kulturen, die als selbstständige Wesenseinheiten gedacht sind, was äußerst problematische Implikationen hätte [...]. Ziele von interkultureller Erziehung und Bildung sind somit zum einen Haltungen, zum anderen Wissen und Fähigkeiten [...] Sensibilität für mögliche Differenzen, die Fähigkeit zum Perspektivwechsel. Vorrangig sind das Eintreten für gleiche Rechte und Sozialchancen ungeachtet der Herkunft und die Haltung der Akzeptanz, des Respekts für Andersheit. Diese Haltungen sind unverzichtbar für die Befähigung zum interkulturellen Dialog, der die Befähigung zum interkulturellen Verstehen voraussetzt. Verstehen und Dialogfähigkeit sind die anderen übergreifenden Ziele interkultureller Bildung. Das Verstehen wird vom Dialog unterschieden, dass es hier um strittige Geltungsansprüche geht, während dort zunächst einmal Sinn und Bedeutung erschlossen werden. Im Prozess der Kommunikation ist zugegebenermaßen beides nicht zu trennen, weil zum Beispiel differente Rollenerwartungen das Verstehen beeinträchtigen können, und einer solchen Differenz tiefere Norm- und Wertdifferenzen zugrunde liegen können. Nach Auffassung maßgeblicher Theoretiker ist Verstehen immer dialogisch" (AUERNHEIMER 2007, S.20ff.).

Leitmotive „Interkultureller Pädagogik" sind

das Eintreten für Gleichheit aller ungeachtet der Herkunft,

die Haltung des Respekts für Andersheit,

die Befähigung zum interkulturellen Verstehen,

die Befähigung zum interkulturellen Dialog.

Quelle: AUERNHEIMER, 2007 S.21.

Leitmotiv „Interkulturelle Kompetenz in der onkologischen und palliativen Pflege fördern":

1. Das Modul soll dazu beitragen die gesellschaftliche Stellung von kranken und schwerstkranken Menschen in der Euregio Maas-Rhein zu stärken, durch eine professionelle Förderung der beruflich engagierten Pflegefachkräfte über die Grenzen hinweg.

2. Gemäß dem Motto: Über die Grenzen in unseren Köpfen - Neue grenzüberschreitende Wege in der onkologischen und palliativen Pflege wagen, soll das Modul als Leuchtturmprojekt die interkulturelle Zusammenarbeit in der Pflege grenzüberschreitend fördern. Dazu möchte es mit allen Beteiligten „neue Wege" beschreiten und zu gestalten.

3. Das Modul soll dazu beitragen, die Interkulturelle Kompetenzentwicklung weiter zu fördern. Im Sinne eines kohäsionsorientierten Verständnisses von Interkulturalität (vgl. RATHJE 2006, S.14) soll die Interkulturelle Interaktion zunächst fehlende Normalität stiften und damit Kohäsion erzeugen. „Nach dieser Vorstellung führt interkulturelle Kompetenz dazu, dass aus unbekannten Differenzen bekannte werden. Im Sinne des vorgestellten Kulturbegriffs entspricht dies dem Entstehen von Kultur! Interkulturelle Kompetenz kann also als Fähigkeit betrachtet werden, die durch Fremdheit gekennzeichnete „flüchtige" Interkultur in Kultur umzuwandeln, indem über Normalität Kohäsion erzeugt wird" (ebd.).

4. Das Konzept des Moduls soll sich an den wissenschaftlichen Prinzipien der Erwachsenenbildung und Berufspädagogik orientieren.

5. Die Spezifik des Masterclass Moduls ergibt sich in der Auswahl der Zielgruppe, zum anderen aus dem Design des Bildungskonzeptes. Im Sinne einer erfahrungsbezogenen Didaktik können die Teilnehmenden im Verlauf der Fortbildung ihre berufliche Praxis überprüfen und das spezifisch Inter-/Transkulturelle erkennen (vgl. AUERNHEIMER 2002).

6. Das (multiperspektivische) Lernen erfolgt an den Prinzipien des situierten Lernens und eines systemischen Ansatzes von Pflege. Auf der Grundlage des WHO Pflegeprozesses und des verantwortlichen Pflegehandelns. Gerade Interkulturelles Lernen bedarf vielfältiger Perspektiven.

7. Das Lernen erfolgt anhand von authentischen Problemsituationen: Wissen ist immer an Kontexten gebunden, in denen es erlernt wird. Die Teilnehmer lernen an authentischen Fallbeispielen und durch eine systemische Sichtweise.

8. Das Lernen erfolgt aktiv. Die Teilnehmer werden um ihre Meinung, Vorstellung und Einschätzung gebeten. Es geht also nicht nur um Wissensaneignung, sondern um aktivieren von Vorwissen und die Auseinandersetzung mit Interkulturellen Fragen.

9. Das Modul beinhaltet ein Praktikum im onkologischen und palliativen Bereich in einem Land der Euregio und kann die Arbeitsplatzattraktivität grenzüberschreitend erhöhen.

10. Moderne Formen des E-learning (Blended learning Verfahren) sollen zeitliche und räumliche Distanzen überwinden.

Leitmotiv: Qualitätssicherung

⇨ Das Modul verpflichtet sich die Grundsätze für die Qualitätssicherung in der Aus- und Weiterbildung gemäß der Kommission der Europäischen Gemeinschaften einzuhalten. Vorschlag für eine Empfehlung des Europäischen Rates zur Einrichtung eines Europäischen Qualifikationsrahmens für lebenslanges Lernen (Brüssel 5.9.2006, Anhang II, S.23).

⇨ Das Masterclass Modul soll sich im Sinne einer lernenden Organisation weiter entwickeln. Hierzu zählt eine regelmäßige interne und externe Evaluation, regelmäßig stattfindende Treffen und Austausch mit den Kooperationspartnern, die Möglichkeit der pflegewissenschaftlichen Forschung und Öffentlichkeitsarbeit.

Als **zentrale Qualitätskriterien für das Masterclass Modul** in Anlehnung an die Qualitätskriterien des AQiG Projektes (vgl. BÖGEMANN-GROSSHEIM 2009, S.59, vgl. SIEGER/ERTL-SCHMUCK/BÖGEMANN-GROSSHEIM 2010, S.203ff.) können folgende Perspektiven formuliert werden:

Professionalität

Das Modul orientiert sich an einem Professionsbegriff, mit dem die doppelte Handlungslogik fokussiert wird: Bildungsziel des Moduls ist professionelles Berufshandeln im Hinblick auf die interkulturelle Kompetenzentwicklung, d.h. einerseits die Beherrschung wissenschaftlich fundierten Wissens, auf der anderen Seite die hermeneutische Kompetenz des Verstehens des Einzelfalls (Situation des Klienten).

Bildung

Das Modul orientiert sich an einem theoretisch fundierten Bildungsbegriff. Das Modul beschränkt sich nicht nur auf die Qualifizierung zur Berufstätigkeit sondern umfasst auch die Ermöglichung von Bildungsprozessen. Diese basieren auf dem Eigenrecht des Menschen auf Selbstbestimmung, Individualität, Universalität und Ganzheit (humanistisches Menschenbild) sowie dem Verständnis, dass Bildungsinhalte als Medium zur Entfaltung des Individuums dienen (formaler Bildungsbegriff).

Kompetenzorientierung

Das Modul ist an einem Kompetenzkonzept orientiert, welches die Dimensionen Wissen, Können und Einstellung umfasst. Die zu erwerbenden Kompetenzen sollen anhand von Niveaustufen erfasst werden; richtungsweisend ist der europäische Qualifikationsrahmen.

Subjektorientiertes Lernverständnis

Lernen wird aufgefasst als Lernleistung des Lernsubjekts im Sinne von aktiver Aneignung, d.h. es kann nicht durch Lehren erzeugt werden. Lernprozesse müssen selbsttätiges, selbstgesteuertes Lernen ermöglichen. Lernen beschränkt sich nicht auf den kognitiven Bereich und den Erwerb expliziten Wissens; daher müssen emotionale und körperliche Aspekte sowie der Erwerb impliziten Wissens stärker in den Blick genommen werden.

Fallbezug

Das Modul und Lehr-Lern-Prozesse orientieren sich an relevanten beruflichen Handlungssituationen. Dementsprechend kommt der fallorientierten Didaktik eine zentrale Bedeutung zu. Dies zeigt sich vor allem in der Nutzung geeigneter didaktischer Instrumente zur Unterrichtsplanung sowie im Einsatz fallorientierter Lehr-Lern-Methoden.

Um der besonderen Bedeutung fallbezogenen Lernens Rechnung zu tragen, kann unter der systemischen Perspektive eine heuristische Fallmatrix, welche die Multiperspektivität eines Falls hervorhebt und insbesondere auch die interdisziplinäre Perspektive, fokussiert werden. Im Bereich der ethischen Kompetenzbildung ist das Modell des verantwortlichen Pflegehandelns als Analyseinstrument heranzuziehen.

Ausblick

Das Modul enthält Planungsentscheidungen, die als vorläufig anzusehen sind. Die Lehrenden, Lernenden, die Praxisanleitenden, die Kooperationspartner und alle beteiligten Länder sollen damit als ersten Schritt zu einem Diskussionsprozess eingeladen werden, der die Qualität des Masterclass Moduls stetig verbessern soll. Von allen Beteiligten wird erwartet sich auf etwas Neues einzulassen und aktiv mitzugestalten. Es wird ein interkultureller Begegnungs- und Bildungsraum in der Euregio Maas-Rhein geschaffen speziell für die Zielgruppe der onkologisch und palliativ tätigen Pflegefachkräfte. In der Verzahnung von theoretischen und praktischen Anteilen besteht ein großer Gestaltungsspielraum, der von den Beteiligten noch mit Leben gefüllt werden muss.

8.2 Leitziele

<u>**Das Modul soll folgenden Leitzielen verpflichtet sein:**</u>

- Zum ethisch verantwortlichen Handeln.
- Zur sozial verantwortlichen Selbstbestimmung.
- Zur Evaluation und Reflexion des eigenen Handelns führen.
- Dazu befähigen, die eigenen Kompetenzen zu erweitern oder zu modifizieren.
- Eine zielorientierte, individualisierte und geplante kultursensible Pflege fördern.

- Neue Arbeitsplatzmöglichkeiten erschließen und die grenzüberschreitende Zusammenarbeit attraktiver gestalten.

- Die Fähigkeit zur Kooperation in multi- und interdisziplinären Teams fördern, um die Qualität pflegerischer Arbeit zu sichern.

- Die Gestaltung von Handlungsspielräumen und Arbeitsprozessen durch Kooperation fördern.

- Die Fähigkeit anbahnen perspektivisch die eigenen und fremden Einflussfaktoren auf das pflegerische handeln (den Pflegeanlass, das Erleben und Verarbeiten, die Interaktionsstrukturen, die Institution und den Pflegeprozess (vgl. HUNDENBORN 2007, S.45) zu betrachten und zu analysieren.

- Wissen aneignen über eigene und fremde Lebenswelten; dazu gehört die eigene und fremde berufliche Lebenswelt im onkologischen und palliativen Bereich erfahrbar zu machen.

Ziele der Zusatzqualifikation

- Persönliche und berufliche Entwicklung in der onkologischen und palliativen Pflege in der Euregio Maas-Rhein

- Erhöhung der Berufschancen und der Wettbewerbsfähigkeit auf dem euregional- und international geprägten Arbeitsmarkt

- Zugang zu den Arbeitsmärkten der Partnerregion

Zielgruppe

Die Bestimmung „Pflegefachkräfte" für das Modul und somit der Zugangsvoraussetzungen bedürfen noch einer genaueren Bestimmungen und einer ausführlichen Betrachtung, da das Ausbildungswesen in der Pflege in Europa sehr unterschiedlich ist. Die Angaben beschränken sich bis auf weiteres auf Mindestvoraussetzungen.

Zugangsvoraussetzungen für das Modul:

Gemäß Richtlinie 2005/36/EG des Europäischen Parlamentes und des Rates vom 07.September 2005[91] eine Ausbildung zur Krankenschwester/ zum Krankenpfleger für allgemeine Pflege von mindestens drei Jahren oder 4600 Stunden theoretischem Unterricht und klinisch-praktischer Unterweisung.

---

[91] **EUROPÄISCHES PARLAMENT; EUROPÄISCHER RAT (2005):** Richtlinie2005/36/EG des Europäischen Parlamentes und des Rates vom 07.September 2005. In Kraft getreten 2007. Online im Internet unter http://ec.europa.eu/internal_market/qualifications/directive_in_practice/general_care_nurses_de.htm (Zugriff am 20.4.2012).

Ausbildungsnachweise von den Teilnehmern, die für die allgemeine Pflege verantwortlich[92] sind.

Land | Ausbildungsnachweis | Ausstellende Stelle | Berufsbezeichnung

België/Belgique/Belgien | Diploma gegradueerde verpleger/verpleegster/Diplôme d'infirmier(ère) gradué(e)/Diplom eines (einer) graduierten Krankenpflegers (-pflegerin)Diploma in de ziekenhuisverpleegkunde/Brevet d'infirmier(ère) hospitalier(ère)/Brevet eines (einer) Krankenpflegers (-pflegerin)Brevet van verpleegassistent(e)/Brevet d'hospitalier(ère)/Brevet einer Pflegeassistentin | De erkende opleidingsinstituten/Les établissements d'enseignement reconnus/Die anerkannten AusbildungsanstaltenDe bevoegde Examencommissie van de Vlaamse Gemeenschap/Le Jury compétent d'enseignement de la Communauté française/Der zuständige Prüfungsausschuß der Deutschsprachigen Gemeinschaft | Hospitalier(ère)/Verpleegassistent(e) Infirmier(ère) hospitalier(ère)/Ziekenhuisverpleger(-verpleegster) | 29. Juni 1979 |

Deutschland: Zeugnis über die staatliche Prüfung in der Krankenpflege | Staatlicher Prüfungsausschuss | Gesundheits- und Krankenpflegerin/Gesundheits- und Krankenpfleger

Nederland | 1.Diploma's verpleger A, verpleegster A, verpleegkundige A | 1.Door een van overheidswege benoemde examencommissie | Verpleegkundige

- Nachweis von mindestens 1-2 Jahren klinischer Berufserfahrung mit schwerstkranken und sterbenden Menschen im onkologischen und/oder palliativen Bereich.

- Der Arbeitsort sollte in der Euregio Maas-Rhein liegen.

- Nachweis von Fort- und Weiterbildungen im Bereich der onkologischen und palliativen Pflege.

8.3 Berechnung der ECVET Leistungspunkte des Moduls

Dieser Abschnitt hat das Ziel entsprechende ECVET Punkte für das Modul zu berechnen und die Verteilungskriterien nachvollziehbar zu gestalten auf der Grundlage der Empfehlungen des Europäischen Parlaments und des Rates vom 18. Juni 2009.

„ECVET-Punkte geben in numerischer Form zusätzlich Aufschluss über Qualifikationen und Einheiten. Unabhängig von den erzielten Lernergebnissen für die bestimmte Qualifikation, auf die sie sich beziehen, haben sie keinen Wert; sie bringen zum Ausdruck, welche Einheiten erworben und akkumuliert wurden" (ebd.).

---

[92] Dies schließt Personen mit der o.g. Ausbildungsdauer für die Pflege verschiedener Lebensalter z.B. Kinder und ältere Menschen mit ein.

Leistungspunkte (Credits) bezeichnen „einen Satz von Lernergebnissen einer Einzelperson, die bewertet wurden und die zur Erlangung einer Qualifikation akkumuliert oder in andere Lernprogramme oder Qualifikationen übertragen werden können" (Europäisches Parlament und Rat 2009). Nach den Empfehlungen des Europäischen Parlaments und des Rates vom 18. Juni 2009 gilt die Vereinbarung, dass für die erwarteten Lernergebnisse eines Jahres formaler Vollzeit-Berufsbildung 60 Punkte vergeben werden[93] (siehe Empfehlungen des Europäischen Parlaments und Rates vom 18. Juni 2009 - Anhang II ECVET— Grundsätze und technische Spezifikation).

Im ECVET umfasst die Zuweisung von Punkten normalerweise zwei Phasen: ECVET-Punkte werden zunächst für eine Qualifikation als Ganzes vergeben und dann für ihre Einheiten (ebd.).

Zur Verteilung der ECVET-Punkte auf das Modul ist die Bestimmung des Workloads erforderlich. Der Workload ist der in Zeitstunden ausgedrückte erwartete Arbeitsaufwand, der für einen erfolgreich absolvierten Bildungsteil oder Abschnitt notwendig ist.

Der Workload bildet damit die Grundlage für die Zuordnung von Leistungspunkten zu dem Modul und setzt sich aus Präsenzzeiten und Selbstlernzeiten zusammen. Die nachfolgende

Tab. 7: Überblick über die Präsenz- und Selbstlernzeiten im Masterclass Modul gibt einen Überblick über die **Präsenz- und Selbstlernzeiten des modularisierten Bildungsganges.**

---

[93] 1 Jahr = 46 Lernwochen = (1500 –)1800 Zeitstunden = 60 Credits. Die Angaben der Zeitstunden sind angelehnt an die Studienleistungen ECTS im Hochschulbereich. So wurde bei ECTS durch eine europäische Konvention das Arbeitspensum (Workload) von Vollzeitstudierenden während eines akademischen Jahres auf 60 ECTS-Credits fixiert, somit wäre ein ECTS-Credit zwischen 25 und 30 Arbeitsstunden wert, ein Vollzeitstudiengang beträgt in den meisten Fällen ca. 1500 bis 1800 Stunden pro Jahr (Europäische Kommission, 2004). Die Berechnung der ECVET Punkte geht in Berechnung des Moduls von 1700 Zeitstunden aus.

Tab. 7: Überblick über die Präsenz- und Selbstlernzeiten im Masterclass Modul

Präsenzzeiten	Selbstlernzeiten
• Theoretischer und praktischer Unterricht in den Bildungseinrichtungen • 2 tägiges Praktikum in einer fremden Einrichtung (+ 2 tägige Praxisbegleitung in der eigenen Einrichtung [94]) Beratungszeiten z.B. Supervision	• Vor- und Nachbereitung des Unterrichts • Prüfungsvorbereitung • Erstellen von Prüfungsleistungen • Vor- und Nachbereitung von Praxis-/Lernaufgaben

Eckpunkte zur Ausweisung des Workloads

Da bislang keine nationalen Regelungen zur Ausweisung des Workloads in der nicht akademischen beruflichen Fortbildung vorliegen, wurden folgende Eckpunkte konsentiert und dem „Modell für die Vergabe von Leistungspunkten" zugrunde gelegt.

Präsenzzeiten	
Theoretischer und Praktischer Unterricht 2 tägiges Praktikum in einer fremden Einrichtung (+ 2 tägige Praxisbegleitung in der eigenen Einrichtung) Beratungszeiten z.B. Supervision, kollegiale Beratung	80 Stunden (à 45 Minuten) entsprechend 60 Stunden (à 60 Minuten)
Selbstlernzeit	
Vor- und Nachbereitung des Unterrichts Prüfungsvorbereitung Erstellen von Prüfungsleistungen Vor- und Nachbereitung von Praxis-/Lernaufgaben	40 Stunden (à 45 Minuten) entsprechend 30 Stunden (à 60 Minuten)
Workload	90 Stunden (à 60 Minuten)

Es wird eine pauschale Selbstlernzeit von 30 Minuten pro Unterrichtsstunde (à 45 Minuten) als Berechnungsgrundlage für das Modul veranschlagt. Das ergibt einen Umrechnungsfaktor von 1,5 pro Stunde (à 60 Minuten). Bei 60 Stunden (à 60 Minuten) ergibt sich eine Selbstlernzeit von 30 Stunden.

---

[94] Unter Praxisbegleitung wird in diesem Modul die Vorstellung des eigenen Arbeitsbereiches in einem Lerntandem verstanden mit anschließender Reflexion.

Ausweisung Workload/ECVET Punkte:

Modul: Interkulturelle Euregiokompetenzbildung (EMR) - Pflege in der Onkologie & Palliative Care	Zeit	ECVET Punkte
Präsenzzeit	60 Stunden (à 60 Minuten)	2
Selbstlernzeit	30 Stunden (à 60 Minuten)	1
= Workload	90 Stunden (à 60 Minuten)	3 (Insgesamt)

Berechnungserläuterung:

Die Berechnung der ECVET Punkte geht in Berechnung des Moduls als Referenzrahmen von 1700 Zeitstunden pro einjähriger Vollzeitausbildung = 60 ECVET Punkte aus.

1 ECVET Punkt entspricht somit 28 Workload Stunden (1700:60).

Bei einem Workload von 90 Stunden werden für die Qualifikation im Masterclass Modul 3 ECVET Punkte als Ganzes vergeben.

Von dieser Gesamtzahl werden jeder Einheit entsprechend ihrem relativen Gewicht im Rahmen der Qualifikation ECVET-Punkte zugeteilt. Für Qualifikationen, für die es keinen formalen Referenz-Bildungsweg gibt, können ECVET-Leistungspunkte durch Einschätzung zuerkannt werden durch den Vergleich mit einer anderen Qualifikation in einem formellen Referenzkontext (Europäisches Parlament und Rat 2009).

Das relative Gewicht einer Einheit von Lernergebnissen im Rahmen einer Qualifikation wurde nach folgenden Kriterien oder einer Kombination dieser Kriterien festgestellt und eingeschätzt (vgl. ebd.):

- relative Bedeutung der die Einheit bildenden Lernergebnisse für die Beteiligung am Arbeitsmarkt, für den Aufstieg zu anderen Qualifikationsniveaus oder für die soziale Integration;

- Komplexität, Umfang und Volumen der Lernergebnisse in der Einheit;

- der Aufwand, der notwendig ist, um die für die Einheit erforderlichen Kenntnisse, Fertigkeiten und Kompetenzen zu erwerben.

Aus diesen Überlegungen ergibt sich folgende ECVET Punkteverteilung (**Tab. 8**)

Tab. 8: Verteilung der ECVET Punkte auf das Masterclass Modul

Modul	Interkulturelle Euregiokompetenz EMR - Pflege in der Onkologie und Palliative Care	ECVET Punkteverteilung 3 ECVET Punkte/Gesamt
Moduleinheit 1:	Das Eigene und das Fremde	0,5
Moduleinheit 2:	Kultursensible onkologische und palliative Pflege (EMR)	1,5
Moduleinheit 3:	Fallbezogener Lehr-Lernprozess interkulturellen Lernens	1,0

8.4 Empfehlungen zur Gestaltung von Modulabschlussprüfungen

Empfohlene Prüfungsform	Projektarbeit/ Mit Präsentation im Rahmen einer Modulabschlußveranstaltung

Zertifikat:

Die TeilnehmerInnen erhalten nach Abschluss des Masterclass Moduls ein Zertifikat über den erfolgreichen Abschluss des Moduls.

Zertifikatsbezeichnung: „Interkulturelle Euregiokompetenz (EMR) – Pflege in der Onkologie und Palliative Care"[95]

8.5 Übersicht: Masterclass Modul mit 3 Moduleinheiten

Modularisiertes Konzept für das Masterclass Modul

Nachfolgend aufgeführt eine systematische Strukturierung des Masterclass Moduls in einem Modul und 3 Moduleinheiten:

Codenummer	Bezeichnung des Moduls	Stunden
M	„Interkulturelle Euregiokompetenz EMR - Pflege in der Onkologie und Palliative Care"	Präsenzzeiten: 80 Stunden (à 45 Minuten) bzw. 60 Stunden (à 60 Minuten) Selbstlernzeiten: 30 Stunden (à 60 Minuten) = Workload: 90 Stunden (à 60 Minuten)
Basismodul (M1): Masterclass „Interkulturelle Euregiokompetenz EMR - Pflege		

---

[95] Vorschlag für eine Zertifikatsbezeichnung

in der Onkologie und Palliative Care"
Moduleinheit (ME 1) (8 Stunden à 60 Minuten**)**: Das Eigene und das Fremde
Moduleinheit (ME 2) (28 Stunden à 60 Minuten**)**: Kultursensible onkologische und palliative Pflege (EMR)
Moduleinheit (ME 3) (24 Stunden à 60 Minuten**)**: Fallbezogener Lehr-Lernprozess interkulturellen Lernens

Das Modul (Erste Ebene des Moduls)

Abb. 50: Masterclass Modul „Interkulturelle Euregiokompetenz (EMR) - Pflege in der Onkologie und Palliative Care" <wird fortgesetzt>

M1 Basismodul: Masterclass „Interkulturelle Euregiokompetenz (EMR) - Pflege in der Onkologie und Palliative Care"		
Qualifikation: Mit dem Modul wird die Qualifikation „Interkulturelle Euregiokompetenz (EMR) - Pflege in der Onkologie und Palliative Care" erworben.		
M1	Präsenszeit: 60 Stunden à 60 Minuten	Workload: 3 Credits
Modulbeschreibung:		
Ziel des Moduls ist es onkologische und palliative Pflegefachkräfte in ihrer interkulturellen Kompetenzentwicklung im Hinblick auf die grenzüberschreitende Patientenversorgung und Zusammenarbeit in der Euregio Maas-Rhein individuell zu fördern. Grundlage für das Modul sind die Leitmotive „Interkultureller Pädagogik" (AUERNHEIMER, 2007 S.21). Das Modul bietet den Teilnehmern aus der Euregio Maas-Rhein Gelegenheit, sich im Dialog mit anderen Teilnehmer aus verschiedenen Kulturen erfahrungsbezogen mit der eigenen und der fremden Lebens- und Arbeitswelt auseinanderzusetzen. Die Teilnehmenden können bereits im Verlauf der Fortbildung ihre berufliche Praxis überprüfen und das spezifisch Inter-/Transkulturelle erkennen. Als Grundlage für die Lehr- und Lernprozesse sollen Erkenntnisse aus der aktuellen Interkulturellen Kompetenzforschung für die Modulkonstruktion dienen. Ein systemischer Ansatz bildet dabei den Bezugsrahmen für fallbezogene Lehr- und Lernprozesse der Teilnehmer. Das Modell des verantwortlichen Pflegehandelns soll als Entscheidungsmodell für eine ethische Auseinandersetzung dienen. Die Teilnehmer haben die Möglichkeit, durch ein eintägiges Praktikum in der Praxis im jeweiligen Arbeitsbereich des Kooperationspartners, Anregungen für die theoretische Auseinandersetzungen zu erhalten. Grundlage der Modulkonstruktion sind Erkenntnisse aus der Interkulturellen Kompetenzforschung sowie didaktische und pflegedidaktische Erkenntnisse.		

Abb.50: Masterclass Modul „Interkulturelle Euregiokompetenz (EMR) - Pflege in der Onkologie und Palliative Care" <Fortsetzung>

Das Basismodul „Interkulturelle Euregiokompetenz (EMR) - Pflege in der Onkologie und Palliative Care" M1 besteht aus 3 Moduleinheiten (ME1, ME2, ME3):

Moduleinheit ME1: „Das Eigene und das Fremde" – Start Up

Wissenschaftliche Grundlage: Vogler, P. (2010): Imaginationsreflexivität als Aspekt interkultureller Kompetenz – das Stiefkind interkultureller Kompetenzdiskussionen

Moduleinheit ME2: Kultursensible onkologische und palliative Pflege (EMR)

Wissenschaftliche Grundlage: Kohäsions-Modell von RATHJE (2006) in Anlehnung an HANSEN (2000)

Moduleinheit ME3: Fallbezogener Lehr-Lernprozess interkulturellen Lernens (Transfermoduleinheit)

Wissenschaftliche Grundlagen: Modell des verantwortlichen Pflegehandelns (Heffels 2003)/Systemischer Ansatz von Pflege (HUNDENBORN/KREIENBAUM 1994)/Konstitutive Merkmale einer Pflegesituation (HUNDENBORN/KREIENBAUM/KNIGGE-DEMAL 1996)/Interaktionskonstellation in Pflegesituation (HUNDENBORN/KREIENBAUM 1995)/Fallorientierte Didaktik in der Pflege (HUNDENBORN 2007)

Heuristische Fallmatrix (Sieger et. al. 2009)

Outcome Orientierung und mögliche Einordnung in den EQR: Kompetenzentwicklungsmodell von OLBRICH (2010, S.103ff.):

Einordnung in den Deutschen Qualifikationsrahmen: Stufe 5

Einordnung in den Europäischen Qualifikationsrahmen: EQR Stufe 5

(vgl. Kommission der Europäischen Gemeinschaften 2006, Anhang II, In: OLBRICH 2010, S.150ff.)

Dimensionen des pflegerischen Handelns (vgl. OLBRICH 2010, S.66/OLBRICH 2012 (1), S.6ff.):

- Regelgeleitetes Handeln
- Situativ-beurteilendes Handeln
- Reflektierendes Handeln
- Aktiv-ethisches Handeln

Abb.50: Masterclass Modul „Interkulturelle Euregiokompetenz (EMR) - Pflege in der Onkologie und Palliative Care" <Fortsetzung>

Aus den vier Dimensionen des pflegerischen Handelns (OLBRICH 2010, S.83) werden Fähigkeiten und Kompetenz abgeleitet. Persönliche Stärke (höchste Stufe) Selbstreflexion Vertiefte Einfühlung, vertiefte Wahrnehmung Fähigkeit, Wissen anwenden zu können Im Bezug zur interkulturellen Kompetenz: **Teilkompetenzen interkultureller Kompetenz** Interkulturelle Kompetenz setzt sich nach ERLL et.al. (2007, S.11ff.) aus drei Teilkompetenzen zusammen, die in enger Wechselwirkung miteinander stehen und die auch in sich wieder komplex sind: - Die affektive Kompetenz - Die kognitive Kompetenz - Die pragmatisch-kommunikative Kompetenz Diese Kompetenzen soll das Modul fördern.		
Moduleinheiten		
ME 1	Das Eigene und das Fremde	8 Stunden à 60 Minuten
ME 2	Kultursensible onkologische und palliative Pflege (EMR)	28 Stunden à 60 Minuten
	ME 2 (Praktikum A): 2 Praxistage	16 Std. à 60 Minuten **(integriert)**
ME 3	Fallbezogener Lehr-Lernprozess interkulturellen Lernens	24 Stunden à 60 Minuten
	ME 2 (Praktikum B): 2 Praxistage	10 Std. à 60 Minuten **(integriert)**

a) Zweite Ebene eines Moduls <wird fortgesetzt>

Modulbezeichnung	**Masterclass** „Interkulturelle Euregiokompetenz (EMR) Pflege in der Onkologie und Palliative Care"
Codenummer	M 1
Modulverantwortliche	n.b.
Stunden/ Credits	60 Stunden à 60 Minuten/ECVET 3 Leistungspunkte
Modultyp	Basismodul
Moduleinsatz	Kooperationspartner in der Euregio Maas-Rhein Lizenzvergabe/Lead Partner
Bezug zu EONS Curriculum	• Aufbau-Lehrplan für Pflegekräfte in der Onkologie von EONS, 2005 (• EONS-Lehrplan für Krebserkrankungen bei älteren Menschen (European Oncology Nursing Society 2006b)
Zugangsvoraussetzungen	Gemäß Richtlinie 2005/36/EG des Europäischen Parlamentes und des Rates vom 07.September 2005 • Nachweis von mindestens 1-2 Jahren klinischer Berufserfahrung mit schwerstkranken und sterbenden Menschen im onkologischen und/oder palliativen Bereich. • Der Arbeitsort sollte in der Euregio Maas-Rhein liegen. • Nachweis von Fort- und Weiterbildungen im Bereich der onkologischen und palliativen Pflege.
Anschlussmöglichkeiten	Fachweiterbildung onkologische und palliative Pflege nach dem EONS Curriculum
Modulbeschreibung	S.O.

Zweite Ebene eines Moduls <Fortsetzung>

Lern-ergebnisse	Kenntnisse	Fertigkeiten	Kompetenz
	Er/Sie verfügt über vertieftes fachtheoretisches Wissen im Bereich interkultureller Kompetenzforschung. Dies schließt vertieftes fachtheoretisches (Pflege)Wissen im onkologischen und palliativen Bereich in der Euregio Maas-Rhein mit ein. Er/Sie erlangt spezialisiertes Wissen für (pflege)wissenschaftliche Begründungskompetenz. Er/Sie kennt Umfang und Grenzen des Bereichs anhand des systemischen Ansatzes in der Pflege im Zusammenhang mit dem beruflichen Tätigkeitsfeld.	Er/Sie kann Problemstellungen anhand multiperspektivischer Instrumente analysieren und einer Problemlösung zuführen. Er/Sie kennt anhand des Pflegeprozesses der WHO Strategien den individuellen Pflegebedarf, die (gemeinsame) Festlegung von realistischen Pflegezielen, die Planung angemessener Pflegemaßnahmen, die Durchführung der selbigen und die Überprüfung des Pflegeerfolgs durch eine multiperspektivische Sichtweise und einen interkulturellen Dialog zu fördern.	Er/Sie sind fähig den interkulturellen Dialog zu fördern. Er/Sie kann in interdisziplinären Arbeitsprozessen kooperativ nach dem Pflegeprozess zusammenarbeiten. Er/Sie kann Interessen und den Bedarf des Klienten im Aushandlungsprozess berücksichtigen. Er/Sie ist fähig eigene und fremde Kulturbegriffszuschreibungen zu reflektieren, zu bewerten, selbstgesteuert zu verfolgen und zu verantworten. Er/Sie lernt daraus Konsequenzen für den Arbeitsprozess im Team zu ziehen.

Zweite Ebene eines Moduls <Fortsetzung>

Lern-ergebnisse	Kenntnisse	Fertigkeiten	Kompetenz
		Er/Sie kann durch eine interkulturelle perspektivische Betrachtung argumentieren und Entscheidungs- und Handlungskompetenz fördern. Dies schließt die praktisch-technische Kompetenz, die klinisch-pragmatische Kompetenz (inklusive Deutung des Falles) sowie zusätzlich die ethisch-moralische Kompetenz im Rahmen der Pflegekraft-Patienten-Interaktion und zur ethischen Gewichtung und Begründung pflegerischer Maßnahmen mit ein.	
Empfehlungen zur Gestaltung der Lernaufgaben	<ul><li>Das Modul soll moderne Kommunikationsformen des Blended Learning nutzen.</li><li>Zu Beginn werden sogenannte Lernpartnerschaften gebildet. Die Arbeitsstelle des jeweiligen Lernpartners bildet dabei den Einsatzort für das abzuleistende 1tägige Praktikum.</li><li>Lernaufgaben sind in Kooperation mit anderen Teilnehmern (Gruppenarbeit) zu entwickeln.</li></ul>		

Zweite Ebene eines Moduls <Fortsetzung>

Empfehlungen zur Gestaltung der Lernauf-gaben	• Interkulturelles Lernen geschieht durch Erzeugung von Normalität (vgl. RATHJE 2006). • Lernen ist an den Prinzipien des situierten Lernens gebunden. „Der Ansatz des situierten Lernens sieht Lernen nicht als Resultat von Entscheidungsprozessen des Einzelnen (sic) Individuums. Lernen ist nach dieser Auffassung in den materiellen und sozialen Kontexten (Lebenswelt) eingebunden. Unter keinen Umständen kann das Gelernte von den situativen Bedingungen, zu der auch historische und kulturelle Kontexte gehören, in der das Lernen stattfindet, getrennt werden. Lernen wird als Prozess aufgefasst, in dem personenexterne Komponenten, personeninterne Faktoren und die konkrete Situation eine Wechselbeziehung eingehen" (vgl. RÖLL 2003, S.119). Lernen geschieht durch die Auseinandersetzung mit authentischen Problemsituationen des Lernens.
Vorschlag zur Gestaltung der Modul-abschlussprüfung	Projektarbeit und Präsentation
Literaturempfehlungen	**Bolten, Jürgen (2007):** Interkulturelle Kompetenz. Landeszentrale für politische Bildung. Online im Internet unter http://www.thueringen.de/imperia/md/content/lzt/interkulturellekompetenz.pdf (Zugriff am 20.03.2012). **Erll, Astrid; Gymnich, Marion (2007):** Interkulturelle Kompetenzen - erfolgreich kommunizieren zwischen den Kulturen. 1. Aufl. Stuttgart: Klett Lernen und Wissen. **Hansen, Klaus P. (2003):** Kultur und Kulturwissenschaft. Eine Einführung. 3. Aufl. UTB Tübingen. **Rathje, Stefanie (2004):** Unternehmenskultur als Interkultur – Entwicklung und Gestaltung interkultureller Unternehmenskultur am Beispiel deutscher Unternehmen in Thailand. Sternenfels: Wissenschaft & Praxis. In: Rathje, Stefanie (2006). S.12.

Zweite Ebene eines Moduls <Fortsetzung>

Literatur-empfehlungen	**Rathje, Stefanie (2006):** Interkulturelle Kompetenz - Zustand und Zukunft eines umstrittenen Konzepts. Zeitschrift für Interkulturellen Fremdsprachenunterricht [Online] 11: 3, 15 S. Online im Internet unter http://stefanie-rathje.de/fileadmin/Downloads/stefanie_rathje_interkulturelle_kompetenz.pdf.. Zugriff 20.02.2012. **Sering, Andreas (2009):** Ästhetische Bildung, eine Notwendigkeit in der Ausbildung für Gesundheits- und Krankenpflege. Diplomarbeit zur Erlangung des Grades Dipl. Berufspädagoge (FH) – Katholische Fachhochschule Nordrhein-Westfalen Abteilung Köln. Fachbereich Gesundheitswesen. **Straub, Jürgen / Nothnagel, Steffi (Hrsg.) (2010):** Wie lehrt man interkulturelle Kompetenz? Theorien, Methoden und Praxis in der Hochschulausbildung – Ein Handbuch. Bielefeld: transcript Verlag. **Vogler, P. (2010):** Imaginationsreflexivität als Aspekt interkultureller Kompetenz – das Stiefkind interkultureller Kompetenzdiskussionen. In: Interculture journal. Jahrgang 9 Ausgabe 21. Online im Internet unter http//www.interculture-journal.com (Zugriff 20.02.2012).

Elemente einer Moduleinheit im Masterclass Modul „Euregiokompetenz für onkologische und palliative Pflegefachkräfte"

Die nachfolgenden Übersichten geben einen Überblick über die Moduleinheiten im Bildungsgang

Abb. 51: Moduleinheit 1: „Das Eigene und das Fremde" < wird fortgesetzt>

Bezeichnung der Moduleinheit	Das Eigene und das Fremde
Codenummer	M1 – ME 1
Verantwortliche(r) Dozent(in)	n.b.
Stunden	8 Stunden à 60 Minuten

Beschreibung der Moduleinheit:

In dieser Moduleinheit geht es zunächst um die **Vorstellung und das Kennenlernen** der eigenen und der fremden Lebens- und Arbeitswelt in der onkologischen und palliativen Pflege in der Euregio Maas-Rhein. „Das Ziel einer erfolgreichen interkulturellen Kommunikation – verbaler und/nonverbaler Art – besteht in interkulturellem Verstehen. Mit LÜSEBRINK (2005, S.36; In: ERLL et. al. 2007, S.86) lässt sich interkulturelles Verstehen definieren als „hermeneutische(r) Vorgang [...], der sowohl eine wissensbasierte (kognitive) als auch eine (affektive) Dimension aufweist". Interkulturelles Verstehen betrifft insofern auch emotionale Reaktionen der Gesprächspartner. Diese können sowohl mit spezifischen Reaktionen der Gesprächspartner auf die jeweilige fremde Kultur und deren Angehörige zusammenhängen als auch mit grundsätzlichen Einstellungen gegenüber allem, was nicht vertraut ist. Ein interkulturelles Verstehen kann weder allein aus der Kultur der Interaktanten heraus noch ausschließlich aus der Kultur, der man begegnet, heraus erfolgen. Vielmehr setzt interkulturelles Verstehen „ein Vergleichen voraus und impliziert geradezu konstante interkulturelle Vergleichsvorgänge zwischen Eigenem und Fremden eigener und anderer Kultur" (ebd.). Die Moduleinheit soll mit Hilfe der Imagination die Auseinandersetzung zwischen Eigenem und Fremden fördern. Hier geht es darum Bewusstsein über die Relativität von Werten, Empfindungen, Denk und- Verhaltensweisen zu schaffen. Die Imaginationsreflexivität (Vogler 2009) ist die theoretische Grundlage für dieses Modul.

Imagination bedeutet, welche Zuschreibung habe ich? Mit welcher Zuschreibung trete ich an den anderen heran? Das konstruktivistische Bild was ich mir aufgebaut habe, versuche ich auf den anderen zu übertragen. Welche Zuschreibung habe ich von der onkologischen und palliativen Pflege in einem Land der Euregio Maas-Rhein? Die Zuschreibung kann dazu führen, wie ich den anderen verstehen kann.

Zielbeschreibung: Es ist wichtig in dieser Moduleinheit, dass sich die Teilnehmer über ihre Vorstellung von den anderen Kulturen und spezifisch der onkologischen und palliativen Pflege Gedanken machen und sich diese vergegenwärtigen.

Abb.51: Moduleinheit 1: „Das Eigene und das Fremde" <Fortsetzung>

Theoretische Grundlage: Imaginationsreflexivität (Vogler 2010)	
Handlungskompetenzen	Affektive Kompetenz (Schwerpunkt)
	Kognitive Kompetenz
Lernergebnisse	**Wissen:** Über eigene und fremde Wirklichkeitsbilder.
	Können: Sie können sich mit der eigenen Denk- und Verhaltensweise auseinandersetzen.
	Einstellungen: Fähigkeit zur Selbstreflexivität, zum Nachdenken über die eigenen Wirklichkeitsbilder, Selbstbilder, Einstellungen, Verhaltensweisen und Kommunikationsmuster (kognitive Dimension interkultureller Kompetenz).
Referenz der Qualifikation nach dem Niveau des Europäischen Referenzrahmens	EQR 5
Empfehlungen zur Unterrichtsgestaltung	Der Schwerpunkt dieser Moduleinheit besteht in der Vorstellung, der Imagination der eigenen und der fremden Kultur.
	Sie bildet die Grundlage für die Beschäftigung mit eigenen Denk- und Verhaltensweisen sowie mit den fremden und eigenen Vorstellungen.
	Entsprechend sollten Möglichkeiten der kreativen Auseinandersetzung sowie Reflexionsmöglichkeiten geschaffen werden.
	Inhaltsbeispiele:
	Austausch über Vorstellungen von Differenzen in der palliativen und onkologischen Pflege.
	Sensibilisierung für die eigenen Wertvor-stellungen.
	Grundlagen interkultureller Kommunikation.
	Umgang mit Fremdheit und Kommunikationsstörungen.
	Erkennen und Abbau von diskriminierendem Verhalten.
	Vorbereitung des Praxistages.

Abb.51: Moduleinheit 1: „Das Eigene und das Fremde" <Fortsetzung>

Bildungsverständnis	Bildungskategorien nach Heffels: B3
Literaturempfehlungen	**Erll, Astrid; Gymnich, Marion (2007):** Interkulturelle Kompetenzen - erfolgreich kommunizieren zwischen den Kulturen. 1. Aufl. Stuttgart: Klett Lernen und Wissen. **Sering, Andreas (2009):** Ästhetische Bildung, eine Notwendigkeit in der Ausbildung für Gesundheits- und Krankenpflege. Diplomarbeit zur Erlangung des Grades Dipl. Berufspädagoge (FH) – Katholische Fachhochschule Nordrhein-Westfalen Abteilung Köln. Fachbereich Gesundheitswesen. **Vogler, P. (2010):** Imaginationsreflexivität als Aspekt interkultureller Kompetenz – das Stiefkind interkultureller Kompetenzdiskussionen. In: Interculture journal. Jahrgang 9 Ausgabe 21. Online im Internet unter http//www.interculture-journal.com (Zugriff am 20.02.2012).

Elemente einer Moduleinheit 2 im Masterclass Modul „Euregiokompetenz für onkologische und palliative Pflegefachkräfte gestalten"

Abb. 52: Moduleinheit 2: „Kultursensible onkologische und palliative Pflege (EMR)"
<wird fortgesetzt>

Bezeichnung der Moduleinheit	Kultursensible onkologische und palliative Pflege (EMR)
Codenummer	M1 – ME 2
Verantwortliche(r) Dozent(in)	n.b.
Stunden	28 Stunden à 60 Minuten
Beschreibung der Moduleinheit 2:	
In dieser Moduleinheit werden auf der Grundlage des Kohäsionsmodells von RATHJE (2006) in Anlehnung an HANSEN (2000) kulturspezifische Grundlagen für das Praxisfeld im Schwerpunkt der onkologischen und palliativen Pflege thematisiert.	
Theoretische Grundlage: Kohäsionsansatz nach RATHJE (2006) in Anlehnung an HANSEN (2000).	
Integriert in diese Moduleinheit ist ein eintägiger Praxisbesuch A am Arbeitsort des jeweiligen Lernpartners in einem Lerntandem. So dass jeweils 2 Praxistage für die Moduleinheit 2 vorgesehen sind.	
(Hinweis: Beschreibung des Praxisbesuch A).	
Handlungskompetenzen	
Lernergebnisse	**Wissen:** Die Teilnehmer lernen Normalität herzustellen - z.b. Multikollektivität der Beteiligten, individuelle Differenzen und geglaubte Gemeinsamkeiten transparent zu machen. **Können:** Die Teilnehmer kennen zentrale Kulturstandards und Orientierungssysteme in Belgien, Deutschland und den Niederlanden. Er/Sie kennt bereichsbezogene Kulturstandards in der onkologischen und palliativen Pflege in Belgien, Deutschland und den Niederlanden (z.B. unterschiedliche Gesundheitssysteme, unterschiedliche pflegerische Ausbildungs- und Fortbildungsmöglichkeiten, unterschiedliche gesetzliche Grundlagen, unterschiedliche pflegerische Settings).

Abb. 52: Moduleinheit 2: „Kultursensible onkologische und palliative Pflege (EMR)"
<Fortsetzung>

Lernergebnisse	Er/Sie verfügt nach Abschluss der Moduleinheit über Kenntnisse zur Vielschichtigkeit des Kulturbegriffs. **Einstellungen:** Er/Sie hat ein Verständnis für den Kulturbegriff.
Referenz der Qualifikation nach dem Niveau des Europäischen Referenzrahmens	EQR: 5
Empfehlungen zur Unterrichtsgestaltung	**„Ziel interkultureller Kompetenz** • Berücksichtigung der Handlungsziele der Interaktionsteilnehmer in einer Zieldefinition interkultureller Kompetenz. • Verengung der Zieldefinition von interkultureller Kompetenz zur Erhaltung der Abgrenzbarkeit von anderen Rahmenbedingungen, denen der (wie auch immer definierte) Erfolg einer interkulturellen Interaktion unterliegt. **Generik/Spezifik interkultureller Kompetenz** • Betrachtung interkultureller Kompetenz als kulturübergreifende Kompetenz (jeweils erweiterbar um kulturspezifische Erfahrungs- und Wissenskompetenzen). • Einschränkung der Definitionsbreite auf ein Maß, das eine Untersuchung der Besonderheit interkultureller Kompetenz im Gegensatz zu allgemeiner Handlungskompetenz ermöglicht. Hier im Hinblick auf den thematischen Schwerpunkt Onkologie und Palliative Care in der Euregio.

Abb.52: Moduleinheit 2: „Kultursensible onkologische und palliative Pflege (EMR)" <Fortsetzung>	
	Anwendungsgebiet interkultureller Kompetenz • Erweiterung der Betrachtung auf Interaktionen zwischen Individuen aus unterschiedlichen Kollektiven mit einer jeweils eigenen Kultur, die von den Interaktionspartnern selbst als interkulturell (als durch Fremdheit gekennzeichnet) interpretiert werden. **Kulturbegriff** • Berücksichtigung der Differenzen und Widersprüche innerhalb von Kulturen. • Erklärung des Zusammenhalts von Kulturen trotz inhärenter Differenzen" (zit. n. RATHJE 2006) Inhaltsbeispiele: • Beschreiben können, was Kultur ist. Definition von Kultur als Orientierungssystem in der onkologischen und palliativen Pflege. • Beschreiben können, was interkulturelle Handlungskompetenz ist. • Begründen können, wozu interkulturelle Handlungskompetenz für die onkologische und palliative Pflege benötigt wird. • Wissen über Unterscheidungen, die als „konstitutive Merkmale" die onkologische und palliative Pflege in den Ländern der EMR bestimmen. • Analysieren was passiert, wenn Menschen aus unterschiedlichen Kulturen miteinander in Kontakt treten. Vorbereitung des Praxistages
Bildungsverständnis	Bildungskategorien nach Heffels: B1, B2, B3

Abb.52: Moduleinheit 2: „Kultursensible onkologische und palliative Pflege (EMR)" <Fortsetzung>	
Literatur-empfehlungen	**Bolten, Jürgen (2007):** Interkulturelle Kompetenz. Landeszentrale für politische Bildung. Online im Internet unter http://www.thueringen.de/imperia/md/content/lzt/interkulturellekompetenz.pdf (Zugriff am 20.03.2012). **Erll, Astrid; Gymnich, Marion (2007):** Interkulturelle Kompetenzen - erfolgreich kommunizieren zwischen den Kulturen. 1. Aufl. Stuttgart: Klett Lernen und Wissen. **Heffels, Wolfgang M. (2003):** Pflege gestalten. Eine Grundlegung zum verantwortlichen Pflegehandeln. Mabuse Verlag. Frankfurt am Main. **Hundenborn, Gertrud (2007):** Fallorientierte Didaktik in der Pflege. Grundlagen und Beispiele für Ausbildung und Prüfung. München Elsevier GmbH. **Rathje, Stefanie (2004):** Unternehmenskultur als Interkultur – Entwicklung und Gestaltung interkultureller Unternehmenskultur am Beispiel deutscher Unternehmen in Thailand. Sternenfels: Wissenschaft & Praxis.In: Rathje, Stefanie (2006). S.12. **Rathje, Stefanie (2006):** Interkulturelle Kompetenz - Zustand und Zukunft eines umstrittenen Konzepts. Zeitschrift für Interkulturellen Fremdsprachenunterricht [Online] 11: 3, 15S. Online im Internet unter http://stefanie-rathje.de/fileadmin/Downloads/stefanie_rathje_interkulturelle_kompetenz.pdf. 20.02.2012. **Weidemann, Arne / Straub, Jürgen / Nothnagel, Steffi (Hrsg.).** Wie lehrt man interkulturelle Kompetenz? Theorien, Methoden und Praxis in der Hochschulausbildung – Ein Handbuch. Bielefeld: transcript Verlag.

Abb. 53: Moduleinheit 2 „Kultursensible onkologische und palliative Pflege (EMR)" – Praxisteil <wird fortgesetzt>

Beschreibung Praxistage A	Moduleinheit 2 (integriert)	16 Stunden (integriert)
Praxiseinsatztage/Anzahl 2		

Zuordnung der Praxistage zur Moduleinheit: Die Praxistage A finden zwischen der Moduleinheit 1 und 2 statt: Die Vorstellung der Teilnehmer soll anhand ihrer Beobachtungen überprüft werden. Die Beobachtungen aus der Praxis können inhaltlich in der Moduleinheit 2 weiter bearbeitet werden. Organisatorisch werden die Praxistage der Moduleinheit 2 zugeordnet bzw. sind in den Gesamtstunden der Moduleinheit integriert.

Organisatorischer Ablauf: Die zwei Praxiseinsatztage finden in einem Lerntandem statt. D.h. die Teilnehmer besuchen sich gegenseitig an den jeweiligen Arbeitsorten im Gastland. Das Lerntandem bietet eine kontinuierliche Praxisbegleitung[96] an dem Praxistag und die Möglichkeit zur gemeinsamen Praxisreflexion.

Das Tandem benötigt ausreichend Zeit für gemeinsame Gespräche, um sich über Unklares und den Lernprozess auszutauschen. Vorbereitung, Durchführung und Nachbereitung der Lerntandems sind neben der organisatorischen Planung entsprechend methodisch und didaktisch zu planen.

Lernaufgabe:

Die Praxisaufgabe wird unter einer bestimmten Beobachtungsperspektive fokussiert werden. Die in der Ausbildungsrichtlinie für die staatlich anerkannten Kranken- und Kinderkrankenpflegeschulen in NRW (Anpassung) (vgl. HUNDENBORN/KÜHN 2003, S.13) (Anlage 4, Auszug) formulierten Lernbereiche dienen dazu als Referenzrahmen für die Perspektivenwahl. Exemplarisch sollen der Lernbereich II und III aus der Ausbildungsrichtlinie mit einem „inhaltlichen Schwerpunkt" (vgl. ebd. S.13) (Anlage 4) als Fokus für die Formulierung der Beobachtungsaufgabe für die Praxis gewählt werden:

- Lernbereich II der Ausbildungsrichtlinie: **„Ausbildungs- und Berufssituation von Pflegenden"** und/oder

  Z.B. Rolle und Berufssituation der onkologisch und/oder palliativ Pflegenden

- Lernbereich III der Ausbildungsrichtlinie: **„Zielgruppe, Institutionen und Rahmenbedingungen pflegerischer Arbeit"**

---

[96] Praxisbegleitung in diesem Modul heißt: Zeigen des eigenen Arbeitsbereiches/der Organisation, Ansprechpartner und Partner im Lernprozess sein.

Abb.53: Moduleinheit 2 „Kultursensible onkologische und palliative Pflege (EMR)" – Praxisteil <Fortsetzung>

Z.B. Rahmenbedingungen und Zielgruppe der onkologisch und palliativ Pflegenden.

Hier besteht insbesondere die Möglichkeit, die in der Moduleinheit 1 getroffenen Vorstellungen der Lernenden aufzugreifen.

Reflexion: Gemeinsam mit dem Lernpartner findet eine Reflexion des Praxistages in der Praxis statt. Grundlage ist die Praxisaufgabe und ein Leitfaden für die Reflexion des Praxistages. Die Erfahrungen der Teilnehmer aus dem Praxistag dienen als Input für weitere Reflexionsmöglichkeiten in der Moduleinheit 2.

Zielsetzung: In Moduleinheit 1 wurde eine Vorstellung über Kultur erzeugt. D.h. eine Zuschreibung, ein konstruktivistisches Bild aufgebaut. Die Zuschreibung kann dazu führen, wie ich den anderen verstehen kann. In den Praxistagen geht es nun um den Aufbau einer erfahrungsbezogenen Differenz. Das konstruktivistische Bild, das ich mir aufgebaut habe, versuche ich auf den anderen zu übertragen. Welche Zuschreibung habe ich beispielsweise von einem Land, von unterschiedlichen Pflegekonzepten von organisatorischen und rechtlichen Rahmenbedingungen in der onkologischen und palliativen Pflege?

Literatur: Hundenborn, G.; Kühn, C. (2003): Ausbildungsrichtlinie für die staatlich anerkannten Kranken- und Kinderkrankenpflegeschulen in NRW (Anpassung). In: Ministerium für Gesundheit, Soziales, Frauen und Familie des Landes Nordrhein-Westfalen. Düsseldorf.

Elemente einer Moduleinheit im Masterclass Modul „Euregiokompetenz für onkologische und palliative Pflegefachkräfte"

Abb. 54: Moduleinheit 3 „Fallbezogener Lehr-Lernprozess interkulturellen Lernens" <wird fortgesetzt>

Bezeichnung der Moduleinheit	Fallbezogener Lehr-Lernprozess interkulturellen Lernens
Codenummer	M1 – ME3
Verantwortliche(r) Dozent(in)	n.b.
Stunden	24 Stunden à 60 Minuten Präsenszeiten
Modulbeschreibung	
\multicolumn{2}{l}{In diesem Modul geht es um die Anwendung kultursensibler Kommunikation.}	

Modulbeschreibung

In diesem Modul geht es um die Anwendung kultursensibler Kommunikation.

Wissen ist immer an einen Kontext gebunden: Das Lernern geschieht anhand von authentische Problemsituationen. Durch eine fallorientierte und erfahrungsbezogene Didaktik und hermeneutische Fallarbeit werden Handlungsmöglichkeiten und Grenzen onkologischen und palliativpflegerischen Handelns beleuchtet. Es findet ein interkulturelles Training mit den Teilnehmern statt. Anhand von praxisnahen onkologischen und palliativpflegerischen Fällen (Culture Assimilator[97]) findet eine Auseinandersetzung statt.

Beratungselemente, wie eine kollegiale Supervision, können die Auseinandersetzung unterstützen. Authentische Fallbeispiele können Erfahrungen der Teilnehmer aus ihrem und dem fremden Praxisfeld sein.

Theoretische Grundlagen: Ein Orientierungsrahmen zur Analyse bildet dabei der systemische Ansatz von Pflege mit den konstitutiven Bedingungen der Pflege von HUNDENBORN und KNIGGE-DEMAL und als hermeneutisches Verfahren das Modell des verantwortlichen Pflegehandelns nach Heffels (2003). Eingeordnet ist das pflegerische Handeln im WHO Pflegeprozessmodell mit seinen konstitutiven Kompetenzen der Entscheidungs- und Handlungskompetenz.

---

[97] Der Culture Assimilator arbeitet mit Fallbeispielen. Dabei werden kurz typische Konfliktsituationen geschildert, die im Kontakt mit verschiedenen Kulturen entstehen können (critical incidents). Zu jedem incident werden mehrere Erklärungsmöglichkeiten angeboten, von denen eine am besten zutrifft. Ziel des Trainings ist eine Sensibilisierung für spezifische Unterschiede zwischen Kulturen (vgl. ERLL et. al. 2010, S.153).

Abb.54: Moduleinheit 3 „Fallbezogener Lehr-Lernprozess interkulturellen Lernens" <Fortsetzung>

Handlungskompetenzen	Die **pragmatisch-kommunikative Komponente** umfasst Fähigkeiten der Kommunikation, die sich auf eine produktive Interaktion mit Menschen aus anderen Kulturen positiv auswirken, einschließlich geeigneter Problemlösungsstrategien. Pragmatisch-kommunikative Teilkompetenz Einsatz geeigneter kommunikativer Muster Einsatz wirkungsvoller Konfliktlösungsstrategien
Lernergebnisse	**Wissen:** Die Teilnehmer kennen den systemischen Ansatz von Pflege und das Modell des verantwortlichen Pflegehandelns. **Können:** Die Teilnehmer können durch Anwendung der Modelle in einem hermeneutischen Prozess ihre interkulturelle Kommunikation durch einen interkulturellen Dialog fördern. Sie können ihre Handlungsmöglichkeiten durch Handlungsbausteine (interkulturelle Tools) für ihre onkologische und palliative Pflegepraxis erweitern. **Einstellungen:** Die Teilnehmer werden in ihrem Interkulturellen Verstehen durch eine multiperspektivische Betrachtungsweise im Sinne aktiv ethischen Handelns gefördert.
Referenz der Qualifikation nach dem Niveau des Europäischen Referenzrahmens	EQR 5
Empfehlungen zur Unterrichtsgestaltung	Gestaltung von interkulturellen Fallbesprechungen Die Fälle sollen (möglichst) von den Teilnehmern eingebracht werden. Als Impuls kann z.B. der Praxistag dienen. Handlungsansätze zur interkulturellen und interdisziplinären Öffnung in den Arbeitsfeldern der Teilnehmer

Abb.54: Moduleinheit 3 „Fallbezogener Lehr-Lernprozess interkulturellen Lernens" <Fortsetzung>

Empfehlungen zur Unterrichtsgestaltung	Dienstleistungen integrationsfördernd in der onkologischen und palliativen Pflege gestalten
	Möglichkeiten und Grenzen der Kooperation in der onkologischen und palliativen Pflege
	Umsetzungsmöglichkeiten für das berufliche Handeln in der onkologischen und palliativen Pflege
Bildungsverständnis	Bildungskategorie nach Heffels: B4
Literaturempfehlungen	**HEFFELS, Wolfgang M. (2003):** Pflege gestalten. Eine Grundlegung zum verantwortlichen Pflegehandeln. Mabuse Verlag. Frankfurt am Main.
	HUNDENBORN, G. (2006): Fallorientierte Didaktik in der Pflege. Grundlagen und Beispiele für Ausbildung und Prüfung. München Elsevier GmbH.

Abb. 55: Moduleinheit 3 „Fallbezogener Lehr-Lernprozess interkulturellen Lernens" – Praxisteil

Beschreibung Praxistage B	Moduleinheit 3 (integriert)	10 Stunden (integriert)
Praxiseinsatztage/Anzahl 2 **Zuordnung der Praxistage zur Moduleinheit:** Die Praxistage B finden zwischen der Moduleinheit 2 und 3 statt: Die Vorstellung der Teilnehmer soll anhand ihrer Beobachtungen überprüft werden. Die Beobachtungen aus der Praxis können inhaltlich in der Moduleinheit 3 weiter bearbeitet werden. Organisatorisch werden die Praxistage der Moduleinheit 3 zugeordnet bzw. sind in den Gesamtstunden der Moduleinheit integriert. **Organisatorischer Ablauf:** Die zwei Praxiseinsatztage finden in einem Lerntandem statt. D.h. die Teilnehmer besuchen sich gegenseitig an den jeweiligen Arbeitsorten im Gastland. Durch das Lerntandem wird eine kontinuierliche Begleitung an dem Praxistag gewährleistet und es bietet die Möglichkeit zur gemeinsamen Reflexion. Das Tandem benötigt ausreichend Zeit für gemeinsame Gespräche, um sich über Unklares und den Lernprozess auszutauschen. Vorbereitung, Durchführung und Nachbereitung der Lerntandems sind neben der organisatorischen Planung entsprechend methodisch und didaktisch zu planen. **Lernaufgabe:** Die Praxisaufgabe wird unter einer bestimmten Beobachtungsperspektive fokussiert werden. Die in der Ausbildungsrichtlinie für die staatlich anerkannten Kranken- und Kinderkrankenpflegeschulen in NRW (Anpassung) (vgl. HUNDENBORN/KÜHN 2003, S.13) (Anlage 4, Auszug) formulierten Lernbereiche dienen dazu als Referenzrahmen für die Perspektivenwahl. Exemplarisch sollen der Lernbereich I und IV aus der Ausbildungsrichtlinie mit einem „inhaltlichen Schwerpunkt" (vgl. ebd. S.13) als Fokus für die Formulierung der Beobachtungsaufgabe für die Praxis gewählt werden: • Lernbereich I der Ausbildungsrichtlinie: und/oder • Lernbereich IV der Ausbildungsrichtlinie: Hier besteht insbesondere die Möglichkeit, die in der Moduleinheit 1 getroffenen Vorstellungen der Lernenden aufzugreifen. **Reflexion:** Gemeinsam mit dem Lernpartner findet eine Reflexion des Praxistages in der Praxis statt. Grundlage ist die Praxisaufgabe und ein Leitfaden für die Reflexion des Praxistages. Die Erfahrungen der Teilnehmer aus dem Praxistag dienen als Input für den Fallbezogenen Lehr- und Lernprozess in der Moduleinheit 3.		
Literatur: Hundenborn, G.; Kühn, C.: Ausbildungsrichtlinie für die staatlich anerkannten Kranken- und Kinderkrankenpflegeschulen in NRW (Anpassung). In: Ministerium für Gesundheit, Soziales, Frauen und Familie des Landes Nordrhein-Westfalen. Düsseldorf 2003		

9 Kritische Auseinandersetzung

Die kritische Auseinandersetzung bezieht sich auf folgende Punkte:

1. Stundenumfang im Modul
2. Sprachliche Ebene
3. Dokumentation zur Umsetzung von ECVET
4. Inhalte und Methodik
5. Fachinhalte vs. keine Fachinhalte
6. Literaturauswahl
7. Diversity Kompetenz

1. Stundenumfang

Kritisch anzumerken ist, dass durch die vermutliche Fülle der möglichen Inhalte eine Reduktion erfolgen muss. Insbesondere fachspezifische Differenzen in der Euregio, wie beispielsweise das Case-Management, die unterschiedlichen organisationalen, gesetzlichen und beruflichen Unterschiede in der Euregio könnten eine Fülle an individuellen „Eigenen" und „Fremden" Erfahrungen bieten. Auch erscheint die Gestaltung des Raumes und der Zeit für die Begegnung der Teilnehmer aus unterschiedlichen (Sub)Kulturen für das informelle Lernen bedeutsam. Didaktisch stellt sich die Frage, in wieweit Lernplattformen[98] ergänzende Inhalte den Teilnehmern zur Verfügung stellen können und die Teilnehmer zu einem Austausch untereinander angeregt werden.

Sprachliche Ebene

Eine mögliche Schwierigkeit in der Zusammensetzung der Teilnehmer könnte im unterschiedlichen sprachlichen Verständnis liegen. Wenn die Teilnehmer sich nicht in der eigenen Muttersprache ausdrücken können, könnten vermutlich leichter Missverständnisse entstehen. Die Frage stellt sich, wie die Thematisierung der Schwierigkeiten auf sprachlicher Ebene konstruktiv in die Inhalte des Moduls transportiert werden können, als Teil des interkulturellen Verstehens, ohne die Lehr und Lerninhalte zu blockieren.

Die empfundene sprachliche Barriere kann vermutlich dazu führen, dass Teilnehmer zwar Interesse haben, an dem Modul teilzunehmen, aber aufgrund der Ängste sich in einer anderen Sprache ausdrücken zu müssen von einer Teilnahme abgesehen wird.

2. Dokumente zur Umsetzung von ECVET [99]einsetzen

---

[98] Best-Practice Beispiel der Diakonie Bayern – Interkulturelle Kompetenzvermittlung durch die Lernplattform Ileas – Online im Internet unter http://www.interkulturell-kompetent.de/de/info.html (Zugriff am 20.04.2012).

[99] Europäisches Leistungspunktesystem für die Berufsbildung. Online im Internet unter http://www.ecvet-info.de (Zugriff am 20.05.2012).

"Zur Unterstützung der Übertragung der Lernergebnisse von einem Lernort zu einem anderen können in mehreren Schritten Vereinbarungen zwischen den Partnereinrichtungen getroffen werden. Dafür werden Dokumente ausgearbeitet, in denen die Vereinbarungen festgehalten sind" (Online im Internet unter http://www.ecvet-info.de/de/249.php. Zugriff am 06.06.12).

Hier wird besonders auf die Ausarbeitung der Dokumente:

- **Partnerschaftsvereinbarung**
- **Lernvereinbarung** und
- **Persönlicher Leistungsnachweis** verwiesen.

Zusätzlicher Praxistag als Impuls für Fallbezogene Lehr- und Lernprozesse in Moduleinheit 3

Grundsätzlich bestand die Überlegung, ob die Praxisbesuche A und B zwischen der Moduleinheit 1 und Moduleinheit 2 nicht zu gering angesetzt sind. Andererseits stand eine zeitliche Begrenzung des Moduls als „kurzes Seminar" im Vordergrund.

Zu überprüfen ist, ob eine Erweiterung des Basismoduls „Euregiokompetenz (EMR) – Pflege in der Onkologie und Palliative Care" auf mögliche Wahlmodule langfristig sinnvoll erscheint. In Anlehnung an das beschriebene Best Practice Modell „Euregiokompetenz in der beruflichen Bildung" in der Euregio Maas-Rhein (Online im Internet unter http://www.euregiokompetenz.eu. Zugriff am 04.02.12) könnten weitere Module bzw. das bestehende Modul entsprechend ergänzt werden. Zum Beispiel durch ein längeres Praktikum, ein Modul zum Erwerb von Sprachkompetenz, ein Modul zum Erwerb von Informationskompetenz - z.B. für den Bereich Case-Management. Dies bedarf einer weiteren konzeptionell fundierten Entwicklung.

3. Inhalte und Methodik

Die Moduleinheiten fundieren auf theoretischen Modellen auf einer abstrakten Ebene. Rathje formuliert 2010, dass Interkulturelle Trainings für den „Kohäsionsansatz" sich in der Entwicklungsphase befänden. Für die Unterrichtsebene ergibt sich für das Modul die Notwendigkeit der Ausarbeitung konkreter methodischer Bausteine für das interkulturelle Training im Sinne des Kohäsionsansatzes. Hier sind aktuelle neue Erkenntnisse und Best-Practice Beispiele mit einzubeziehen.

4. Fachinhalte vs. keine Fachinhalte

Das didaktische Grundgerüst der Interkulturellen Kompetenzentwicklung wurde bewusst in dieser Arbeit mit dem fachlichen Teil der onkologischen Pflege und Palliative Care verknüpft, um Anschlussmöglichkeiten im Bereich der onkologischen und palliativen Pflege als gemeinsamen Beschäftigungsbereich zu definieren. Durchaus denkbar ist aber auch eine andere Spezifizierung des Fachinhaltes je nach Zielgruppe. Das Modul könnte auch mit einem nicht spezifischen Fachinhalt (zunächst) verknüpft werden. Aufgrund der Konstruktion des interkulturellen Dialogs ergibt sich aber die Annahme, dass im Bereich der euregionalen Masterclass Modulentwicklung die Förderung des lebenslangen Lernens durch „interkulturelle Kompetenzentwicklung" als Lernergebnis bedeutsam ist.

5. Literaturauswahl

Bei der Literaturauswahl wäre die Auswahl niederländischer und belgische Fachliteratur wünschenswert gewesen. Die Auswahl der Literatur bezieht sich zumeist auf den deutschsprachigen und englischen Bereich. Vermutlich könnte die tatsächliche Realisierung des Moduls im Hinblick auf die Weiterentwicklung des Moduls in Zusammenarbeit mit den Kooperationspartnern und Partner auf Hochschulebene in der Euregio Maas-Rhein fruchtbare Impulse liefern. Hier insbesondere im Bereich der Pflegepädagogik.

6. Diversity Kompetenz

Abschließen möchte ich den kritischen Teil mit zwei Thesen von Laue et. al. (2005, S.9): „Interkulturelle Kompetenz kann nicht auf die personale Ebene reduziert werden. Entscheidend ist, dass sich die jeweilige Organisation interkulturell öffnet und wie sich dies auf die Organisations- und Führungskultur, die Organisations- und Personalentwicklung auswirkt. Das ist auch für die Nachhaltigkeit von personaler Kompetenz von Bedeutung. Interkulturelle Kompetenz muss sich auf der personalen Ebene und der Ebene der Organisation zur Diversity-Kompetenz entwickeln, d.h. zur Kompetenz, Unterschiede und Vielfalt wahrzunehmen, Wert zu schätzen und - wo notwendig - herzustellen und erfolgreich zu managen." Dies würde bedeuten, das Modul kann vermutlich einen Beitrag auf personaler Ebene leisten. Ein weiterer wichtiger Anteil liegt in der Organisationskultur.

Schlussbemerkung

Die Kritikpunkte weisen darauf hin, dass das Modulhandbuch als vorläufig anzusehen ist. Es gibt Antworten auf die Fragen „was" gelehrt werden soll. Es bedarf aber weiterer Schritte und einer Konkretisierung „wie" der Unterricht zu gestalteten ist. Letztlich können diese Fragen erst im Prozess der Entwicklung eines Gesamtkonzeptes, der Unterrichtsplanung, der Unterrichtsdurchführung und der Unterrichtevaluation aller Beteiligten einer Beantwortung zugeführt werden. Die theoretische Konstruktion „interkultureller Kompetenz" kann dabei als Grundlage dienen.

10 Weitere Vorgehensweise und Ausblick

Das Projekt endet im August 2014. Im Projektplan sind folgende Meilensteine für die weitere Entwicklung und Realisierung des Moduls in Zusammenarbeit mit den regionalen und euregionalen Kooperationspartnern in der Aktion 5 des Interreg IV A Projektes vorgesehen.

Meilenstein 1: Präsentation der ersten Teilergebnisse

In diesem Schritt sollen Teilinhalte der theoretischen Fundierung und die weiteren Projektschritte den regionalen und euregionalen ProjektparterInnen vorgestellt werden. Anregung und Ideen der Projektpartner sollen mit in die Konzeptentwicklung einfließen.

Meilenstein 2: Gesamtkonzeptentwicklung

In diesem Schritt sollen u.a. konkrete Fragen zur Gestaltung des Lehr- Lernprozesses und organisatorische Fragen in einem Gesamtkonzept durch eine interne Arbeitsgruppe erarbeitet und beantwortet werden. Beispiele der Aktivitäten: Durch einen Workshop und regelmäßige regionale und euregionale Arbeitstreffen sollen Ideen der regionalen und euregionalen Partner in die Konzeptentwicklung der internen Arbeitsgruppe einfließen. Unterstützt wird diese Phase u.a. durch die Expertise von Experten, Literaturrecherche und Benchmarking sowie Erfahrungsaustausch mit vergleichbaren Projekten.

Meilenstein 3: Realisierung

In diesem Schritt geht es darum, das Pilot Projekt organisatorisch zu realisieren, indem das Gesamtkonzept umgesetzt wird. Beispiele der Aktivitäten: Dokumente zur Umsetzung von ECVET (Europäisches Leistungspunktesystem für die Berufsbildung): Partnerschaftsvereinbarungen, Lernvereinbarung und Persönlicher Leistungsnachweis werden entworfen und Kooperationsverträge mit interessierten Projektpartnern geschlossen. Termine für Schulungsmaßnahmen und den Praxiseinsatz werden festgelegt und mit den Partnern organisatorisch abgestimmt. Es findet eine Teilnehmeraquise und eine Teilnehmerauswahl für das Modul statt. Personelle Fragen über das Dozententeam werden geklärt. Am Ende des Meilensteins steht die Durchführung des Moduls. Das Pilotprojekt soll in den Räumlichkeiten der Bildungsakademie des Luisenhospitals Aachen stattfinden. Die Praxistage finden in den Einrichtungen der teilnehmenden Partner statt.

Meilenstein 4: Evaluation

In diesem Schritt soll das Modul evaluiert werden. Erkenntnisse aus der Evaluation sollen zur Verbesserung des Gesamtkonzeptes dienen.

Meilenstein 5: Präsentation (Gesamtprojekt)

Die Ergebnisse des Projektes werden den regionalen und euregionalen Projektpartnern präsentiert. Abschließend wird das Projekt, der Projektverlauf und die Ergebnisse einer breiten Öffentlichkeit vorgestellt.

Es finden während des Projektes regelmäßige Treffen der regionalen und euregionalen Arbeitsgruppen statt. Ein Zeitplan [100] wurde erstellt.

---

[100] Zeitplan auf Anfrage beim Autor

11 Verzeichnis der Abbildungen und Tabellen

Abb. 1: Prototypische Krankheitsverläufe für Krebs-, Lunge-, Herz-Kreislauf-Erkrankungen und Demenz 21
Abb. 2: Krankheitsverlauf - Kuration - Palliation bei Krebserkrankungen 21
Abb. 3: Sterbeorte in 8 europäischen Ländern (2008) 23
Abb. 4: Todesursachen und Alter in 27 EU Ländern (2006) 25
Abb. 5: 3-Stufen-Modell der onkologischen Versorgung in Deutschland 28
Abb. 6: Aufbau Lehrplan für Pflegekräfte in der Onkologie (2005b) - 8 Einheiten 32
Abb. 7: Ausbildungsrahmenwerk des EONS-Lehrplans für Krebserkrankungen bei älteren Menschen 37
Abb. 8: Etymologie des Kulturbegriffs nach BOLTEN (2007) 46
Abb. 9: Erweiterter Kulturbegriff- Differenzierung zwischen geschlossenem und offenem Kulturbegriff nach BOLTEN (2007) 47
Abb. 10: Die Dynamik kultureller Überschneidungssituationen nach THOMAS et. al. (2003) 50
Abb. 11: Drei Dimensionen der Kultur nach ERLL et. al. (2007) 53
Abb. 12: Eisbergmodell in Anlehnung an BOLTEN (2007) 54
Abb. 13: Zuordnungsverfahren: Nationaler Qualifikationsrahmen und Europäischer Qualifikationsrahmen 65
Abb. 14: Kompetenzhierarchie nach OLBRICH (2010) 74
Abb. 15: Handlungsdimensionen und Lernebenen (OLBRICH 2012,2 und das Kontinuum der zunehmenden Bedeutung von Merkmalen nach OLBRICH (2010) im Zusammenhang „interkultureller Kompetenz" 76
Abb. 16: Allgemeine Handlungskompetenzen und Interkulturelle Handlungskompetenzen nach BOLTEN (2006) 79
Abb. 17: Komponenten interkultureller Kompetenz nach STELLAMANNS (2007) 80
Abb. 18: Prozessmodell Interkultureller Kompetenz nach DEARDORFF (2006) 82
Abb. 19: Interkulturelles Kompetenzmodell nach Lernebenen (STRAUB/NOTHNAGEL/WEIDEMANN 2010) 84
Abb. 20: Ebenen interkulturellen Lernens nach KUHN (2009) 86
Abb. 21: Interkulturelles Lernen „off the job" - „on the job" nach BOLTEN (2007) 88
Abb. 22: Modell der Strukturdimensionen nach GERTSEN (1990) 93
Abb. 23: Prozessmodell interkultureller Kompetenz nach BOLTEN (2001) 95
Abb. 24: Interkulturelle Kompetenz nach BOLTEN (2007) 96
Abb. 25: Umgang mit „Diversity" in den Phasen des aktuellen Globalisierungsprozesses nach BOLTEN (2011) 101
Abb. 26: Kohärenz-Ansatz vs. Kohäsions-Ansatz zum Kulturbegriff nach RATHJE (2006) 103
Abb. 27: Kohärenz- versus kohäsionsorientiertes Verständnis von Interkulturalität nach RATHJE (2006) 105
Abb. 28: Interkulturelle Kompetenz als Kulturproduktion nach RATHJE (2010) 106
Abb. 29: Pflegeprozessmodell der Weltgesundheitsorganisation (WHO) 107
Abb. 30: Konstitutive Elemente des professionellen Pflegehandelns nach WEIDNER (2004) 108
Abb. 31: Systemischer Ansatz von Pflege von HUNDENBORN/KREIENBAUM (1994) 110

Abb. 32: Konstitutive Merkmale einer Pflegesituation nach HUNDENBORN/KREIENBAUM/KNIGGE-DEMAL (1996)..................... 111
Abb. 33: Interaktionskonstellationen in Pflegesituationen nach HUNDENBORN (2007)... 111
Abb. 34: Das Modell des verantwortlichen Handelns nach HEFFELS (2011b).......... 113
Abb. 35: Bausteine des verantwortlichen Handelns nach HEFFELS (2011b)............ 114
Abb. 36: Leitfaden zum verantwortlichen Handeln nach HEFFELS (2011b)............. 116
Abb. 37: Heuristische Fallmatrix nach SIEGER et. al. (2008).................... 118
Abb. 38: Erste Ebene des Moduls 133
Abb. 39: Zweite Ebene des Moduls 134
Abb. 40: Elemente einer Moduleinheit im Bildungsgang 134
Abb. 41: Aufgabenprofil Pflegender mit Kompetenzprofil in der Pflege krebskranker Menschen der Bundesarbeitsgemeinschaft der Leitungen der Weiterbildungsstätten für die Fachkrankenpflege in der Onkologie (2005) 137
Abb. 42: Formen der Kompetenzentwicklung für das Modul nach RATHJE (2010).. 144
Abb. 43: Interkulturelles Lernen im Masterclass Modul „Interkulturelle Euregiokompetenz (EMR) Pflege in der Onkologie und Palliative Care"........ 147
Abb. 44: Struktur für die Niveaubeschreibung des DQR (verabschiedet vom DQR am 22.03.2011).. 150
Abb. 45: Beschreibung und Zuordnung des Masterclass Moduls zum DQR <wird fortgesetzt> 151
Abb. 46: DQR Niveau Stufe 5 154
Abb. 47: Struktur für die Niveaubeschreibung Europäischer Qualifikationsrahmen (EQR)... 155
Abb. 48: Lernergebnisse des Masterclass Moduls „Interkulturelle Eurgiokompetenz Euregio Maas-Rhein (EMR) - Pflege in der Onkologie und Palliative Care nach dem EQR" 156
Abb. 49: Definition des Niveaus 5 (Europäischer Qualifikationsrahmen) 157
Abb. 50: Masterclass Modul „Interkulturelle Euregiokompetenz (EMR) - Pflege in der Onkologie und Palliative Care" <wird fortgesetzt>........................ 169
Abb. 51: Moduleinheit 1: „Das Eigene und das Fremde" <   wird fortgesetzt>.......... 177
Abb. 52: Moduleinheit 2: „Kultursensible onkologische und palliative Pflege (EMR)" <wird fortgesetzt> 180
Abb. 53: Moduleinheit 2 „Kultursensible onkologische und palliative Pflege (EMR)" – Praxisteil <wird fortgesetzt> 184
Abb. 54: Moduleinheit 3 „Fallbezogener Lehr-Lernprozess interkulturellen Lernens" <wird fortgesetzt> 186
Abb. 55: Moduleinheit 3 „Fallbezogener Lehr-Lernprozess interkulturellen Lernens" – Praxisteil 189

Tab. 1: Stichwortsuche "Interkulturelle Kompetenz" im „Aufbau-Lehrplan für Pflegekräfte in der Onkologie von EONS, 2005" <wird fortgesetzt>................. 34
Tab. 2: Stichwortsuche "Interkulturelle Kompetenz" EONS-Lehrplan für Krebserkrankungen bei älteren Menschen (European Oncology Nursing Society 2006b) <wird fortgesetzt>.. 38
Tab. 3: Analyse und Interpretation von Pflegekompetenz (OLBRICH 2010) 59
Tab. 4: Differenzierung von Erziehung und Bildung nach HÄUSLER und STREFFER (2007)... 71
Tab. 5: Die vier Bildungsperspektiven nach HEFFELS (2008) 72

Tab. 6: Faktoren Interkultureller Kompetenz nach STELLAMANNS (2007) <wird fortgesetzt) 80

Tab. 7: Überblick über die Präsenz- und Selbstlernzeiten im Masterclass Modul 166

Tab. 8: Verteilung der ECVET Punkte auf das Masterclass Modul............................ 168

12 Abkürzungsverzeichnis

B: Belgien

D: Deutschland

DBR: Deutscher Bildungsrat

DIP: Deutsches Institut für angewandte Pflegeforschung

DKG: Deutsche Krankenhausgesellschaft

DQR: Deutscher Qualifikationsrahmen

EAC: Europe Against Cancer

EAPC: European Association for Palliative Care

ECTS-Punkte: (European Credit Transfer System)

ECVET: European Credit System for Vocational Education and Training

EFRE: Europäischer Fond für Regionale Entwicklung

EMR: Euregio Maas-Rhein

EONS: European Oncology Nursing Society

EQR: Europäischer Qualifikationsrahmen

EQF: European Qualifications Framework

EU: Europäische Union

ISNCC: International Society of Nurses in Cancer Care

KatHO NRW: Katholische Hochschule Nordrhein-Westfalen

KMK: Kultusministerkonferenz

NL: Niederlande

SGB: Sozialgesetzbuch

WHO: World Health Organization

13 Literaturverzeichnis

ARBEITSGEMEINSCHAFT DER TUMORZENTREN, ONKOLOGISCHEN SCHWERPUNKTE UND ONKOLOGISCHEN ARBEITSKREISE BADEN-WÜRTTEMBERG (ATO) (2009): Empfehlungen für eine Stellenbeschreibung für (Kinder-) Krankenschwestern/pfleger für Onkologie. Konferenz Onkologischer Kranken- und Kinderkrankenpflege (KOK) in der Deutschen Krebsgesellschaft e.V.. Online im Internet unter http://www.kok-krebsgesellschaft.de/index.php/arbeitsgruppen/bagl/dokumente.html (Zugriff am 20.02.2012).

ARBEITSSTELLE FÜR HOCHSCHULDIDAKTIK UND FACHSTELLE STUDIENREFORMEN DER UNIVERSITÄT ZÜRICH (2008): Online im Internet unter http://www.hochschuldidaktik.uzh.ch (Zugriff am 20.05.2012).

ARNDT, Marianne (1998): Ethisch denken – Maßstäbe zum Handeln in der Pflege, a.a.O., S. 66-69. Rabe, Marianne (1998): Dumm gelaufen – und dann? In: Intensiv 5/1998, S. 217-221. Tschudin, Verena: Ethik in der Krankenpflege, a.a.O.; S. 42-49. Hoffmann-Gabel, Barbara: Ethik für die Altenhilfe. Hannover 1997, S. 35-60. In: Heffels, Wolfgang M. (2003): Pflege gestalten. Eine Grundlegung zum verantwortlichen Pflegehandeln, Mabuse Verlag. Frankfurt am Main.

ASSMAN, Jan (1988): „Kollektives Gedächtnis und kulturelle Identität", in : Assmann, Jan; Hölscher, Tonio (Hrsg.): Kultur und Gedächtnis (Frankfurt), Suhrkamp. S. 9-19.

AUERNHEIMER, Georg (2002): Interkulturelle Kompetenz und pädagogische Professionalität, Opladen. (Leske & Budrich, S. 183-205).

AUERNHEIMER, Georg (2003): Einführung in die interkulturelle Pädagogik. 3. neu bearb. und erw. Auflage. Wissenschaftliche Buchgesellschaft. Darmstadt.

AUERNHEIMER, Georg (2007): Einführung in die interkulturelle Pädagogik. 5. ergänzte Auflage. Wissenschaftliche Buchgesellschaft. Darmstadt.

BÄUMER, Rolf (Hrsg.) (2008): Thiemes onkologische Pflege. 56 Tabellen ; [mit 49 Filmen auf DVD]. Stuttgart ;, New York: Thieme.

BECK, Ulrich nach J. Bolten (Hrsg.) (2004): Interkulturelles Handeln in der Wirtschaft. Sternenfels, S.40-62, In: LOSCHE et. al. 2009, S. 13.

BENNER, P. (1994): Stufen der Pflegekompetenz. Huber Verlag: Bern. In: Olbrich Christa (Hrsg.). Modelle der Pflegedidaktik. 1. Auflage. Elsevier Verlag München. S. 65.

BENSELER, F. et al. (Hrsg.) (2003): Interkulturelle Kompetenz. Grundlagen, Probleme und Konzepte. Erwägen, Wissen, Ethik 14(1), S. 137-228.

BERGHAUS, Margot (2003): Luhmann leicht gemacht. Eine Einführung in die Systemtheorie. Böhlau Verlag. Köln.

BERTELSMANN STIFTUNG (Hrsg.) (2006): Thesenpapier der Bertelsmann Stiftung auf Basis der Interkulturellen-Kompetenz-Modelle von Dr. Darla K. Deardorff: Interkulturelle Kompetenz – Schlüsselkompetenz des 21. Jahrhunderts? Online verfügbar unter http://www.bertelsmann-stiftung.de/cps/rde/xchg/SID-2E3F004C-8E2366/bst/hs.xsl/11657.htm. Zugriff 20.03.2012.

BOCHNER, S. (1982): The social psychology of cross-cultural relations. In: Bochner, S. (Hg), Cultures in Contact. Oxford, S.5-45. In: Thomas (2003).

BÖGEMANN-GROSSHEIM, Ellen (2009): Berufsübergreifende Qualitätskriterien – Ergebnisse der AQiG Expertengruppe. In: Bals, Thomas (Hrsg.): Wege zur Ausbildungsqualität. Stand und Perspektiven in den Gesundheitsfachberufen. Paderborn. S. 55-71.

BOHM, D. (1998): Der Dialog. Das offene Gespräch am Ende der Diskussion. Stuttgart. In: AUERNHEIMER, Georg (2007): Einführung in die Interkulturelle Pädagogik. 5. Auflage. Wissenschaftliche Buchgesellschaft. Darmstadt.

BOLTEN, Jürgen (2001): Interkulturelles Coaching, Mediation, Training und Consulting als Aufgaben des Personalmanagements internationaler Unternehmen. In: Clermont, A. et al. (Hrsg.): Strategisches Personalmanagement in Globalen Unternehmen. München: Vahlen, S. 909-926.

BOLTEN, Jürgen (2003): Interkulturelle Kompetenz . Landeszentrale für politische Bildung (Hrsg.). Landeszentrale für politische Bildung Thüringen. Erfurt.

BOLTEN, Jürgen (2005): Interkulturelle Kompetenz. In: UTB-Handbuch-der Medien- und Kommunikationswissenschaften, 2006.

BOLTEN, Jürgen (2006): Interkulturelle Kompetenz. In: L.R.Tsvasman (Hrsg.): Das grosse Lexikon Medien und Kommunikation.. Würzburg 2006, 163-166.

BOLTEN, Jürgen (2007): Interkulturelle Kompetenz. Landeszentrale für politische Bildung. Online im Internet unter http://www.thueringen.de/imperia/md/content/lzt/interkulturellekompetenz.pdf (Zugriff 20.03.2012).

BOLTEN, Jürgen (2007a): Was heißt „Interkulturelle Kompetenz"? Perspektiven für die internationale Personalentwicklung. In: Berninghausen, Jutta/Kuenzer, Vera (Hrsg.)(2007): Wirtschaft als interkulturelle Herausforderung. Business across Cultures, Frankfurt a.M./London: IKO. S.21-42. In: KUHN, Hubert (2009): Interkulturelle Kompetenz entwickeln in gruppendynamischen Trainings. Online im Internet unter: http://www.idm-diversity.org/files/infothek_kuhn_gruppendynamik.pdf, S.8. (Zugriff am 20.03.2012).

BOLTEN, Jürgen (2010): Unschärfe und Mehrwertigkeit. „Interkulturelle Kompetenz" vor dem Hintergrund eines offenen Kulturbegriffs. In: Hößler, U.(Hrsg. Policy Paper zur Interkulturellen Kompetenz. Göttingen: Vandenhoeck & Ruprecht.

BOLTEN, Jürgen (Hrsg.)(2004): Interkulturelles Handeln in der Wirtschaft. Sternenfels.

BUNDESARBEITSGEMEINSCHAFT DER LEITUNGEN DER WEITERBILDUNGS-STÄTTEN FÜR DIE FACHKRANKENPFLEGE IN DER ONKOLOGIE (2005): Aufgabenprofil Pflegender mit vertiefter Kompetenz in der Pflege krebskranker Menschen. Konferenz Onkologischer Kranken- und Kinderkrankenpflege (KOK) in der Deutschen Krebsgesellschaft e.V.. Online im Internet unter http://www.kok-krebsgesellschaft.de/index.php/arbeitsgruppen/bagl/dokumente.html (Zugriff am 20.02.2012).

BUNDESMINISTERIUM FÜR BILDUNG UND FORSCHUNG (2005): Berufsbildungsbericht 2005. Online im Internet unter http://www.bmbf.de/publikationen (Zugriff am 03.02.2012).

BUNDESMINISTERIUM FÜR GESUNDHEITt (2008): Nationaler Krebsplan. Online im Internet unter http://www.bmg.bund.de/praevention/nationaler-krebsplan/der-nationale-krebsplan-stellt-sich- vor.html (Zugriff 27.02.12).

BUND-LÄNDER-KOMMISSION FÜR BILDUNGSPLANUNG UND FORSCHUNGS-FÖRDERUNG (2002): Modularisierung in Hochschulen. Heft 101. Bonn. Online im Internet unter http://www.blk-bonn.de/papers/heft101.pdf (Zugriff am 03.02.2012).

CAMERER, Rudolf (2007): Sprache – Quelle aller Missverständnisse. Zum Verhältnis on Interkultureller Kompetenz und Sprachkompetenz. Zeitschrift für Interkulturellen Fremdsprachenunterricht [Online] 12: Online im Internet unter http://zif.spz.tu-darmstadt.de/jg-12-3/beitrag/Camerer.htm

CORBIN, Juliet M.; STRAUSS, Anselm L.; HILDENBRAND, Astrid (2004): Weiterleben lernen. Verlauf und Bewältigung chronischer Krankheit. 2. Aufl. Bern [etc.]: Hans Huber.

DARMANN, Ingrid (2009): Modelle der Pflegedidaktik. 1. Aufl. Hrsg. v. Christa Olbrich. München: Elsevier, Urban & Fischer.

DAVIES, Elizabeth / Higginson, Irene J. (2004): Better Palliative Care for Older people. S. 36, http://www.euro.who.int/document/E82933.pdf, 27.02.2012.

DE VLIEGER, Martine; GORCHS, Nuria; LARKIN, Philip J.; PORCHET, Francoise (2004); European Asscociation for Palliative Care (Hrsg.): A Guide for the Development of Palliative Nurse Education In Europe. Milano. Italien. Online im Internet unter http://www.eapcnet.org (Zugriff am 20.02.12).

DEARDORFF, D. K. (2006): Interkulturelle Kompetenz – Schlüsselkompetenz des 21. Jahrhunderts? Thesenpapier der Bertelsmann Stiftung auf Basis der Interkulturellen-Kompetenz-Modelle 2006, Bertelsmann Stiftung. Gütersloh.

DEUTSCHE GESELLSCHAFT FÜR PALLIATIVMEDIZIN e. V. , DEUTSCHER HOSPIZ- UND PALLIATIVVERBAND E.V.; BUNDESÄRZTEKAMMER (Hrsg.): Charta zur Betreuung Schwerstkranker und sterbender Menschen in Deutschland. S. 20ff.. Online im Internet unter http://www.dgpalliativmedizin.de/allgemein/charta.html (Zugriff 27.02.2012).

DEUTSCHE KRANKENHAUSGESELLSCHAFT (2011): DKG-Empfehlung zur Weiterbildung von Gesundheits- und (Kinder-)Krankenpflegekräften für die pflegerischen Fachgebiete Intensivpflege, Funktionsdienste, Pflege in der Onkologie, Nephrologie und Psychiatrie in der Fassung vom 20. September 2011, Pflege in der Onkologie, S.91-108. Online im Internet unter http://www.dkgev.de/dkg.php/cat/148/aid/8625/title/DKG_Empfehlung_zur_Weiterbildung (Zugriff am 10.02.12).

DEUTSCHER BILDUNGSRAT FÜR PFLEGEBERUFE (Hrsg.) (2002): Berufskompetenzen professionell Pflegender. Mainz . In: Olbrich Christa (Hrsg.). Modelle der Pflegedidaktik. 1. Auflage. Elsevier Verlag München. S.65.

DEUTSCHER BILDUNGSRAT FÜR PFLEGEBERUFE (Hrsg.) (2007): Pflegebildung offensiv. Elsevier, Urban & Fischer Verlag: München. In: Olbrich Christa (Hrsg.). Modelle der Pflegedidaktik. 1. Auflage. Elsevier Verlag München. S. 65.

DEUTSCHER QUALIFIKATIONSRAHMEN FÜR LEBENSLANGES LERNEN (2011). Verabschiedet vom Arbeitskreis Deutscher Qualifikationsrahmen (aK DQr) am 22. März 2011. Online abrufbar unter http://www.deutscherqualifikationsrahmen.de (Zugriff am 20.05.2012).

EICHNER, Eckhard (2012): „Krankheitsverläufe" zwischen Kuration und Palliation. Zeitschrift Praxis Palliative Care 14/2012, Arbeitsheft, S. 11., Vincentz Network GmbH & Co. KG, Hannover.

EQR: KOMMISSION DER EUROPÄISCHEN GEMEINSCHAFTEN (2006): Empfehlung des Europäischen Parlaments und des Rates zur Einrichtung eines Europäischen Qualifikationsrahmens für lebenslanges Lernen. Brüssel, den 5.9.2006 und 8.7.2005.

ERLL, Astrid; GYMNICH, Marion (2007): Interkulturelle Kompetenzen - erfolgreich kommunizieren zwischen den Kulturen. 1. Aufl. Stuttgart: Klett Lernen und Wissen.

ERTL-SCHMUCK, R. (2002): Kompetenzentwicklung als Zielkategorie in der pflegeberuflichen Bildung. In: Stöcker, G.: Bildung und Pflege. Schlütersche Verlagsanstalt: Hannover. In: Olbrich Christa (Hrsg.). Modelle der Pflegedidaktik. 1. Auflage. Elsevier Verlag München. S. 65.

EUROPÄISCHE UNION (2008): Das Europäische Parlament: Empfehlung zur Einrichtung des Europäischen Qualifikationsrahmens für lebenslanges Lernen. Brüssel 29.1.2008.

EUROPÄISCHES PARLAMENT (2007): Europäischer Qualifikationsrahmen für lebenslanges Lernen. Online im Internet unter http://ec.europa.eu/education/policies/educ/eqf/eqf08_de.pdf (Zugriff am 02.02.12).

EUROPÄISCHES PARLAMENT; EUROPÄISCHER RAT (2007): Richtlinie 2005/36/EG des Europäischen Parlaments und des Rates vom 7. September 2005 über die Anerkennung von Berufsqualifikationen trat am 20. Oktober 2007 in Kraft. Online im Internet unter http://ec.europa.eu/internal_market/qualifications/policy_developments/legislation_de.htm#directive (Zugriff am 20.05.2012).

EUROPEAN ONCOLOGY NURSING SCOCIETY (Hrsg.) (2005a): The Post-Basic Curriculum in Cancer Nursing. Englische Originalausgabe. 3. Ausgabe. Brüssel. Online im Internet unter http://www.cancernurse.eu (Zugriff am 20.03.2012).

EUROPEAN ONCOLOGY NURSING SCOCIETY (Hrsg.) (2005b): Aufbau-Lehrplan für Pflegekräfte in der Onkologie von EONS, 2005. 3. Ausgabe. Deutsche Übersetzung: Konferenz Onkologischer Kranken- und Kinderkrankenpflege (KOK) in der Deutschen Krebsgesellschaft e.V.. Online im Internet unter http://www.kok-krebsgesellschaft.de/index.php/arbeitsgruppen/bagl/dokumente.html (Zugriff am 20.02.2012).

EUROPEAN ONCOLOGY NURSING SCOCIETY (Hrsg.) (2006a): The Eons Curriculum for cancer in older people. Englische Originalausgabe. 1. Ausgabe. Brüssel. Online abrufbar unter http:/www.cancerworld.org/eons (Zugriff am 20.02.2012).

EUROPEAN ONCOLOGY NURSING SCOCIETY (Hrsg.) (2006b): Eons-Lehrplan für Krebserkrankungen bei älteren Menschen. Deutsche Übersetzung: Villwock, Ute; Doll, Axel; Gärtner, Sabine (2008). Konferenz Onkologischer Kranken- und Kinderkrankenpflege (KOK) in der Deutschen Krebsgesellschaft e.V. (Hrsg.). Online im Internet unter http://www.kok-krebsgesellschaft.de/index.php/arbeitsgruppen/bagl/dokumente.html (Zugriff am 20.02.2012).

FOUBERT, Jan (2008): Pflege in der Onkologie in Europa. In: Rolf Bäumer (Hrsg.): Thiemes onkologische Pflege. 56 Tabellen ; [mit 49 Filmen auf DVD]. Stuttgart ;, New York: Thieme, S. 7ff.

FOUCAULT, Michel (1977): Überwachen und Strafen: Die Geburt des Gefängnisses, Frankfurt am Main In: Hansen, Klaus P. (2003): Kultur und Kulturwissenschaft. Eine Einführung. 3. Aufl. UTB Tübingen. S.114.

GRÜN, Gabriele (ibw); Sabine TRITSCHER-ARCHAN, Sabine (ibw); WEISS, Silvia (2009): Leitfaden zur Beschreibung von Lernergebnissen. Online unter http://www.zoom-eqf.eu (Zugriff 22.04.12).

GADAMER, H.-G. (1977): Kleine Schriften IV. Variationen. Tübingen. In: Auernheimer, Georg (2003): Einführung in die interkulturelle Pädagogik. 3. neu bearb. und erw. Auflage. Wissenschaftliche Buchgesellschaft. Darmstadt.

GARDNER, G.H.: Cross-cultural communication (1962): In: Journal of Scocial Psychology 58, S. 241-256.

GERTSEN, M.C. (1990): Intercultural competence and expatriates. The international Journal of Human Resource Management 1(3), S. 341-362.

GLAUS, A.: (2001): The status of cancer nursing – a European perspective. EONS website. In: Bäumer, Rolf (Hrsg.) (2008): Thiemes onkologische Pflege. 56 Tabellen ; [mit 49 Filmen auf DVD]. Stuttgart ;, New York: Thieme.

GROSSMANN, Klaus E. (1993): Universalismus und kultureller Relativismus psychologischer Erkenntnisse. In: Thomas, Alexander (1993): Kulturvergleichende Psychologie: Eine Einführung, Göttingen. In: Hansen, Klaus P. (2003): Kultur und Kulturwissenschaft. Eine Einführung. 3. Aufl. UTB Tübingen. S. 115.

HALL, Sue (2011): Palliative care for older people. Better practices. Copenhagen: Who Regional Office for Europe, S. 9 ff.

HALL, Sue et. a.l. (2011): Palliative Care For Older People: Better Practices, World Health Organization Regional Office for Europe. Online im Internet unter http://www.euro.who.int/en/what-we-publish/abstracts/palliative-care-for-older-people-better-practices (Zugriff am 20.02.2011).

HANSEN, Klaus P. (2000): Kultur und Kulturwissenschaft, Paderborn 2000, 2. Aufl. UTB.

HANSEN, Klaus P. (2003): Kultur und Kulturwissenschaft. Eine Einführung. 3. Aufl. UTB Tübingen.

HEFFELS, Wolfgang M. (2003): Pflege gestalten. Eine Grundlegung zum verantwortlichen Pflegehandeln, Mabuse Verlag. Frankfurt am Main. S. 12 – 13.

HEFFELS, Wolfgang M. (Hrsg.) (2007): Macht Bildung kompetent? Handeln aus Kompetenz - pädagogische Perspektiven. Opladen. Farmington Hills: Budrich.

HEFFELS, Wolfgang M. (2008): Lehren in der Sozialen Arbeit. Klinkhardt. Bad Heilbrunn.

HEFFELS, Wolfgang M. (2010): Grundlagen der Ethik In: Altenpflege Heute, München (Elsevier).

HEFFELS; Wolfgang M. (2011a): Menschenbilder und Ethik. In: Menche, Nicole (Hrsg.) .Pflege heute. 5. Überarbeitete Auflage. Urban & Fischer Verlag. München. S. 9-14.

HEFFELS, Wolfgang M. (2011b): Seminarunterlagen Katholische Hochschule NRW, Köln. SS 2011.

HEIL, Fredericke (2007): Der Kompetenzbegriff in der Pädagogik. Ein Ansatz zur Klärung eines strapazierten Begriffs. In: Heffels, Wolfgang M. (Hrsg.) (2007): Macht Bildung kompetent? Handeln aus Kompetenz - pädagogische Perspektiven. Opladen ;,Farmington Hills: Budrich. S. 43-79.

HEIMERL, Katharina; HELLER, Andreas, PLESCHBERGER, Sabine (2007): Implementierung der Palliative Care im Überblick. In: Knipping, Cornelia (2007) (Hrsg.): Lehrbuch Palliative Care. 2. Aufl.. Bern: Huber, S. 51.

HELLER, Andreas (2000a): Die Einmaligkeit des Menschen verstehen und bis zuletzt bedienen. In: Heller, Andreas (Hrsg.): Wenn nichts mehr zu machen ist, ist noch viel zu tun. Wie alte Menschen würdig sterben können. Freiburg i. Br.: Lambertus, S.9-24.

HELLER, Andreas (2000b): Sterbebegleitung und Bedingungen des Sterbens. In: Heller, Andreas (2000): Kultur des Sterbens. Bedingungen für das Lebensende gestalten. 2. Aufl. Freiburg im Breisgau: Lambertus-Verl., S. 35-69.

HELLER, Andreas; Knipping, Cornelia (2007): Palliative Care – Haltungen und Orientierungen. In: Knipping, Cornelia (2007) (Hrsg.): Lehrbuch Palliative Care. 2. Aufl. Hrsg. v. Bern: Huber, S. 39ff.

HOLZBRECHER, Alfred (2004): Interkulturelle Pädagogik. Berlin: Cornelsen Scriptor.

HUNDENBORN, Gertrud; KREIENBAUM, A. (1994): Der systemische Ansatz von Pflege. Köln. (unveröffentlichte Seminarunterlagen). In: Hundenborn, Gertrud (2007): Fallorientierte Didaktik in der Pflege. Grundlagen und Beispiele für Ausbildung und Prüfung. 1. Auflage. München (Elsevier).In: Hundenborn, Gertrud (2007): Fallorientierte Didaktik in der Pflege. Grundlagen und Beispiele für Ausbildung und Prüfung. 1. Auflage. München (Elsevier). S.44.

HUNDENBORN, Gertrud; KREIENBAUM, A.; KNIGGE-DEMAL, B. (1996). Zum Begriff von Pflegesituationen und ihren konstitutiven Merkmalen. In: Ministerium für Frauen, Jugend, Familie und Gesundheit des Landes Nordrhein-Westfalen (Hrsg.) : Dokumentation von Arbeitsauftrag und Zwischenbericht der Landeskommission zur Erstellung eines landeseinheitlichen Curriculums als empfehlende Ausbildungsrichtlinie für die Kranken- und Kinderkrankenpflegeausbildung. Düsseldorf. In: Hundenborn, Gertrud (2007): Fallorientierte Didaktik in der Pflege. Grundlagen und Beispiele für Ausbildung und Prüfung. 1. Auflage. München (Elsevier). S.46.

HUNDENBORN, G.; Kühn, C.(2003): Ausbildungsrichtlinie für die staatlich anerkannten Kranken- und Kinderkrankenpflegeschulen in NRW (Anpassung). In: Ministerium für Gesundheit, Soziales, Frauen und Familie des Landes Nordrhein-Westfalen. Düsseldorf.

HUNDENBORN, Gertrud (2005): Darlegung und Begründung des Kompetenzansatzes nach dem neuen Krankenpflegegesetz. MAGS-Fachtagungen „Lernerfolgsüberprüfungen bei Ausbildungen nach dem neuen Krankenpflegegesetz (KrPflG)" am 21.10.2005 an der Fachhochschule Bielefeld und am 15.11.2005 an der Kath. Fachhochschule NW, Abteilung Köln. Alle Angaben zur verwendeten Primärliteratur siehe dort.

HUNDENBORN, Gertrud (2007): Fallorientierte Didaktik in der Pflege. Grundlagen und Beispiele für Ausbildung und Prüfung. 1. Auflage. München (Elsevier).

HUNDENBORN, Gertrud (2010): Mitarbeitende in der Pflege - Teilhabe aus der Sicht von Bildungsprozessen (Vortrag Prof. Hundenborn). Vortrag auf dem 2. Caritas Kongress am 16.04.2010 in Berlin. Online im Internet unter http://www.caritas-kongress.de/64385.html (Zugriff am 12.03.2012).

HUNDENBORN, Gertrud; KNIGGE-DEMAL, Barbara (Hrsg.)(2010): Modell einer gestuften und modularisierten Altenpflegeausbildung – Zwischenbericht. Fachhochschule Bielefeld.

HUNDENBORN, Gertrud; KÜHN-HEMPE, Cornelia; Scheu, Peter (2011): Fachhochschule Bielefeld (Hrsg.), Deutsches Institut für angewandte Pflegeforschung (dip) e.V., Köln(Hrsg.) (2011): Modulhandbuch für die dreijährige Altenpflegeausbildung in Nordrhein-Westfalen im Rahmen des Projektes „Modell einer gestuften und modularisierten Altenpflegequalifizierung".

INTERNATIONAL SOCIETY OF NURSES IN CANCER CARE (2002): core curriculum for palliative nursing .Online im Internet unter www.isncc.org/files/resources/palliative_nursing_core_curriculum.pdf (Zugriff am 27.02.2012).

JÄGER, Jutta; KUCKHERMANN, Ralf (Hrsg.) (2004): Ästhetische Praxis in der Sozialen Arbeit, Wahrnehmung, Gestaltung und Kommunikation. Juventa Verlag. Weinheim und München, S.41. In Sering 2009, S.21.

KAISER, Franz-Josef. Fallstudien (1985): In: Lenzen, Dieter (Hrsg.). Enzyklopädie Erziehungswissenschaft. Klett-Cotta. Band 4. 1985. In: Hundenborn, Gertrud (2007): Fallorientierte Didaktik in der Pflege. Grundlagen und Beispiele für Ausbildung und Prüfung. München (Elsevier). S.43.

KAISER, H. (2005): Wirksame Ausbildungen entwerfen. Das Modell der Konkreten Kompetenzen. Bern: h.e.p. Verlag.

KALAPKA, Annita (1995): Jede Menge Bilder – Arbeiten mit Bildern an den eigenen Bildern, S. 38ff. In: Bender, Walter; Szablewski-Çavus, Petra (Hrsg.): Gemeinsam lernen und arbeiten in der beruflichen Weiterbildung, Deutsches Institut für Erwachsenenbildung Pädagogische Arbeitsstelle des Deutschen Volkshochschul-Verbandes.

KERN, Martina; MÜLLER, Monika, AURNHAMMER, Klaus (2010): Basiscurriculum Palliative Care – eine Fortbildung für Pflegende in Palliative Care. , 5. überarbeitete Auflage. Pallia Med Verlag. Bonn.

KIESEL, Doron; VOLZ, Fritz Rüdiger (2008): „Anerkennung Intervention" Moral und Ethik als komplementäre Dimensionen interkultureller Kompetenz. S. 67ff. In: Auernheimer, Georg (Hrsg.). Interkulturelle Kompetenz und pädagogische Professionalität. 2. aktualisierte und erweiterte Auflage. VS-Verlag für Sozialwissenschaften. Wiesbaden.

KLEINE VENNEKATE, Jochen (2009): Der generalistische Blick in der Pflegebildung. Masterarbeit: Postgradualer Masterstudiengang Schulleitungsmanagement. Katholische Hochschule Nordrhein-Westfalen. Abteilung Köln.

KLOAS, Peter-Werner (2001): Modulare Berufsausbildung. Eine Perspektive fü die Benachteiligtenförderung. In: Fülbier, Paul. Münchmeier, Richard (Hrsg.): Handbuch Jugendsozialarbeit, Votum Verlag, Münster 2001, S. 956 ff.

KNIGGE-DEMAL, Barbara; KREMER, Manuela, FACHHOCHSCHULE BIELEFELD (Hrsg.), Deutsches Institut für angewandte Pflegeforschung (dip) e.V., Köln(Hrsg.) (2011): Modulhandbuch zum Bildungsgang der Weiterbildung zur Leitung einer pflegerischen Einheit im Rahmen des Projektes „Modell einer gestuften und modularisierten Altenpflegequalifizierung".

KNIPPING, Cornelia (2007) (Hrsg.): Lehrbuch Palliative Care. 2. Aufl. Bern: Huber.

KOMMISSION DER EUROPÄISCHEN GEMEINSCHATEN (2006): Vorschlag für eine Empfehlung des Europäischen Rates zur Einrichtung eines Europäischen Qualifikationsrahmens für lebenslanges Lernen. Brüssel 5.9.2006. Anhang II. S.23.

KUHN, Hubert (2009): Interkulturelle Kompetenz entwickeln in gruppendynamischen Trainings. Online im Internet unter http://www.idm-diversity.org/eng/infothek_kuhn_gruppendynamik.html (Zugriff am 20.02.12).

KULTUSMINISTERKONFERENZ (2001): Handreichungen für die Erarbeitung von Rahmenlehrplänen der Kultusministerkonferenz (KMK) für den berufsbezogenen Unterricht in der Berufsschule und ihre Abstimmung mit Ausbildungsordnungen des Bundes für anerkannte Ausbildungsberufe vom 15.09.2000.

KULTUSMINISTERKONFERENZ (2004): Rahmenvorgaben für die Einführung von Leistungspunktsystemen und die Modularisierung von Studiengängen. Beschluss der Kultusministerkonferenz vom 15.09.2000. Online im Internet unter http://www.kmk.org/fileadmin/pdf/PresseUndAktuelles/2000/module.pdf (Zugriff am 02.02.2012).

LAUE, Barbara; PFISTER, Ute; SIMON, Hilde (2005): Essentials und Rahmenbedingungen von
Fortbildungen in Interkultureller Kompetenz. Migration und Arbeit Regionale Entwicklungspartnerschaft (M.A.R.E.), Offenbach am Main. Online im Internet unter http://www.mare-equal.de (Zugriff am 05.05.12).

LEITFADEN ZUR BESCHREIBUNG VON LERNERGEBNISEINHEITEN (2012): Online im Internet unter http://www.ecvet-info.de (Zugriff am 10.05.2012).

LOSCHE, Helga; PÜTTKER, Stephanie (2009): Interkulturelle Kommunikation. Theoretische Einführung und Sammlung praktischer Interaktionsübungen. 5. Aufl. Augsburg: ZIEL.

LÖWITSCH, Dieter-Jürgen (1989): Kultur und Pädagogik. Darmstadt: Wissenschaftliche Buchgesellschaft.

LÖWITSCH, Dieter-Jürgen (2000): Kompetentes Handeln, Bausteine für eine lebenswelt-bezogene Bildung, Wissenschaftliche Buchgesellschaft Darmstadt.

LUHMANN, Niklas (1997): Die Gesellschaft der Gesellschaft. Hrsg. Von Andrè Kieserling. Frankfurt a. M.

LUHMANN, Niklas (2002): Short Cuts. 4. Auflage. Merve Verlag. Berlin.

LUHMANN, Niklas (2005): Soziologische Aufklärung, Band 1 – Aufsätze zur Theorie sozialer Systeme 7. Aufl. Wiesbaden 2005. In: Heffels, Wolfgang M. (Hrsg.) (2007): Macht Bildung kompetent? Handeln aus Kompetenz - pädagogische Perspektiven. Opladen. Farmington Hills: Budrich. S.51.

LUHMANN, Niklas (2005): Soziologische Aufklärung, Band 6 – Die Soziologie und der Mensch, 2. Aufl.Wiesbaden 2005. In: Heffels, Wolfgang M. (Hrsg.) (2007): Macht Bildung kompetent? Handeln aus Kompetenz - pädagogische Perspektiven. Opladen. Farmington Hills: Budrich. S.51.

LÜSEBRINK, Hans-Jürgen (2005): Interkulturelle Kommunikation. Metzler. Stuttgart/Weimar. In: Erll et. al. (2010): Interkulturelle Kompetenzen. Klett. Uniwissen. Stuttgart.

MALITZ, Michael (2011): Interkulturelle Kompetenz - Worthülse oder eierlegende Wollmilchsau? Praxis-Tipps für ein erfolgreiches internationales Projektmanagement. 1. Aufl. Marburg: Tectum-Verlag.

MALTEZKE, Gerhard (1996): Interkulturelle Kommunikation. Zur Interaktion zwischen Menschen verschiedener Kulturen. Opladen: Westdeutscher Verlag.

OEVERMANN, U. (1996): Theoretische Skizze einer revidierten Theorie professionellen Handelns. In: Combe, A., Helsper, W. (Hrsg.): Pädagogische Professionalität. Untersuchungen zum Typus pädagogischen Handelns, S. 70-182. Frankfurt a. M. In Sieger et. al. 2009.

OLBRICH, Christa (1999): Pflegekompetenz. Huber Verlag: Bern.

OLBRICH, Christa (2009): Kompetenztheoretisches Modell der Pflegedidaktik, S. 63ff..In: Olbrich Christa (Hrsg.). Modelle der Pflegedidaktik. 1. Auflage. Elsevier Verlag München.

OLBRICH, Christa (2010): Pflegekompetenz. 2., vollständig überarbeitete und erweiterte Auflage. Huber Verlag. Bern.

OLBRICH, Christa (2012) (1): Dimensionen pflegerischen Handelns. In: CNE – Certified Nursing Education. Ausgabe 1/2012. S. 6- 8. Georg Thieme Verlag. Stuttgart.

OLBRICH, Christa (2012) (2): Wie geschieht Lernen? Pflegekompetenz entwickeln. In: CNE-Certified Nursing Education. Ausgabe 1/2012, S. 9-11. Georg Thieme Verlag. Stuttgart.

PLESCHBERGER, Sabine; HEIMERL, Katharina; Wild, Monika (Hrsg.) (2002): Palliativpflege. Grundlagen für Praxis und Unterricht. 2. Aufl. Wien: Facultas-Univ.-Verlag.

PUCK, Jonas F. (2007): Training für multikulturelle Teams. Grundlagen, Entwicklung, Evaluation, München und Mering: Hampp. In: KUHN, Hubert (2009): Interkulturelle Kompetenz entwickeln in gruppendynamischen Trainings. Online abrufbar unter: http://www.idm-diversity.org/files/infothek_kuhn_gruppendynamik.pdf, S.8. 20.03.2012.

RAT DER EUROPÄISCHEN GEMEINSCHAFTEN (Hrsg.): Richtlinie 77/452/EWG des Rates vom 27. Juni 1977 über die gegenseitige Anerkennung der Diplome, Prüfungszeugnisse und sonstigen Befähigungsnachweise der Krankenschwester und des Krankenpflegers, die für die allgemeine Pflege verantwortlich sind, und über Maßnahmen zur Erleichterung der tatsächlichen Ausübung des Niederlassungsrechts und des Rechts auf freien Dienstleistungsverkehr. Online im Internet unter http://eur-lex.europa.eu/LexUriServ/LexUriServ.do?uri=CELEX:31977L0452:DE:HTML (Zugriff am 12.05.2012).

RAT DER EUROPÄISCHEN GEMEINSCAFTEN (Hrsg.): Richtlinie 89/595/EWG des Rates vom 10. Oktober 1989 zur Änderung der Richtlinie 77/452/EWG über die gegenseitige Anerkennung der Diplome, Prüfungszeugnisse und sonstigen Befähigungsnachweise der Krankenschwester und des Krankenpflegers, die für die allgemeine Pflege verantwortlich sind, und über Maßnahmen zur Erleichterung der tatsächlichen Ausübung des Niederlassungsrechts und des Rechts auf freien Dienstleistungsverkehr sowie der Richtlinie 77/453/EWG zur Koordinierung der Rechts- und Verwaltungsvorschriften für die Tätigkeiten der Krankenschwester und des Krankenpflegers, die für die allgemeine Pflege verantwortlich sind. Online im Internet unter Online im Internet unter http://eur-lex.europa.eu/smartapi/cgi/sga_doc?smartapi!celexapi!prod!CELEXnumdoc&lg=de&numdoc=31989L0595&model=guichett (Zugriff am 27.02.2012).

RATHJE, Stefanie (2004): Unternehmenskultur als Interkultur –Entwicklung und Gestaltung interkultureller Unternehmenskultur am Beispiel deutscher Unternehmen in Thailand. Sternenfels: Wissenschaft & Praxis.In: Rathje, Stefanie (2006). S.12.

RATHJE, Stefanie (2006): Interkulturelle Kompetenz - Zustand und Zukunft eines umstrittenen Konzepts". Zeitschrift für Interkulturellen Fremdsprachenunterricht [Online] 11: 3, 15 S.
Online im Internet unter http://stefanie-rathje.de/fileadmin/Downloads/stefanie_rathje_interkulturelle_kompetenz.pdf (Zugriff am 20.02.2012).

RATHJE, Stefanie (2010): „Was ist eigentlich interkulturelle Kompetenz". 2. Netzwerktreffen - Forschungs-Praxis-Projekt Integrationspotenziale in Städten und Landkreisen, Schader-Stiftung, Coburg.

REMMERS, H. (1997): Kulturelle Determinationen angloamerikanischer Pflegetheorien und ihre wissenschaftlichen Kontexte. In: Uzarewicz, Ch./Piechotta, G. (Hrsg.): Transkulturelle Pflege. Curare Sonderband 10/1997, S. 63-97. Berlin. In: Sieger et. al. 2009.

RÖLL, Franz Josef (2003): Pädagogik der Navigation. S. 119. Online im Internet unter http://beat.doebe.li/bibliothek/w01541.html (Zugriff am 22.04.12).

SCHAEFFER, D. (2005): Versorgungswirklichkeit in der letzten Lebensphase. Ergebnisse einer Analyse der Nutzerperspektive. In: Ewers, M; Schaeffer, D. (2005) (Hrsg.): Am Ende des Lebens. Versorgung und Pflege von Menschen in der letzten Lebensphase. Huber. Bern. In: Knipping, Cornelia (2007)(Hrsg.): Lehrbuch Palliative Care. 2. Aufl. Bern: Huber. S. 45.

SCHAEFFER, D.; MOERS, M. (2008): Überlebensstrategien – ein Phasenmodell zum Charakter des Bewältigungshandelns chronisch Erkrankter. In Pflege & Gesellschaft, Jg. 13. Hft. 1. S. 6-31.

SCHÄFFLER, Arne; MENCHE, Nicole; BAZLEN, Ulrike; KOMMERELL, Tilman (1997): Pflege Heute. München/Jena 1997, S. 26-30; zit. n. Vennekate 2009, S. 103.

SCHEWIOR-POPP, Susanne (2009): Thiemes Pflege. Das Lehrbuch für Pflegende in Ausbildung. 11. Aufl. Stuttgart: G. Thieme., S. 1373.

SCHLEIERMACHER, F. D. E. (1993): Hermeneutik und Kritik. Hrsg. u. eingel. v. M. Frank. 5. Aufl. Frankfurt a. M. In: Auernheimer, Georg (2003): Einführung in die interkulturelle Pädagogik. 3. neu bearb. und erw. Auflage. Wissenschaftliche Buchgesellschaft. Darmstadt.

SERING, Andreas (2009): Ästhetische Bildung, eine Notwendigkeit in der Ausbildung für Gesundheits- und Krankenpflege. Diplomarbeit zur Erlangung des Grades Dipl. Berufspädagoge (FH) – Katholische Fachhochschule Nordrhein-Westfalen Abteilung Köln. Fachbereich Gesundheitswesen.

SIEGER, Margot (2008): Interprofessionelles Handeln – Qualitätskriterien für die berufliche Bildung im Gesundheitswesen. In: Padua 5 / 2008, S. 56 – 57.

SIERGER, Margot; GORONTZI, Frauke (2008): Interberufliches Handeln als Voraussetzung für Profilbildung innerhalb der Gesundheitsberufe. In: Walkenhorst, Ursula et al. (Hrsg.): Kompetenzentwicklung im Gesundheits- und Sozialbereich. Bielefeld. S. 139 – 150.

SIEGER, Margot; ERTL-SCHMUCK, Roswitha; BÖGEMANN-GROSSHEIM, Ellen (2010): Interprofessionelles Lernen als Voraussetzung für interprofessionelles Handeln – am Beispiel eines interprofessionell angelegten Bildungs- und Entwicklungsprojektes für Gesundheitsberufe. In: Pflege und Gesellschaft 15 (2010) 3; S. 197-216.

SPAEMANN, Robert (1989): Glück und Wohlwollen – Versuch über Ethik. Klett-Cotta Verlag. Stuttgart.

STATISTISCHES BUNDESAMT (2012): Pressemitteilung Nr. 041 vom 03.02.2012. Online im Internet unter http://www.destatis.de/jetspeed/portal/cms/Sites/destatis/Internet/DE/Presse/pm/2012/02/PD12__041__232,templateId=renderPrint.psml (Zugriff am 09.02.2012).

STELLAMANNS, Sabine (2007): Evaluation interkultureller Trainings. Analysen und Lösungsstrategien in Theorie und Praxis. Saarbrücken: VDM, Müller.

STRAUB, Jürgen (2003): Interkulturelle Kompetenz und transistorische Identität in Übersetzungskulturen: Zu Alexander Thomas` psychologischer Bestimmung einer „Schlüsselqualifikation". In: Erwägen, Wissen Ethik, 14 (1), S. 207-210.

STRAUB, Jürgen; NOTHNAGEL, Steffi, WEIDEMANN, Arne (2010): Interkulturelle Kompetenz lehren: Begriffliche und theoretische Voraussetzungen. In: Weidemann, Arne / Straub, Jürgen / Nothnagel, Steffi (Hrsg.). Wie lehrt man interkulturelle Kompetenz? Theorien, Methoden und Praxis in der Hochschulausbildung – Ein Handbuch. Bielefeld: transcript Verlag. S.15-27. Online im Internet unter http://www.ikud-seminare.de/interkulturelle-kompetenz.html (Zugriff 03.04.2012).

THOMAS, Alexander, Hrsg. (1988): Interkulturelles Lernen im Schüleraustausch. Saarbrücken u. Fort Lauderdale.

THOMAS, Alexander (Hrsg.) (1991,2): Psychologische Grundlagen interkultureller Kommunikation und interkulturellen Lernen im Zusammenhang mit Jugendaustausch. In Gogolin, I. (Hrsg.) , Kultur- und Sprachenvielfalt in Europa. (S. 188-199). In: LOSCHE, Helga; Püttker, Stephanie (2009): Interkulturelle Kommunikation: Theoretische Einführung und Sammlung praktischer Intaktionsübungen. 5.. überarbeitete und erweiterte Auflage. Ziel. Augsburg.

THOMAS, Alexander (1993,1): Kulturvergleichende Psychologie. Eine Einführung. Göttingen.S.380; der Autor fasst unterschiedliche Ansätze der Psychologie, u.a. Beiträge von C. Rogers, A. Adler, R. Cohn, F. Perls und P. Wazlawick zusammen. In: Losche et. al. 2009, S. 13.

THOMAS, Alexander (1993,2): Psychologische Aspekte interkulturellen Handelns. In Thomas, A. (Hrsg.), Erforschung interkultureller Beziehungen, Forschungsansätze und Perspektiven. (Bd. 51, ÄS. 33-41). Saarbrücken. SSIP Bulletin.

THOMAS, Alexander (1996): Analyse der Handlungswirksamkeit von Kulturstandards. In Thomas, A. (Hrsg.). (1996): Psychologie interkulturellen Handelns. Göttingen: Hogrefe.

THOMAS, Alexander (2003): Interkulturelle Kompetenz – Grundlagen, Probleme und Konzepte. In: Erwägen, Wissen Ethik, 14(1), S. 137-221 In: Rathje, Stefanie (2006). S.12.

THOMAS, Alexander; KINAST, Eva-Ulrike; SCHROLL-MACHL, Sylvia (Hrsg.) (2003): Handbuch Interkulturelle Kommunikation und Kooperation. Göttingen: Vandenhoeck & Ruprecht.

TSCHOPP, Andrea (2012): Schlüsselbegriffe und Konzepte in der Palliative Care. In: Zeitschrift: pflegen: palliativ 13/2012, Friedrich Verlag, Seelze, S. 7-8.

VOGLER, P. (2010): Imaginationsreflexivität als Aspekt interkultureller Kompetenz – das Stiefkind interkultureller Kompetenzdiskussionen. In: Interculture journal. Jahrgang 9 Ausgabe 21. Online im Internet unter http//www.interculture-journal.com (Zugriff am 20.02.2012).

WECHT, Daniel (2008): Fachweiterbildung für Pflegekräfte in der Onkologie. Aktualisierte Version (Stand September 2008) einer gekürzten Fassung, die veröffentlicht wurde in: Forum Das offizielle Magazin der Deutschen Krebsgesellschaft e.V., Ausgabe 5/07, S. 62-63. Online im Internet unter http://www.kok-krebsgesellschaft.de/index.php/arbeitsgruppen/bagl/dokumente.html (Zugriff am 20.03.2012).

WEDDING, U.; HÖFFKEN, K.; LEITGEB, C.; LUDWIG, H. (2006): Organisationsstrukturen der Onkologie im deutschsprachigen Raum und Europa, 4. Auflage. S. 2563–2581.

WEIDNER, Frank (2004): Professionelle Pflegepraxis und Gesundheitsförderung. Eine empirische Untersuchung über Voraussetzungen und Perspektiven des beruflichen Handelns in der Krankenpflege. Frankfurt am Main, S. 125 - 126.

WEISSBACH, Barbara (2009): Diversity-Kompetenz in der Beratungsarbeit. Online im Internet unter http://www.idm-diversity.org/deu/infothek_weissbach_beratung.html (Zugriff am 20.02.2012).

WESSELMANN, Simone (2011): Entwicklung des Zertifizierungssystems der DKG. In: Forum Onkologische Pflege, Heft 3, 2011,S. Jahrgang 1, Zuckschwerdt Verlag Germering/München. S. 26ff..

WORLD HEALTH ORGANIZATION (WHO) (Hrsg.) /2004): The Solid facts. Deutsche Fassung der Deutschen Gesellschaft für Palliativmedizin, zuletzt aktualisiert am 15.09.2008, zuletzt geprüft am 20.07.2009. In: Eichner, Eckhard (2012): „Krankheitsverläufe" zwischen Kuration und Palliation. Zeitschrift Praxis Palliative Care 14/2012, Arbeitsheft, S. 6ff.. Vincentz Network GmbH & Co. KG.Hannover.

WUKETITIS, Franz M. (1990) Hall et. al. (Hrsg.) : Gene, Kultur und Moral. Darmstadt, S. 7-21: In Heffels, Wolfgang M. 2003, S.67.

WYLEGALLA, Christian (2011): International Society of Nurses in Cancer Care. In: Forum Onkologische Pflege Heft 3, 2011. Zuckschwerdt Verlag Germering/München. S.9.

ZÜLCH, Martin (2005): „McWorld" oder „Multikulti"? Interkulturelle Kompetenz im Zeitalter der Globalisierung. In: Vedder, Günter (Hrsg.) (2005): Diversity Management und Interkulturalität, München und Mering: Hampp, S. 1-88: In: KUHN, Hubert (2009): Interkulturelle Kompetenz entwickeln in gruppendynamischen Trainings. Online im Internet unter http://www.idm-diversity.org/files/infothek_kuhn_gruppendynamik.pdf, S.8. (Zugriff am 20.03.2012).

Internetadressen[101]

Belgisches Krebsregister: http://kankerregister.nettools.be

Bundesministerium für Gesundheit/Nationaler Krebsplan: http://www.bmg.bund.de

Deutsche Gesellschaft für Palliativmedizin: http://www.dgpalliativmedizin.de

Deutsche Krebsgesellschaft: http://www.krebsgesellschaft.de/

Deutscher Qualifikationsrahmen: http://www.deutscherqualifikationsrahmen.de

ECVET: http://www.ecvet-info.de

EUR-LEX: http://eur-lex.europa.eu

Europäische Union: http://www.europa.eu

Europäischer Qualifikationsrahmen:
http://www.ec.europa.eu/education/lifelong-learning-policy/eqf_de.htm

Eurostat (Statistisches Amt der Europäischen Union):
http://www.epp.eurostat.ec.europa.eu

International Society of Nurses in Cancer Care: http://www.isncc.org

Internationalen Gesellschaft für Diversity Management:
http://www.idm-diversity.org/deu/index.html

Interreg IV Projekt Euregio Maas Rhein: http://www.interregemr.eu

Konferenz Onkologischer Kranken- und Kinderkrankenpflege (KOK):
http://www.kok-krebsgesellschaft.de

Niederländisches Krebsregister (NKR): http://www.cijfersoverkanker.nl

Online Zeitschrift für interkulturelle Studien: http://www.interculture-journal.com/

Stefanie Rathje, Professorin für Unternehmensführung und Kommunikation an der Hochschule für Technik und Wirtschaft Berlin:
http://www.stefanie-rathje.com/

The European Oncology Nursing Society: http://www.cancernurse.eu

---

[101] (Zugriff am 20.06.2012).

14 Anlagen

Anlage 1: Deutscher Qualifikationsrahmen <wird fortgesetzt>

Niveau 1			
Über Kompetenzen zur Erfüllung einfacher Anforderungen in einem überschaubar und stabil strukturierten Lern- oder Arbeitsbereich verfügen. Die Erfüllung der Aufgaben erfolgt unter Anleitung.			
Fachkompetenz		Personale Kompetenz	
Wissen	Fertigkeiten	Sozialkompetenz	Selbständigkeit
Über elementares allgemeines Wissen verfügen. Einen ersten Einblick in einen Lern- oder Arbeitsbereich haben.	Über kognitive und praktische Fertigkeiten verfügen, um einfache Aufgaben nach vorgegebenen Regeln auszuführen und deren Ergebnisse zu beurteilen. Elementare Zusammenhänge herstellen.	Mit anderen zusammen lernen oder arbeiten, sich mündlich und schriftlich informieren und austauschen.	Unter Anleitung lernen oder arbeiten. Das eigene und das Handeln anderer einschätzen und Lernberatung annehmen.

Niveau 2			
Über Kompetenzen zur fachgerechten Erfüllung grundlegender Anforderungen in einem überschaubar und stabil strukturierten Lern- oder Arbeitsbereich verfügen. Die Erfüllung der Aufgaben erfolgt weitgehend unter Anleitung.			
Fachkompetenz		Personale Kompetenz	
Wissen	Fertigkeiten	Sozialkompetenz	Selbständigkeit
Über elementares allgemeines Wissen verfügen. Über grundlegendes allgemeines Wissen und grundlegendes Fachwissen in einem Lern- oder Arbeitsbereich verfügen.	Über grundlegende kognitive und praktische Fertigkeiten zur Ausführung von Aufgaben in einem Lern- oder Arbeitsbereich verfügen und deren Ergebnisse nach vorgegebenen Maßstäben beurteilen sowie Zusammenhänge herstellen.	In einer Gruppe mitwirken. Allgemeine Anregungen und Kritik aufnehmen und äußern. In mündlicher und schriftlicher Kommunikation situationsgerecht agieren und reagieren.	In bekannten und stabilen Kontexten weitgehend unter Anleitung verantwortungsbewusst lernen oder arbeiten. Das eigene und das Handeln anderer einschätzen. Vorgegebene Lernhilfen nutzen und Lernberatung nachfragen.

Niveau 3			
Über Kompetenzen zur selbständigen Erfüllung fachlicher Anforderungen in einem noch überschaubaren und zum Teil offen strukturierten Lernbereich oder beruflichen Tätigkeitsfeld verfügen.			
Fachkompetenz		Personale Kompetenz	
Wissen	Fertigkeiten	Sozialkompetenz	Selbständigkeit
Über erweitertes allgemeines Wissen oder über erweitertes Fachwissen in einem Lernbereich oder beruflichen Tätigkeitsfeld verfügen.	Über ein Spektrum von kognitiven und praktischen Fertigkeiten zur Planung und Bearbeitung von fachlichen Aufgaben in einem Lernbereich oder beruflichen Tätigkeitsfeld verfügen. Ergebnisse nach weitgehend vorgegebenen Maßstäben beurteilen, einfache Transferleistungen erbringen.	In einer Gruppe mitwirken und punktuell Unterstützung anbieten. Die Lern- oder Arbeitsumgebung mitgestalten, Abläufe gestalten und Ergebnisse adressatenbezogen darstellen.	Auch in weniger bekannten Kontexten eigenständig und verantwortungsbewusst lernen oder arbeiten. Das eigene und das Handeln anderer einschätzen. Lernberatung nachfragen und verschiedene Lernhilfen auswählen.

Niveau 4			
Über Kompetenzen zur selbständigen Planung und Bearbeitung fachlicher Aufgabenstellungen in einem umfassenden, sich verändernden Lernbereich oder beruflichen Tätigkeitsfeld verfügen.			
Fachkompetenz		Personale Kompetenz	
Wissen	Fertigkeiten	Sozialkompetenz	Selbständigkeit
Über vertieftes allgemeines Wissen oder über fachtheoretisches Wissen in einem Lernbereich oder beruflichen Tätigkeitsfeld verfügen.	Über ein breites Spektrum kognitiver und praktischer Fertigkeiten verfügen, die selbständige Aufgabenbearbeitung und Problemlösung sowie die Beurteilung von Arbeitsergebnissen und -prozessen unter Einbeziehung von Handlungsalternativen und Wechselwirkungen mit benachbarten Bereichen ermöglichen. Transferleistungen erbringen.	Die Arbeit in einer Gruppe und deren Lern- oder Arbeitsumgebung mitgestalten und kontinuierlich Unterstützung anbieten. Abläufe und Ergebnisse begründen. Über Sachverhalte umfassend kommunizieren.	Sich Lern- und Arbeitsziele setzen, sie reflektieren, realisieren und verantworten.

Anlage 1: Deutscher Qualifikationsrahmen <Fortsetzung>

Niveau 5
Über Kompetenzen zur selbständigen Planung und Bearbeitung umfassender fachlicher Aufgabenstellungen in einem komplexen, spezialisierten, sich verändernden Lernbereich oder beruflichen Tätigkeitsfeld verfügen.

Fachkompetenz		Personale Kompetenz	
Wissen	**Fertigkeiten**	**Sozialkompetenz**	**Selbständigkeit**
Über integriertes Fachwissen in einem Lernbereich **oder** über integriertes berufliches Wissen in einem Tätigkeitsfeld verfügen. Das schließt auch vertieftes fachtheoretisches Wissen ein. Umfang und Grenzen des Lernbereichs oder beruflichen Tätigkeitsfelds kennen.	Über ein sehr breites Spektrum spezialisierter kognitiver und praktischer Fertigkeiten verfügen. Arbeitsprozesse übergreifend planen und sie unter umfassender Einbeziehung von Handlungsalternativen und Wechselwirkungen mit benachbarten Bereichen beurteilen. Umfassende Transferleistungen erbringen.	Arbeitsprozesse kooperativ, auch in heterogenen Gruppen, planen und gestalten, andere anleiten und mit fundierter Lernberatung unterstützen. Auch fachübergreifend komplexe Sachverhalte strukturiert, zielgerichtet und adressatenbezogen darstellen. Interessen und Bedarf von Adressaten vorausschauend berücksichtigen.	Eigene und fremd gesetzte Lern- und Arbeitsziele reflektieren, bewerten, selbstgesteuert verfolgen und verantworten sowie Konsequenzen für die Arbeitsprozesse im Team ziehen.

Niveau 6
Über Kompetenzen zur Planung, Bearbeitung und Auswertung von umfassenden fachlichen Aufgaben- und Problemstellungen sowie zur eigenverantwortlichen Steuerung von Prozessen in Teilbereichen eines wissenschaftlichen Faches oder in einem beruflichen Tätigkeitsfeld verfügen. Die Anforderungsstruktur ist durch Komplexität und häufige Veränderungen gekennzeichnet.

Fachkompetenz		Personale Kompetenz	
Wissen	**Fertigkeiten**	**Sozialkompetenz**	**Selbständigkeit**
Über breites und integriertes Wissen einschließlich der wissenschaftlichen Grundlagen, der praktischen Anwendung eines wissenschaftlichen Faches sowie eines kritischen Verständnisses der wichtigsten Theorien und Methoden (entsprechend der Stufe 1 [Bachelor-Ebene] des Qualifikationsrahmens für Deutsche Hochschulabschlüsse) **oder** über breites und integriertes berufliches Wissen einschließlich der aktuellen fachlichen Entwicklungen verfügen. Kenntnisse zur Weiterentwicklung eines wissenschaftlichen Faches **oder** eines beruflichen Tätigkeitsfeldes besitzen. Über einschlägiges Wissen an Schnittstellen zu anderen Bereichen verfügen.	Über ein sehr breites Spektrum an Methoden zur Bearbeitung komplexer Probleme in einem wissenschaftlichen Fach, (entsprechend der Stufe 1 [Bachelor- Ebene] des Qualifikationsrahmens für Deutsche Hochschulabschlüsse), weiteren Lernbereichen **oder** einem beruflichen Tätigkeitsfeld verfügen. Neue Lösungen erarbeiten und unter Berücksichtigung unterschiedlicher Maßstäbe beurteilen, auch bei sich häufig ändernden Anforderungen.	In Expertenteams verantwortlich arbeiten **oder** Gruppen oder Organisationen[102]3 verantwortlich leiten. Die fachliche Entwicklung anderer anleiten und vorausschauend mit Problemen im Team umgehen. Komplexe fachbezogene Probleme und Lösungen gegenüber Fachleuten argumentativ vertreten und mit ihnen weiterentwickeln.	Ziele für Lern- und Arbeitsprozesse definieren, reflektieren und bewerten und Lern- und Arbeitsprozesse eigenständig und nachhaltig gestalten.

---

[102] Dies umfasst Unternehmen, Verwaltungseinheiten oder gemeinnützige Organisationen.

Anlage 1: Deutscher Qualifikationsrahmen <Fortsetzung>

Niveau 7
Über Kompetenzen zur Bearbeitung von neuen komplexen Aufgaben- und Problemstellungen sowie zur eigenverantwortlichen Steuerung von Prozessen in einem wissenschaftlichen Fach oder in einem strategieorientierten beruflichen Tätigkeitsfeld verfügen. Die Anforderungsstruktur ist durch häufige und unvorhersehbare Veränderungen gekennzeichnet.

Fachkompetenz		Personale Kompetenz	
Wissen	**Fertigkeiten**	**Sozialkompetenz**	**Selbständigkeit**
Über umfassendes, detailliertes und spezialisiertes Wissen auf dem neuesten Erkenntnisstand in einem wissenschaftlichen Fach (entsprechend der Stufe 2 [Master-Ebene] des Qualifikationsrahmens für Deutsche Hochschulabschlüsse) **oder** über umfassendes berufliches Wissen in einem strategieorientierten beruflichen Tätigkeitsfeld verfügen. Über erweitertes Wissen in angrenzenden Bereichen verfügen.	Über spezialisierte fachliche oder konzeptionelle Fertigkeiten zur Lösung auch strategischer Probleme in einem wissenschaftlichen Fach (entsprechend der Stufe 2 [Master-Ebene] des Qualifikationsrahmens für Deutsche Hochschulabschlüsse) **oder** in einem beruflichen Tätigkeitsfeld verfügen. Auch bei unvollständiger Information Alternativen abwägen. Neue Ideen oder Verfahren entwickeln, anwenden und unter Berücksichtigung unterschiedlicher Beurteilungsmaßstäbe bewerten.	Gruppen oder Organisationen Im Rahmen komplexer Aufgabenstellungen verantwortlich leiten und ihre Arbeitsergebnisse vertreten. Die fachliche Entwicklung anderer gezielt fördern. Bereichsspezifische und –übergreifende Diskussionen führen.	Für neue anwendungs- oder forschungsorientierte Aufgaben Ziele unter Reflexion der möglichen gesellschaftlichen, wirtschaftlichen und kulturellen Auswirkungen definieren, geeignete Mittel einsetzen und hierfür Wissen eigenständig erschließen.

Niveau 8
Über Kompetenzen zur Gewinnung von Forschungserkenntnissen in einem wissenschaftlichen Fach oder zur Entwicklung innovativer Lösungen und Verfahren in einem beruflichen Tätigkeitsfeld verfügen. Die Anforderungsstruktur ist durch neuartige und unklare Problemlagen gekennzeichnet.

Fachkompetenz		Personale Kompetenz	
Wissen	**Fertigkeiten**	**Sozialkompetenz**	**Selbständigkeit**
Über umfassendes, spezialisiertes und systematisches Wissen in einer Forschungsdisziplin verfügen und zur Erweiterung des Wissens der Fachdisziplin beitragen (entsprechend der Stufe 3 [Doktoratsebene] des Qualifikationsrahmens für Deutsche Hochschulabschlüsse) **oder** über umfassendes berufliches Wissen in einem strategie- und innovationsorientierten beruflichen Tätigkeitsfeld verfügen. Über entsprechendes Wissen an den Schnittstellen zu angrenzenden Bereichen verfügen.	Über umfassend entwickelte Fertigkeiten zur Identifizierung und Lösung neuartiger Problemstellungen in den Bereichen Forschung, Entwicklung oder Innovation in einem spezialisierten wissenschaftlichen Fach (entsprechend der Stufe 3 [Doktoratsebene] des Qualifikationsrahmens für Deutsche Hochschulabschlüsse) **oder** in einem beruflichen Tätigkeitsfeld verfügen. Innovative Prozesse auch tätigkeitsfeldübergreifend konzipieren, durchführen, steuern, reflektieren und beurteilen. Neue Ideen und Verfahren beurteilen.	Organisationen oder Gruppen mit komplexen bzw. interdisziplinären Aufgabenstellungen verantwortlich leiten, dabei ihre Potenziale aktivieren. Die fachliche Entwicklung anderer nachhaltig gezielt fördern. Fachübergreifend Diskussionen führen und in fachspezifischen Diskussionen innovative Beiträge einbringen, auch in internationalen Kontexten.	Für neue komplexe anwendungs oder forschungsorientierte Aufgaben Ziele unter Reflexion der möglichen gesellschaftlichen, wirtschaftlichen und kulturellen Auswirkungen definieren, geeignete Mittel wählen und neue Ideen und Prozesse entwickeln.

Quelle: Deutscher Qualifikationsrahmen für lebenslanges Lernen verabschiedet vom Arbeitskreis Deutscher Qualifikationsrahmen (AK DQR) am 22. März 2011. Online unter http://www.deutscherqualifikationsrahmen.de. (Zugriff am 20.04.2012).

Anlage 2 : Europäischer Qualifikationsrahmen (EQR) <wird fortgesetzt>

Deskriptoren und Levels
Die folgende Tabelle stellt die Deskriptoren zur Beschreibung der Niveaus des Europäischen Qualifikationsrahmens (EQR) im Überblick dar.
- Kenntnisse werden als Theorie- und / oder Faktenwissen beschrieben
- Fertigkeiten werden als kognitive Fertigkeiten (Einsatz logischen, intuitiven und kreativen Denkens) und praktische Fertigkeiten (Geschicklichkeit und Verwendung von Methoden, Materialien, Werkzeugen und Instrumenten) beschrieben
- Kompetenz wird im Sinne der Übernehme von Verantwortung und Selbstständigkeit beschrieben. Weiter aufgegliedert, könnten auch Lernkompetenz, Kommunikations- / soziale Kompetenz und berufliche / fachliche Kompetenz beschrieben werden

Level	Kenntnisse	Fertigkeiten	Kompetenzen
1	Grundlegendes Allgemeinwissen	Gundlegende Fertigkeiten, die zur Ausführung einfacher Aufgaben erforderlich sind	Arbeiten oder Lernen unter direkter Anleitung in einem vorstrukturierten Kontext
2	Grundlegendes Faktenwissen in einem Arbeits- oder Lernbereich	Grundlegende kognitive und praktische Fertigkeiten, die zur Nutzung relevanter Informationen erforderlich sind, um Aufgaben auszuführen und Routineprobleme unter Verwendung einfacher Regeln und Werkzeuge zu lösen	Arbeiten oder Lernen unter Anleitung mit einem gewissen Maß an Selbstständigkeit
3	Kenntnisse von Fakten, Grundsätzen, Verfahren und allgemeinen Begriffen in einem Arbeits- oder Lernbereich	Eine Reihe von kognitiven und praktischen Fertigkeiten zur Erledigung von Aufgaben und zur Lösung von Problemen, wobei grundlegende Methoden, Werkzeuge, Materialien und Informationen ausgewählt und angewandt werden	Verantwortung für die Erledigung von Arbeits- oder Lernaufgaben übernehmen bei der Lösung von Problemen das eigene Verhalten an die jeweiligen Umstände anpassen
4	Breites Spektrum an Theorie- und Faktenwissen in einem Arbeits- oder Lernbereich	Eine Reihe kognitiver und praktischer Fertigkeiten, um Lösungen für spezielle Probleme in einem Arbeits- oder Lernbereich zu finden	Selbstständiges Tätigwerden innerhalb der Handlungsparameter von Arbeits- oder Lernkontexten, die in der Regel bekannt sind, sich jedoch ändern können Beaufsichtigung der Routinearbeit anderer Personen, wobei eine gewisse Verantwortung für die Bewertung und Verbesserung der Arbeits- oder Lernaktivitäten übernommen wird
5	Umfassendes, spezialisiertes Theorie- und Faktenwissen in einem Arbeits- oder Lernbereich sowie Bewusstsein über die Grenzen dieser Kenntnisse	Umfassende kognitive und praktische Fertigkeiten die erforderlich sind, um kreative Lösungen für abstrakte Probleme zu erarbeiten	Leiten und beaufsichtigen in Arbeits- oder Lernkontexten, in denen nicht vorhersebare Änderungen auftreten Überprüfung und Entwicklung der eigenen Leistung und der Leistung anderer Personen
6	Fortgeschrittene Kenntnisse in einem Arbeits- oder Lernbereich unter Einsatz eines kritischen Verständnisses von Theorien und Grundsätzen	Fortgeschrittene Fertigkeiten, die die Beherrschung des Faches sowie Innovationsfähigkeit erkennen lassen und zur Lösung komplexer und nicht vorhersehbarer Probleme in einem spezialisierten Arbeits- und Lernbereich nötig sind	Leitung komplexer fachlicher oder beruflicher Tätigkeiten oder Projekte und Übernahme von Entscheidungsverantwortung in nicht vorhersagbaren Arbeits- oder Lernkontexten Übernehme der Verantwortung für die berufliche Entwicklung von Einzelpersonen und Gruppen
7	Hoch spezialisiertes Wissen, das zum Teil an neueste Erkenntnisse in einem Arbeits- oder Lernbereich anknüpft, als Grundlage für innovative Denkansätze	Spezialisierte Problemlösungsfertigkeiten im Bereich Forschung und / oder Innovation, um neue Kenntnisse zu gewinnen und neue Verfahren zu entwickeln sowie um Wissen aus verschiedenen Bereichen zu integrieren	Leitung und Gestaltung komplexer, sich verändernder Arbeits- oder Lernkontexte, die neue strategische Ansätze erfordern Übernahme von Verantwortung für Beiträge zum Fachwissen und zur Berufspraxis und / oder für die Überprüfung der strategischen Leistung von Teams

Anlage 2 : Europäischer Qualifikationsrahmen (EQR) <Fortsetzung>

Level	Kenntnisse	Fertigkeiten	Kompetenzen
8	Spitzenkenntnisse in einem Arbeits- oder Lernbereich und an der Schnittstelle zwischen verschiedenen Bereichen	Die am weitesten entwickelten und spezialisierten Fertigkeiten und Methoden, einschließlich Synthese und Evaluierung, zur Lösung zentraler Fragestellungen in den Bereichen Forschung und / oder Innovation und zur Erweiterung oder Neudefinition vorhandener Kenntnisse oder beruflicher Praxis	Namhafte Autorität, Innovationsfähigkeit, Selbstständigkeit, wissenschaftliche und berufliche Integrität und nachhaltiges Engagement bei der Entwicklung neuer Ideen oder Verfahren in führenden Arbeits- oder Lernkontexten, einschließlich der Forschung

Quelle: EUROPÄISCHE KOMMISSION (2008): Empfehlung des Europäischen Parlaments und des Rates vom 23. April 2008 zur Errichtung eines Europäischen Qualifikationsrahmens für Lebenslanges Lernen, Brüssel 2008, Anhang II. Online im Internet unter http://www.ecvet.de/c.php/ecvetde/ecvet_inhalt/instrumente.rsys (Zugriff am 20.04.2012).

„Die Levels fünf bis acht beschreiben Qualifikationen auf dem Niveau des tertiären Bildungssektors. Die Deskriptoren für die angeführten Lernergebnisse entsprechen der Beschreibung von Studienzyklen, wie sie im „Qualifikationsrahmen für den Europäischen Hochschulraum" ausgeführt sind" (ebd.).

Anlage 3 Vergleich EQF103-/DQR-Systematik und Terminologie

EQF	DQR
Qualifikation: Das formale Ergebnis eines Beurteilungs- und Validierungsprozesses, bei dem eine dafür zuständige Stelle festgestellt hat, dass die Lernergebnisse einer Person vorgegebenen Standards entsprechen.	Qualifikation: Das formale Ergebnis eines Beurteilungs- und Validierungsprozesses, bei dem eine dafür zuständige Institution festgestellt hat, dass die individuellen Lernergebnisse vorgegebenen Standards entsprechen.
Lernergebnisse: Aussagen darüber, was ein Lernender weiß, versteht und in der Lage ist zu tun, nachdem er einen Lernprozess abgeschlossen hat. Sie werden als Kenntnisse, Fertigkeiten und Kompetenzen definiert.	Lernergebnisse (learning outcomes): Bezeichnen das, was Lernende wissen, verstehen und in der Lage sind zu tun, nachdem sie einen Lernprozess abgeschlossen haben. Der DQR beschreibt zu Kompetenzen gebündelte Lernergebnisse
Kenntnisse: Das Ergebnis der Verarbeitung von Informationen durch Lernen. Kenntnisse bezeichnen die Gesamtheit der Fakten, Grundsätze, Theorien und Praxis in einem Arbeits- oder Lernbereich. Im EQF werden Kenntnisse als Theorie- und/oder Faktenwissen beschrieben.	Wissen: Bezeichnet die Gesamtheit der Fakten, Grundsätze, Theorien und Praxis in einem Lern- oder Arbeitsbereich als Ergebnis von Lernen und Verstehen. Der Begriff Wissen wird synonym zu „Kenntnisse" verwendet. Berufliches Wissen: Verbindet die Kenntnis von Fakten, Grundsätzen und Theorien mit Praxiswissen, insbesondere dem Wissen um Verfahrens- und Vorgehensmöglichkeiten in einem arbeitsmarktrelevanten Tätigkeitsfeld.
Fertigkeiten: Die Fähigkeit, Kenntnisse anzuwenden und Know-how einzusetzen, um Aufgaben auszuführen und Probleme zu lösen. Im EQF werden Fertigkeiten als kognitive Fertigkeiten (logisches, intuitives und kreatives Denken) und praktische Fertigkeiten (Geschicklichkeit und Verwendung von Methoden, Materialien, Werkzeugen und Instrumenten) beschrieben.	Fertigkeiten: Bezeichnen die Fähigkeit, Wissen anzuwenden und Know-how einzusetzen, um Aufgaben auszuführen und Probleme zu lösen. Wie im EQF werden Fertigkeiten als kognitive Fertigkeiten (logisches, intuitives und kreatives Denken) und praktische Fertigkeiten (Geschicklichkeit und Verwendung von Methoden, Materialien, Werkzeugen und Instrumenten) beschrieben. Instrumentale Fertigkeiten: Sind Fertigkeiten der Anwendung, sei es von Ideen, Theorien, Methoden, Hilfsmitteln, Technologien und Geräten. Systemische Fertigkeiten: Sind auf die Generierung von neuem gerichtet. Sie setzen instrumentale Fertigkeiten voraus und erfordern die Einschätzung von und den adäquaten Umgang mit komplexen Zusammenhängen.
Kompetenz: Die nachgewiesene Fähigkeit, Kenntnisse, Fertigkeiten sowie persönliche, soziale und methodische Fähigkeiten in Arbeits- oder Lernsituationen und für die berufliche und /oder persönliche Entwicklung zu nutzen. Im EQF wird Kompetenz im Sinne der Übernahme von Verantwortung und Selbstständigkeit beschrieben.	Kompetenz: Kompetenz bezeichnet im DQR die Fähigkeit und Bereitschaft des Einzelnen, Kenntnisse und Fertigkeiten sowie persönliche, soziale und methodische Fähigkeiten zu nutzen und sich durchdacht sowie individuell und sozial verantwortlich zu verhalten. Kompetenz wird in diesem Sinne als umfassende Handlungskompetenz verstanden. Im DQR wird Kompetenz in den Dimensionen Fachkompetenz und personale Kompetenz dargestellt. Methodenkompetenz wird als Querschnittskompetenz verstanden und findet deshalb in der DQR-Matrix nicht eigens Erwähnung. Sozialkompetenz: Bezeichnet die Fähigkeit und Bereitschaft, zielorientiert mit anderen zusammenzuarbeiten, ihre Interessen und sozialen Situationen zu erfassen, sich mit ihnen rational und verantwortungsbewusst auseinanderzusetzen und zu verständigen sowie Arbeits- und Lebenswelten mitzugestalten. Personale Kompetenz: Personale/Humankompetenz umfasst Sozialkompetenz und Selbständigkeit. Sie bezeichnet die Fähigkeit und Bereitschaft, sich weiterzuentwickeln und das eigene Leben eigenständig und verantwortlich im jeweiligen sozialen, kulturellen bzw. beruflichen Kontext zu gestalten. Teamfähigkeit: Ist die Fähigkeit, innerhalb einer Gruppe zur Erreichung von Zielen zu kooperieren. Führungsfähigkeit: Bezeichnet die Fähigkeit, in einer Gruppe oder einer Organisation auf zielführende und konstruktive Weise steuernd und richtungsweisend auf das Verhalten anderer Menschen einzuwirken. Selbständigkeit: Bezeichnet die Fähigkeit und Bereitschaft, eigenständig und verantwortlich zu handeln, eigenes und das Handeln anderer zu reflektieren und die eigene Handlungsfähigkeit weiterzuentwickeln.

Quelle: Vergleich EQF-/DQR-Systematik und Terminologie. Online im Internet unter http://www.ecvet-info.de (Zugriff am 20.05.2012).

---

[103] EQF = European Qualifications Framework (engl. Übersetzung)

Anlage 4: Beobachtungsperspektiven für die Praxistage im Modul [104]

I Didaktische Kommentierung der Ausbildungsrichtlinie
1 Inhaltlicher Aufbau Die Ausbildungsrichtlinie ist in vier fächerintegrative Lernbereiche untergliedert, die sich durch ihre inhaltlichen Schwerpunkte wie folgt unterscheiden:
Lernbereich I *„Pflegerische Kernaufgaben":* Wie der Begriff bereits andeutet, dient dieser Lernbereich schwerpunktmäßig der umfassenden Qualifizierung für die Aufgaben, von denen angenommen wird, dass sie gegenwärtig und zukünftig den Kern pflegeberuflichen Handelns ausmachen, und zwar: Aktivierend und/oder kompensierend pflegen; bei der medizinischen Diagnostik und Therapie assistieren und in Notfällen handeln; Gespräche führen, beraten und anleiten; Organisieren, planen und dokumentieren; Menschen in besonderen Lebenssituationen oder mit spezifischen Belastungen betreuen.
Lernbereich II *„Ausbildungs- und Berufssituation von Pflegenden":* Im Mittelpunkt dieses Lernbereichs steht die berufliche und persönliche Situation der Schülerinnen und Schüler. Hierbei geht es zum einen um ihre Rolle „als Lernende bzw. Auszubildende", also um Themen, die vom „sozialen Lernen" über die „Einführung in die praktische Ausbildung" bis hin zur „persönlichen Gesunderhaltung" reichen. Zum zweiten geht es um die Rolle der Schülerinnen und Schüler als „Angehörige der Pflegeberufe", die anhand von Themen wie beispielsweise „Grundfragen und Modelle beruflichen Pflegens", „Ethische Herausforderungen an Pflegende", „Pflege als Wissenschaft" beleuchtet wird. Zum dritten sollen ausgewählte Themen dazu beitragen, die Situation der Schülerinnen und Schüler als Arbeitnehmer und Arbeitnehmerinnen" in das Blickfeld zu nehmen. Viertens gibt es einen Teilbereich, in dem die Situation der Schülerinnen und Schüler als „Betroffene schwieriger sozialer Situationen thematisiert wird, z.B. im Blick auf „Macht und Hierarchie", „Helfen und Hilflos-Sein", „Angst und Wut", „Ekel und Scham".
Lernbereich III *„Zielgruppen, Institutionen und Rahmenbedingungen pflegerischer Arbeit":* Der Schwerpunkt des Teilbereichs „Zielgruppen pflegerischer Arbeit" liegt in der Auseinandersetzung mit den psychischen, sozialen, kulturellen sowie gesellschaftlichen und ökonomischen Situation junger und alter, kranker und behinderter Menschen. Bei den „Institutionen und Rahmenbedingungen pflegerischer Arbeit" steht die Bearbeitung struktureller und politischer Fragen nicht nur in bezug (sic) auf das Gesundheits- und Sozialsystem, sondern auch bezogen auf das staatliche und ökologische Umfeld im Vordergrund.
Lernbereich IVa) *„Gesundheits- und Krankenpflege bei bestimmten Patientengruppen"* bzw. IVb) *„Gesundheits- und Kinderkrankenpflege bei bestimmten Patientengruppen":* Dieser Lernbereich dient im wesentlichen (sic) dazu , am Beispiel ausgewählter Patientengruppen die im Lernbereich I vermittelten Qualifikation zu vertiefen und zu erweitern. Das heißt, die „pflegerischen Kernaufgaben" werden hier aus einem neuen Blickwinkel nochmals beleuchtet und um gesundheits- und kranken- bzw. gesundheits- und kinderkrankenpflegespezifische Besonderheiten ergänzt.

Quelle: Hundenborn, G.; Kühn, C. (2003): Ausbildungsrichtlinie für die staatlich anerkannten Kranken- und Kinderkrankenpflegeschulen in NRW (Anpassung). In: Ministerium für Gesundheit, Soziales, Frauen und Familie des Landes Nordrhein-Westfalen. Düsseldorf, S.13.

Anwendungshinweis: Die Ausbildungsrichtlinie dient lediglich als Referenzrahmen für die Entwicklung von Praxisaufgaben im Modul. Sie muss entsprechend der Entwicklung interkultureller Kompetenzentwicklung in der onkologischen und palliativen Pflege an den spezifischen Teilnehmerkreis in der Euegio Maas-Rhein angepasst werden.

---

[104] Die Beobachtungsperspektiven dienen den Lehrenden als Grundlage für die Konstruktion von Praxisaufgaben.